审思斋幼幼论丛

汪受传
儿科求新

汪受传 著

U0307866

博学之　审问之　慎思之　明辨之　笃行之

中国中医药出版社
·北 京·

图书在版编目（CIP）数据

汪受传儿科求新 / 汪受传著 . —北京：中国中医药出版社，2020.8
（审思斋幼幼论丛）
ISBN 978 – 7 – 5132 – 6100 – 5

Ⅰ . ①审⋯　Ⅱ . ①汪⋯　Ⅲ . ①中医儿科学—临床医学—经验—中
国—现代　Ⅳ . ① R272

中国版本图书馆 CIP 数据核字（2020）第 008670 号

中国中医药出版社出版

北京经济技术开发区科创十三街 31 号院二区 8 号楼

邮政编码　100176

传真　010-64405750

保定市中画美凯印刷有限公司印刷

各地新华书店经销

开本 787×1092　1/16　印张 23.5　彩插 0.5　字数 386 千字

2020 年 8 月第 1 版　2020 年 8 月第 1 次印刷

书号　ISBN 978 – 7 – 5132 – 6100 – 5

定价　91.00 元

网址　www.cptcm.com

社 长 热 线　010-64405720

购 书 热 线　010-89535836

维 权 打 假　010-64405753

微信服务号　zgzyycbs

微商城网址　https：//kdt.im/LIdUGr

官 方 微 博　http：//e.weibo.com/cptcm

天猫旗舰店网址　https：//zgzyycbs.tmall.com

如有印装质量问题请与本社出版部联系（010-64405510）

《审思斋幼幼论丛》简介

　　《中庸·第二十章》曰:"博学之，审问之，慎思之，明辨之，笃行之。"是故"幼幼论丛"以"审思斋"名之。

　　向古今中医前辈医家取经，向当代儿科同道求宝，以现代儿科临床问题为标的，谨慎思考，有得而后施。《中庸·第二十章》又云:"有弗问，问之弗知，弗措也;有弗思，思之弗得，弗措也……果能此道矣，虽愚必明，虽柔必强。"《审思斋幼幼论丛》集萃了汪受传教授及其弟子传承弘扬江育仁中医儿科学术流派，问道求是的心灵思考和实践历程。有跟师学习心得，有理论求新探索，有辨证论治思路，有方药应用体会，有以中医药处治当代儿科各类疾病的系统总结。五十载学术探求的成果，以 13 个分册集中奉献给中医儿科人，希望对推进中医儿科学术进一步发展产生积极的影响。

　　《审思斋幼幼论丛》是汪受传教授从医 50 年学术研究和临床实践的系统总结，丛书集中了汪受传教授博学、审问、慎思、明辨、笃行的学术成果。丛书共 13 个分册:《江育仁儿科学派》是汪受传教授对于业师江育仁教授学术建树的系统整理，《汪受传儿科求新》反映了汪受传教授儿科理论和实践探求的主要成就，《汪受传儿科医案》萃集了汪受传教授临证医案，《儿科古籍撷英》是寻求古训采撷精华的积淀，《儿科本草从新》《儿科成方切用》分别介绍了应用中药、古方于现代儿科临床的经验体会，《儿科肺病证治》《儿科脾病证治》《儿科心病证治》《儿科肝病证治》《儿科肾病证治》《儿科温病证治》《儿科杂病证治》则对于儿科各类常见疾病的病因病机、治法方药、防护康复以及临床心得作了全面的介绍。

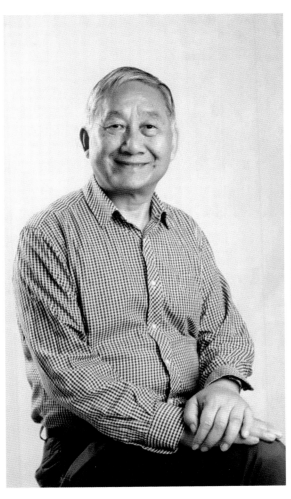

汪受传教授（2015年）

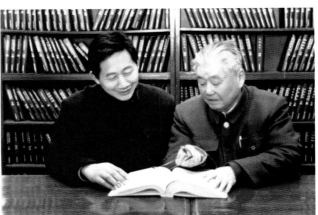

江育仁教授指导学术继承人汪受传（1993年）

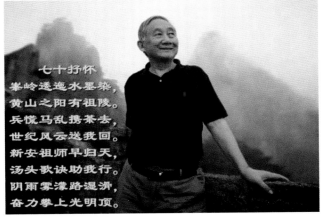

登黄山光明顶（2016年）

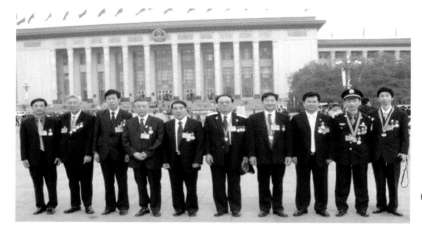

与江苏省全国劳动模范和
先进工作者在一起
（2005 年）

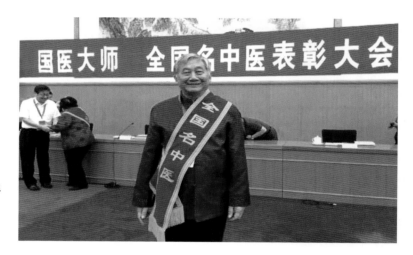

获全国名中医表彰
（2017 年）

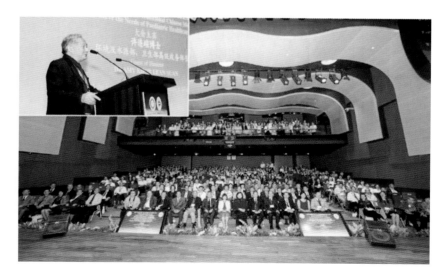

主持第十届中医儿科
国际学术交流大会
（新加坡，2018 年）

自　序

余踏入岐黄之路已半个世纪。自 1964 年进入南京中医学院（现南京中医药大学），历经六年本科苦读、九载乡里摸爬，1979 年再回母校，先后以研究生、学术继承人身份两次跟师江育仁教授，方得步入儿科殿堂。

每思及历代先贤，之所以学有所成、造福社会，无不出于心系普罗众生。昔扁鹊入赵为带下医、入秦为小儿医，皆为黎民百姓之计；钱乙初辞翰林医学、再请免太医丞，盖为乡里小儿救厄。"老吾老，以及人之老；幼吾幼，以及人之幼。"（《孟子·梁惠王上》）视患者如家人，方成精诚之大医。

仲景六经论伤寒、脏腑论杂病，叶桂卫气营血辨温病传变，吴瑭三焦析温病证候，皆属留神医药、精究方术之得。吾师江育仁教授 20 世纪 30、40、50 年代潜心痧、痘、惊、疳，60、70 年代悉心肺炎、脑炎、泄泻、疳证，80 年代后又专心厌食、复感，是为应时顺势，尊古求新之典范。时代更易、儿科疾病谱不断变化，前辈医家发皇古义、融会新知、与时俱进，值得我辈效仿。

余 20 世纪 60 年代踏入医门，70 年代行医乡间，迭进大小、中西医院，无知无畏，已经独立处治流行性乙型脑炎、流行性脑脊髓膜炎、肝脓肿、麻疹肺炎合并心力衰竭等危重病症，深感前人留下的珍贵医学遗存，若是运用得当，确有回天再造之功。而且小儿虽为孱弱之躯，但脏气清灵，辨证施治得当，随拨随应绝非妄言。再经回校随大家深造，遂立志以弘扬仲阳学术为己任，应对临床新问题，博采各学科新技术，革故鼎新，献身幼科。

老子《道德经·第二十五章》云："人法地，地法天，天法道，道法自然。"一句"道法自然"揭示了"道"的最高境界，就是遵循"自然而然"的客观规律。上古几十万年的探索，5000 年的文明记录，载入了我们中华民族与疾病做斗争的历史成就。时至今日，虽然我们已经能够九天揽月、五洋捉鳖，但正确认识和处理危害人类健康的疾病仍然任重道远，儿科尤其如此。面对临床新情况、新问题，我们需要不断去探索其发生发展的规律，寻求治未病、治已病之道，这是我们中医儿科人的历史使命。

我们这一代中医儿科人，传承于 20 世纪中医儿科大家，有一定的中医理论与临床积累，又接受了现代相关学科的知识，经历了 20 世纪下半叶以来的社会变化、儿科疾病谱转变，刻苦求索，形成了承前启后的学术积淀。希望本套丛书作为我和我的门生在学术道路上"博学之，审问之，慎思之，明辨之，笃行之"（《中庸·第二十章》）的真实记录，留下一代中医儿科人问道求是的历史篇章。其是非曲直、璧玉瑕疵，恳请同道惠鉴。

南京中医药大学附属医院

汪受传

戊戌仲秋于金陵审思斋

前　言

　　当年考入南京中医学院的情景还历历在目，不经意间，半个多世纪已经过去了。在这漫长的岁月间，有懵懵懂懂的困惑不解，有浅尝辄止的怡然自得，有患多方少的悲观失望，有学有所得的欣欣自喜，有融会新知的豁然开朗，有青出于蓝的慨然欣慰，几多隆冬盛暑、几多人间情怀，光阴荏苒，方能深切理解何谓"活到老，学不了"，方能切身体会张介宾之叹："小儿之病，古人谓之哑科，以其言语不能通，病情不易测。故曰：宁治十男子，莫治一妇人；宁治十妇人，莫治一小儿。此甚言小儿之难也。"

　　《汪受传儿科求新》是我在中医儿科学术领域漫漫求索的心路记载。其中有广读古今文献的点点心得，跟师面承教诲的耳提领会，博学广闻涉猎的知识更新，审问求真悟道的寻踪探索，慎思静心苦想的悉心凝练，明辨真伪取舍的斟酌推敲，笃行临证实践的总结记录。

　　历年积累，我和我的弟子们通过理论探讨、方法探索、临床总结、实验研究等已发表学术论文 550 余篇，出版学术著作、教材 60 多本。本书冀在既往论著的基础上集腋成裘，取其要者，摘编成册，临证实践的医案荟萃则另见于《汪受传儿科医案》分册。至于儿科古籍研读、辨证体会、效方采撷、药用要领，以及各类疾病的临床诊治心得，则分别录之于其后各分册之中，诸位读者可以参阅。

　　任何一门学科的发展都在于传承与创新。对于中医学来说，5000 年的学术积淀是其他学科无法比拟的丰厚财富，是产生于中华大地、经历代祖先以身试医、以哲明医取得的珍贵医学遗存，在现代社会条件下依然显示出其历久弥新的生命力。中医儿科学从扁鹊、巢元方、孙思邈，到钱乙、曾世荣、万全、陈复正，一代代医家做出了推进学科发展的历史性贡献。其中从陈文中到徐小圃、江育仁对于温阳学说的继承与弘扬更是独树一帜，产生了深刻的学术影响。余师承于江育仁教授，对于温阳学说若有所悟，又在调肺气、助脾运、消伏风等方面有所探求。更重要的是，学习了先师江育仁教授应用中医药认识和处理不同时代儿科疾病方面所体现的不懈追求、与时俱进的精神，对于当代儿科临床所提出的实践问题，应用传统中医药理论去认识、采用辨证论治的思维方法去处理、引用现代科学技术方法去研究，我与我的弟子们在中医儿科学领域数十年探索求新，方才获得吉光片羽，荟萃成书。

余 1979 年跟师江育仁教授，选择的是小儿脾胃病方向，以导师"脾健贵在运不在补"理论为指导，阐释了其学术内涵、运脾的理法方药，以运脾法为主治疗厌食、积滞、泄泻、疳证等多种脾胃病，取得系列的研究成果，并从运脾复方对胃肠吸收、胃肠激素以及摄食中枢神经电生理活动的影响等方面探讨了其作用机理。其后，又对于胎怯、肺炎、哮喘、鼻鼽等疾病开展了多项理论、临床及实验研究。积五十年读书及临证心得体会，总结提出了一系列学术观点，例如："'纯阳''稚阴稚阳'统一论""儿童体质八分法""胎怯从肾脾两虚论治""小儿病毒性肺炎从热、郁、痰、瘀论治""儿童哮喘分发作期、迁延期、缓解期三期论治""消风法治疗儿科过敏性疾病""消积必须导滞，导滞常兼清热""小儿 Hp 相关性胃炎从寒热论治""小儿癫痫从痰、惊、风论治""五脏生风抽动障碍""流行性脑脊髓膜炎从肝经邪火论治""安蛔、驱虫、通下并用治疗蛔厥"，等等。

西汉·刘向《战国策·秦策五》说："诗云：'行百里者半于九十。'此言末路之难也。"岐黄路上五十载，步履维艰更在前。儿之所患患病多，医之所患患方少。随着人们对于儿童健康保健要求的不断提高，中西医学学术水平的不断提高，摆在我们面前的难题非但没有减少，反而是越来越多。目前"能治"之病需要提高有效性、增强安全性、提升经济性；"难治"之病需要刻意求新，找出新理论、新技术、新方法，变难治为能治；"不治"之病需要死里求生，延长生存时间、提高生存质量、探求创新疗法。医学路上无止境，我们每一个中医儿科人应当以学科发展为己任，奋发而有为。

本书共分六章。"学术纵横"论述学科发展道路及方向；"慎思医论"列陈自己提出的学术观点；"审问医话"就儿科若干问题陈述心灵感悟；"临床总结"列举对部分儿科疾病的临床研究总结；"实验研究"介绍以实验方法研究治则治法的部分实例；"诊疗指南"对于循证性中医临床指南如何编制推出了技术方法研究成果及示例。

中医儿科学术发展时不我待，中医儿科学术研究刻不容缓。切望我中医儿科同道以学科发展为己任，自觉担当，海纳百川，联合所有有志于中医儿科事业发展的同道，包括中医基础及临床各学科、中西医结合及西医儿科、所有各相关学科的专家，在文献研究、理论研究、临床研究、实验研究等各个领域，既协同作战又分工有序，聚沙成塔、集腋成裘，开辟中医儿科学发展的历史新篇章！

汪受传
己亥孟夏于金陵审思斋

目　录

漫漫求索岐黄路……………………………………………… 001

第一章　学术纵横

一　中医儿科学术发展的源流与展望………………………… 027

二　钱乙儿科学术思想及其学科影响………………………… 045

三　儿科温阳学派的渊源与传承发展………………………… 051

四　中医儿科学术进步的思路与方法………………………… 056

第二章　慎思医论

一　"纯阳""稚阴稚阳"统一论……………………………… 087

二　儿童体质八分法…………………………………………… 091

三　从伏风论治儿童过敏性疾病……………………………… 098

四　消风宣窍论治小儿鼻鼽…………………………………… 102

五　小儿风咳从消风止咳论治………………………………… 109

六　小儿哮喘三期分证论治…………………………………… 116

七　肺炎喘嗽从热、郁、痰、瘀论治………………………… 122

八　运脾学说的理论探析及临床运用………………………… 128

九　孤独症谱系障碍从心脑论治……………………………… 135

十　五脏生风抽动障碍论……………………………………… 138

十一　清瘟解毒法治疗儿童流行性感冒……………………………142

十二　流行性脑脊髓膜炎从卫气营血、肝经邪火论治……147

第三章　审问医话

一　小儿年龄分期古今谈…………………………………………153

二　胎养胎教育先天………………………………………………155

三　过爱小儿反害小儿说…………………………………………160

四　温阳四法的临床应用…………………………………………161

五　治肺十法………………………………………………………166

六　小儿久泻治疗八法……………………………………………171

七　专家意见集成小儿癫痫病名…………………………………173

八　肾病综合征治水十法…………………………………………175

第四章　临床总结

一　清肺口服液治疗小儿病毒性肺炎痰热闭肺证

　　507例临床研究　…………………………………………183

二　基于证候动态变化的病毒性肺炎疗效评价方法研究…193

三　小儿呼吸道合胞病毒性肺炎297例中西医治疗方案

　　成本－效果分析　………………………………………202

四　儿童哮喘100例临床调查及疗效评价………………………208

五　小儿双解止泻颗粒Ⅲ期临床试验总结报告………………219

六　运脾方药为主治疗小儿厌食症488例临床对照研究………245

七　清热化滞颗粒治疗小儿积滞兼风热证905例

　　多中心随机对照临床研究　……………………………248

八　助长口服液治疗胎怯150例临床对照研究………………254

九　流行性脑脊髓膜炎辨证治疗 12 例报告 ················· 259

十　凉血法为主治疗小儿过敏性紫癜 23 例临床总结 ······ 263

第五章　实验研究

一　运脾、补脾法治疗小儿厌食症对微量元素、消化吸收

　　及免疫功能影响的实验研究 ················· 269

二　补肾健脾法对胎怯肾脾两虚证模型豚鼠内分泌

　　激素影响实验研究 ················· 275

三　特制饲料喂养幼龄大鼠建立小儿厌食症

　　脾失健运证模型 ················· 278

四　基于代谢组学的小儿病毒性肺炎病证生物标志物研究

　　················· 283

第六章　诊疗指南

一　循证性中医临床诊疗指南研究的现状与策略 ········ 305

二　循证性中医临床诊疗指南编制技术方法 ··········· 313

三　循证性中医临床诊疗指南的质量评价 ············· 324

四　中医儿科临床诊疗指南·手足口病（修订）·········· 335

参考文献 ················· 352

漫漫求索岐黄路

我的老家在安徽黄山南麓，祖上世居歙县郑村乡塈田村。汪氏在全国居住分散，但在徽州却蔚为望族。1861 年，曾祖父金榜公避战乱迁来江苏省东台市安丰镇，这是出过平民哲学家王艮、盐民诗人吴嘉纪等的江淮文明古镇。我就是在这苏北里下河地区的古镇长大的。

百家姓中汪姓，是黄帝子鸿的后裔汪芒氏的后代。徽州汪氏之祖为隋末唐初的汪华，曾任徽州刺史，封越国公。徽州地区古称新安郡，宋元明清时期名医辈出，世人谓之新安医学，其中汪氏名医凡数十位，如《石山医学》《医学原理》的作者汪机，《医方集解》《汤头歌诀》的作者汪昂等。

我的近代长辈中并无业医者，步入岐黄之道纯属偶然。1964 年，我从安丰中学高中毕业，学校因我毕业考试 6 门课 591 分的成绩而对考取名校抱着极大期望，后又由于那个时代的特定情况，因家庭情况我勉强被列为高考"限录"对象，学校教务科长审时度势，将我的第一志愿填为南京中医学院，这就为我一纸定了终身。

1. 初识岐黄

进入南京中医学院，开始对中医一无所知，头脑中原有的只是戴瓜皮帽穿长袍马褂的"老中医"形象。班上有同学甚至在读了末代皇帝溥仪《我的前半生》后预言"我们将成为末代中医"。但是，我只是认为这学习机会来之不易，延续高中的学习习惯认真读书。

我们刚进校就学习中医课程，读四大经典，孟景春、吴考槃先生教内经，陈亦人先生教伤寒论，张谷才先生教金匮要略，孟澍江先生教温病学。因为古文功底不足，听起来晦涩难懂，只能囫囵吞枣一知半解、死记硬背诵读原文。后来我得出一个看法：初学一门学科，背得一些基本知识是不可或缺的功课，如同学中文要认字识词、学外文要先背单词、学数学要记住公式、学物理要背下定理、学西医要记住解剖生理等等一样，学中医熟记经典论述，背诵药性赋、汤头歌，都是必不可少的基本功。四大经典及其所建构的中医学基本理论、中药方剂及其所形成的中医药治疗模式，不可能一读之下立即深刻理解，但中医学临床思维的产生只能是在学习、记忆的基础上初步了解，然后再通过反复临床、反复读书，才能逐步加深理解，在头脑中形成对中医学认识论和实践观的理性思维和得心应手的应用。

入学两年，学习了中医基础课程和临床学科的大部分。进入 1966 年夏天，炽热的社会气氛打破了校园的宁静，岁月蹉跎，但一旦想起我们最后还是要当医生时，就耐不住又偷偷拿起了专业书籍。1967 年秋季迫不及待地"复课闹革命"，匆匆补上了缩编的西医课程，然后就自己联系到医院实习去了。当时还没有执业医师制度，医院人手又紧张，所以我们到医院去很受欢迎，并且很快被带教老师放手使用起来。

我首先到的是南京儿童医院，在乙脑病房两个月，待了没几天，带教我的陈大庆医师就让我为患儿开中药，我就照书上的卫气营血辨证开起了药方。原来担心病重小儿吃不进中药，其实不然，病房里多是重症患儿，昏迷不醒，插着鼻饲管，流质饮食和汤药都从鼻饲管打进去，竟然比轻症患儿服药方便得多。牛刀小试，治疗有效，受到老师的表扬，自己也建立起了应用中医药的信心。

后来到了泰兴县人民医院，先跟当地名中医余公侠、杨卓斋门诊学习，随后进了医院传染病房。当年泰兴流行性脑脊髓膜炎流行，一个病区只有年轻的焦永盛医师一人，他直接要我管两间病房，让用中药治疗，有什么需要他的再来帮忙。我寻思流脑患者除发热、神昏外，头痛剧烈、呕吐频繁，或有抽搐，符合气营两燔的病机，又与肝火热毒上攻有关，于是借鉴余师愚《疫疹一得》清瘟败毒饮加上龙胆清泻肝胆实火为主方，居然十分有效。除暴发型需中西医结合治疗外，轻型、普通型、重症型都单用中药就能获得痊愈。

直到 1970 年暑期毕业之前，我又先后在高淳县东坝医院、高淳县人民医院、徐州医学院附属医院、徐州专区医院和省中医院等多个大大小小的中西医院实习。在跟随老中医曹颂昭、周伯岐等抄方中学习了他们辨证治疗的思路与方法，在基层医院见到了各科的许多病种，在西医院学到了疾病诊断和抢救治疗的基本知识。在实习中也有许多实践的机会展示了中医药治疗的神奇疗效，例如在东坝医院实习时，曾用活血化瘀法为主治疗阑尾脓肿后包块、陈旧性宫外孕取得良效，有两例抗生素治疗效果不佳的肝脓肿，采用解毒消痈、活血化瘀中药治疗后肝下界一天天上移，直至痊愈，让带教我的西医老师看到也啧啧称奇。

大学 6 年，虽然因当时轻视读书少了一些课程学习，但临床实践却比原有教学计划还超出许多，使得自己具备了应用中医理法方药处理临床常见病，以及中西两手诊断疾病及综合疗法处治危重病的基本能力，这就为后来下乡业医建立了良好基础。

2. 乡里磨炼

1970 年 6 月，我毕业分配到江苏省响水县，首先到双港公社翻身大队劳动锻炼。我与南京医学院、复旦大学的 2 个毕业生一起住在农民乔大爷家中，每天下地与农民一起劳动，割麦子、摘棉花、砍高粱、挑河泥、锄杂草、踏水车，各种农活都干过，更学到了农民淳朴勤劳的优秀品质。其间，我们晚上坚持看书，偶尔也为农民看病。有一次，一个农民牙痛，一只臼齿已经活动了，求我们为他拔掉，我就给他针刺合谷强刺激麻醉，南医毕业那老兄拿着一把老虎钳，钳住牙齿摇几下就拔了下来，这位农民千恩万谢而去。

劳动锻炼两年之后，我被安排到响水县周集公社卫生院工作。这里医生不多，李院长人挺好，征求我意见在那儿上班。医院门诊就是一排平房，三个业务科室：妇产科、中医科和普通门诊。中医科有位 40 多岁陈医师上班，一间房内一张办公桌、一排中药柜，布帘隔开后面是他的卧床。我想我也没法在中医科上班，就到了普通门诊。这儿有四个医生，常年要轮流抽一人去做防疫、一人到水利工地为民工服务，实际经常就是两人上班，24 小时轮班。另有一排破败的平房是病房，可以收 20 多个患者。没有专门的病房医生，门诊医生谁收了患者就要管到出院，所以每两天中上班时间大约要 26 小时。我们都是全科医生，除妇产科之外各科疾病都看。当年农村感染性疾病很多，抗生素每个医生每月只有青霉素 40 万单位 10 支的票，好在我懂中医，许多患儿就用中药治疗，陈医师也很好，他帮我算账、配药。晚上没护士上班，需要肌肉注射、静脉滴注、洗胃、灌肠、喂药、针灸等都得自己来，还经常停电，就得点着蜡烛、打着手电筒干。记得曾经有一个晚上来了 6 个急诊重症患者，包括小儿重症肺炎、胆道蛔虫、农药中毒、产妇产后出血过多等，也只得忙不迭地左右开弓、前后张罗，全力应付。

这段时间的工作虽然艰苦，收获也很大。在为农民服务中深刻体会到了当医生医德比医术更重要的道理，只要得到了农民的信任，他们对你的依从性是绝不含糊的，因此，你可以大胆地去实践，我的实际工作能力在此期间得到了全面的锻炼和提高。例如：麻疹肺炎用麻黄杏仁甘草石膏汤加味清肺解热，百日咳痉咳期用桑白皮汤加味泻肺镇咳，湿热痢疾用白头翁汤加马齿苋、生地榆之类清肠解毒凉血治痢，急性阑尾炎用金匮大黄牡丹皮汤加减解毒消痈，都取得了确切的疗效。农村孩子的痈肿疔疮很多，未成脓者清热解毒，已成脓者消痈排脓，已出脓者祛腐生肌，疗效优于抗生素。在应用古方有效的基础上，我进一步摸索提高疗效的途径。当时胆道蛔虫症很常见，开始时我用乌梅丸治疗，确有疗效但见效较慢，患儿常常在病床上翻滚二、三天才能缓解，使我与家长一样焦急如焚。我思量仲景乌梅丸立方大意是酸苦辛并用、寒温兼施，就将其简化为乌梅、蜀椒、黄连、白芍四味配伍，加上大黄、玄明粉利胆下蛔，槟榔、苦楝皮驱蛔杀虫，结果显著缩短了缓解时间。流行性乙型脑炎要求就地治疗，虽然医院的条件简陋，但我应用曾在南京儿童医院学到的知识，一边处以汤剂，一边输液支持和对症处理，也成功救治了一批患儿，家长们都十分感激。在农村基层工作的经历使我受益匪浅、获益终生。

1986 年我调到盐城纺织职工医院工作，主要就诊对象是纺织女工和她们的孩子。许多年轻的母亲因工作劳累，又不懂得养育知识，人为地造成小儿因抚育喂养不当而患病，麻疹、猩红热等传染病还时常流行。我在诊病的同时，就承担起宣传儿童保健知识的责任。当时，针对纺织女工低热多，小儿高热多，作过一番分析探讨。认为女工低热常为劳伤耗气阳浮而发热，小儿高热常因外感时邪邪正交争而发热。因而提出对纺织女工低热要用甘温除热为主治疗，同时须减轻工作负担。对小儿外感时邪发热，尤其是麻疹类出疹性热病，疹出为正气驱邪外泄的顺证表现，不可妄用退热之剂，应当因势利导，以透疹托毒外泄为要务。

3. 入门幼科

1979 年春，我从《新华日报》上看到国家恢复了研究生招生制度，中医也破天荒地招收研究生，南京中医学院在招生院校之列，我马上报了南京中医学院中医儿科学专业。考试科目有政治、外语、中医基础、中医儿科、西医儿科五门。中西医儿科因我一直未停止读书和实践，比较有把握，这外语就成了难题。我在中学时学的是俄语，大学期间未学外语，现在要考的是英语或日语，怎么办？好在鬼使神差，一年前，江苏人民广播电台开办了英语教学节目，我买了教材，从 A、B、C、D 学起，已学了 1000 多个单词和基本的语法。这样，从得知消息报名到考试，只有一个月，我除了花少数时间突击政治外，全花在外语方面了。到考场一看，报考中医研究生的学兄学弟来了一大帮。待到揭榜发通知，我居然有幸在 400 多名报考者中只取 20 名的竞争中侥幸胜出，被录取为南京中医学院首届硕士研究生，如愿进入中医儿科学专业学习。

我的导师是江育仁先生，算起来他当年 63 岁，早就是名闻遐迩的中医儿科专家。可是，我和我的同学经捷进校时，他从文革劫难中还未能被宣布"解放"。先生自述，早年在常熟乡间跟师学医，后到上海中国医学院深造，曾随徐小圃先生临证，深得教益。先生的学术观点属于温阳一派，乃受之于徐先生。当时，中医如何带研究生，大家都没有经验。先生有他的观点："秀才学郎中，好比拾根葱。"说的是先儒后医，先要打好国学基础，然后才能学好中医；中医研究生要"四能"，能医、能写、能讲、能研，提出了他对中医高级人才培养目标的认识。提出这些观点，在当时是难能可贵的。

研究生是要做课题的，中医研究生的课题怎么做？大家都是懵懵懂懂的。不知道如何选题，单纯做古代文献整理似乎不行，现代文献分析也不对，导师经验总结不是自己的成果，临床或实验研究总结也不是"论"文。正在此时，南京神经精神病医院院长陶国泰来邀请先生一同研究儿童多动症。先生就对我和经捷说，你们去陶教授那儿学学，再考虑课题怎么做。陶国泰教授是中华人民共和国成立前留美回国的学者，国内著名的儿童神经精神病专家。他当时刚将国外报道的"轻微脑功能障碍综合征"介绍到中国，在医院开了专科门诊。一时间患儿纷至沓来，许多因孩子好动、学习时注意力不集中的家长带了孩子来就诊。我们跟随陶教授门诊，上了两个月，我知难而退，觉得这个病不好搞，诊断标准难掌握、临床疗效提高也困难，于是便退出了这一工作。

先生问我：你不想搞多动症搞什么呢？我当时刚看到先生在 1979 年 11 月出版的《脾胃学说及其临床应用》一书中有一篇文章"调理脾胃在儿科临床上的指导意义"，其中有一段讲道："脾健贵在'运'不在'补'：脾常不足是泛指消化、吸收功能的不足，'脾主运化'是脾的生理功能，故有脾以运为健的说法。盖婴幼儿时期'生机蓬勃''脏气清灵''随拨随应'，脾运则水谷精微四布，五经并行，不适当的补脾适足以碍脾，（当然并不反对在某些疾病中的补脾），这是儿科中应用调理脾胃法的一个特点。"仔细读来，觉得有文章可做。如果对导师的学术观点深入探讨，再用临床和实验研究加以论证，将这一理论健全和深化，不是一项很有意义的工作吗？先生同意了我的设想。

说干就干，马上起草了一份研究计划："运脾法为主治疗小儿脾胃病的研究"。首先找理论根据，遍寻古籍，查到了张隐庵《本草崇原》"凡欲运脾，则用苍术"等相关论述，拟订了以苍术为君的系列复方。加工成制剂时，医院药剂科锅炉没空，就借了病区的煤气包、大铝锅自己煎煮、浓缩，再送去请药剂师加工，装瓶、贴标签也都自己完成。开设了小儿厌食专科门诊，在《扬子晚报》上刊登了一条四行字的消息。结果，儿科楼上下人头攒动，一个下午来了200多病号，加上家长数百人，以至保卫科不知门诊出了什么事，急匆匆赶来，正好帮助维持了秩序。就是这样，苦干了两年，完成了我的硕士学位论文："儿科运脾法的临床和实验研究"。

4. 名师引路

江育仁先生1954年就从常熟应聘来到南京，参与了江苏省中医院和江苏省中医进修学校（今南京中医药大学的前身）的筹建工作。没有教材，先生1955年自己编写了现代第一本《中医儿科学》教材。就是用这样一套蜡纸手刻、粗黄纸印的教材，先生与中国科学院第一批学部委员承淡安、叶橘泉等一起，培养出了董建华、程莘农等一代院士，以及曹颂昭、曹济民、孙浩、刘弼臣、吴康衡等一大批中医、中西医结合儿科专家。

我从1979年9月投入江育仁先生门下，攻读儿科研究生3年，90年代初作为首批全国老中医药专家学术经验继承人又跟师学习3年，直至2003年1月先生驾鹤西去，24载春秋形影未离，如子绕膝。其间，有耳提面命的谆谆教诲，有言简意赅的迷津指点，有为人为医的潜移默化，有立足宏远的阔论高谈。总之，我从先生处学到了许多许多。先生国学根基之深厚、中医临证之积淀、历朝经代之磨炼，在他们这一代名老中医中颇具有代表性。先生治学，不仅博览群书、勤于临证、敢治难症，而且擅长融汇古今，站在时代的高度，总结提炼，提出具有创新性的学术观点，在现代中医儿科学术发展史上留下了浓墨重彩的一页。

先生的学术思想，受徐小圃先生影响至深。先生20世纪50年代来到医院工作，认为小儿"纯阳"乃"稚阳"之谓，"失其所则折寿而不彰"，一向重视温阳法在儿科临床之应用。为了探讨小儿疾病过程中出现阳气暴脱之规律，曾对 300 例住院病历作了调查分析，其中属于抢救的 61 例重危病儿，在治疗上运用参附为主回阳救逆的 36 例，用生脉散加附子、龙骨、牡蛎气阴并治的 12 例，单纯用清热养阴、苦寒解毒的 13 例。说明在临床实际中，温阳法的运用并不少见，尤其危重病症中肺炎、肠炎、菌痢等，发病初期临床表现均属热性病证，在病程中并发心力衰竭、循环衰竭、休克先兆，可突然出现面色灰滞或苍白，神情淡漠，肢端不温，脉息细数无力等阳气不足证，这类见证是温病中的坏证和变证，如果拘泥于温病不能使用温药戒律，则必坐视其虚脱待毙。在内伤杂病中更是注重温阳固本，尤其擅用桂枝汤及其类方治疗各类疑难杂症，如反复呼吸道感染、汗证、长期发热、肺炎迁延等，在现代中医儿科界独树一帜。

50 至 70 年代，儿科传染病仍然肆虐。先生带领儿科同仁，投入主要精力，儿科病房每逢夏季全部收治流行性乙型脑炎患儿，冬春季全部收治麻疹合并肺炎、喉炎、脑炎患儿。先生并在大量临床实践的基础上，移植古人惊风四证理论，提出了流行性乙型脑炎从热、痰、风论治的观点。总结了"591 例麻疹肺炎的分型分证及治疗规律探讨"一文，于卫生部麻疹肺炎经验交流会上交流，以此为基础制订了"中医治疗麻疹合并肺炎临床分型诊治草案"，为麻疹肺炎的治疗提供了规范。先生总结的流行性乙型脑炎诊治方案被国家科委发文在全国推广。当时，因经济落后，疳证也很多，先生又从古人大量论述中取精撷要，创造性地提出了用疳气、疳积、干疳分类辨治疳证的新方法。

我师从先生之后，儿科的疾病谱发生了很大的变化。先生虽年事渐高，却随时跟着时代的步伐，不断研究临床的新病种、解决新问题。对小儿厌食、反复呼吸道感染的研究工作就是在先生晚年，指导我和马融等研究生做的。90 年代常有杂志社、出版社来向先生索稿，于是，或由先生口述提纲我起草交先生定稿、或由我从原有资料中检索连贯成文再交先生斧正、或由我做临床、实验后先生凝练成文，产生了"脾健不在补贵在运""疳证从疳气、疳积、干疳论治""调和营卫法为主防治反复呼吸道感染""桂枝龙骨牡蛎汤古方新用""流行性乙型脑炎从热、痰、风论治""解热、豁痰、搜风法治疗小儿急惊风""麻疹肺炎的分型证治"等数十篇学术论文，并在先生主持下组织全国同行专家编成了《实用中医儿科学》大型专著（该书获"中华中医药学会学术著作奖"一等奖）。我也在跟师学习，读书、临证、研究、写作中日渐悟得门道，走上了自己的治学道路。

5. 浅尝不止

先生常说："师傅领进门，得道在自身。"又说："学生像老师不是好学生，学生超过老师才是好学生。"我体会，跟师不仅是学习老师的学术思想和临证经验，更要紧的是学习老师的治学方法和创新思维。时代在进步，科学在发展，临床情况在不断变化，我们新一代中医儿科人的使命，是继承、发扬和创新。

研究生期间开始的儿科运脾法研究，在 1983 年我留校工作的第二年，就申报江苏省教育委员会科研立项，获得了 3 万元经费资助，这在当时是一笔不小的数目。于是，我将研究范围从小儿厌食症扩大到了疳证、泄泻等多种小儿脾胃病证，并设计了 D 木糖吸收排泄试验、尿淀粉酶测定、多种微量元素检测等反映肠道消化吸收功能、体内微量元素变化的实验指标。通过数年的研究，获得小儿厌食症 488 例、疳证 54 例、泄泻 68 例系统临床及实验研究资料，在《中西医结合杂志》等发表。这项研究工作证实了运脾法治疗小儿脾胃病的普遍适用意义，使"脾健不在补贵在运"的学术观点得到了有力的论证，连同后来进行的相关研究，形成了系列的科研成果。

80 年代后期，我又进一步思索，疳气证属脾虚失运，还是应当用补运兼施法为佳。设计了壮儿饮治疗小儿疳气证的研究课题，做了 140 例临床对照观察，以及发锌、血红蛋白、动物红细胞 SOD 活力测定等研究，肯定了补运兼施法治疗小儿疳气证的疗效，为现代临床常见的疳证中的疳气证确立了补脾、运脾、平肝的治则治法。

在研究小儿脾胃病的基础上，向相关领域扩展。我在读书中发现，"胎怯"一病，《小儿药证直诀》就有记载，古代医家续有论述，值得研究。当时首先让儿科博士生姚惠陵去检索现代中医药相关报道，一个月后，她对我说，遍查新中国成立以来杂志，没有一篇报道，这怎么研究？我说：好！一篇现代报道都没有，最有研究价值。这种先天禀赋不足的疾病，中医学从补先天、运后天治疗肯定有效，现代报道缺如是因为儿童医院西医不知中医能治此病，中医院儿科多无新生儿无法研究本病，若是我们来做系统研究，对于发挥中医药优势、扩大中医新生儿学应用范围是很有意义的。这样，我们研制了补肾健脾的助长口服液，花 3 年时间，作了 100 例试验组、50 例对照组临床观察，并做了垂体－甲状腺轴激素水平等实验研究，取得了有意义的研究成果。

在临床研究的同时，我们还做了多项动物实验研究。病证结合的动物模型研制是中医药基础研究的难题之一。我和我的研究生们采用病因模拟法，先后研制了厌食脾运失健证、胎怯肾脾两虚证的动物模型，从病因符合临床、症状体征相似、体内生化改变相当、有效药物治疗有效四个方面证实了模型研制的成功。其中厌食动物模型为后来的许多科研项目所采用。动物实验指标的设计，也注意到以中医药理论为指导，不照搬西医的做法。例如，小儿厌食症的实验研究，不局限于对消化吸收功能和锌等微量元素的观察，进一步研究了胃肠动力、胃肠激素的变化，以至对模型动物下丘脑摄食中枢神经元放电的影响，将该领域的研究深入到了新的层次和水平。

对运脾法治疗多种小儿脾胃病的研究成果揭示了这样一条重要的原理：与西医学"缺什么补什么"的治疗方法不同，中医药治疗小儿营养缺乏性疾病的着眼点在于辨证论治，不仅具有一定的补充人体所缺微量元素等营养物质的作用，更重要的是，中医药调脾助运，调整整体，改善了消化系统的消化吸收功能，促进了营养物质的体内代谢和利用，因而具有其独特的优势。

6. 术业专攻

对运脾法的研究给我们一种有益的启示，我们的科学研究必须是能够发挥中医药的特色和优势，又能密切结合临床需要的选题。以我的临床体会，要发展中医事业，既要发挥中医能治慢性病的优势，更要在治疗急性病特色上下功夫。中医儿科广阔的发展空间还是在急性病。面对近几十年抗生素的快速发展，中医治疗细菌感染性疾病已经不占优势，而急性病毒感染性疾病则中医药大有可为。这样，从 90 年代开始，我又将研究视野转向了儿科急性病毒感染性疾病中有代表性的病毒性肺炎。

1996 年我申报了江苏省社会发展计划项目"清肺口服液治疗小儿病毒性肺炎的临床及机理研究"和江苏省教育委员会自然科学基金项目"开肺化痰解毒法治疗小儿病毒性肺炎痰热壅肺证的研究"，获得资助。我们组织了附属医院和常州市中医院、盐城市中医院一起做。这次的做法进一步规范。先按照我们对本病基本病机的认识：痰热阻肺、肺失宣肃，拟订开肺化痰解毒活血治法，筛选药物，组成了清肺口服液处方，经制剂研究制成了院内制剂。经药品管理部门批准，调入协作研究单位使用。选用西药利巴韦林注射液为对照，作了多中心随机临床研究。共完成研究病例147例，试验组疗效显著优于对照组。同时进行的药理研究表明，清肺口服液具有解热、止咳、化痰、平喘和抗病毒、抗菌等作用。

2001年我又申报并中标"十五"国家科技攻关计划项目"中医药现代化研究与产业化开发·小儿肺炎中医证治规律研究"。对于小儿病毒性肺炎中医证候规律的研究，在天津中医药大学第一附属医院、湖南中医药大学第一附属医院、南京中医药大学附属医院、南京军区南京总医院四所医院进行。筛选住院患儿480例，对调查资料采用CMH卡方分析、方差分析、判别分析等方法作统计学处理，提出了34项辨证学指标，统计分析各项指标在小儿病毒性肺炎不同证型中的出现率及表现特点，对不同证型的贡献率；风寒郁肺证、风热郁肺证、痰热闭肺证、阴虚肺热证、肺脾气虚证各证型的临床发病情况等。在此基础上，进一步研究了各项指标与证型之间的函数关系，得出了各证型的Bayes判别函数。对该判别函数作回代验证，各证型的判别结果与传统经验辨证结果相近，表明该判别函数对小儿病毒性肺炎中医辨证客观化具有一定的价值。在四个中心前述纳入病例内，选择痰热闭肺证患儿360例。按GCP要求，作了以利巴韦林注射液为对照，评价清肺口服液治疗小儿病毒性肺炎痰热闭肺证有效性和安全性的分层区组随机、平行对照、盲法、多中心临床研究。研究结果，符合方案集试验组231例、对照组115例，痊愈、显效、进步、无效例数分别为：试验组119、88、22、2例，对照组33、52、27、3例；占总数比例分别为51.07%、37.77%、9.44%、1.72%，28.21%、44.44%、23.08%、4.27%。经秩和检验，$P < 0.0001$，试验组疗效显著优于对照组。咳嗽、痰鸣（咯痰）、气促、鼻扇，肺部湿啰音，恶寒、发绀、出汗、小便、食欲、四肢，X线全胸片等指标好转情况，试验组均优于对照组。临床安全性指标研究结果，清肺口服液未显示对于重要脏器有毒副作用。

同时期作了金欣口服液（清肺口服液加减）新药研究。按照中药六类新药的研制要求，做了相关的制备工艺、质量控制、药物稳定性、药理、毒理等研究。以"一种治疗小儿病毒性肺炎的清肺口服液制剂及其制备方法"提出发明专利申请，获得国家《发明专利证书》。金欣口服液2004年获得国家食品药品监督管理局《金欣口服液药品临床研究批件》。将《金欣口服液药品临床研究批件》和《发明专利证书》一并转让制药企业，开展了新药研究。

在以上研究的基础上，2014～2018 年又承担完成了一项新的"十五"国家科技攻关计划项目"中医药疗效评价方法研究·中医药治疗病毒性肺炎疗效评价方法研究"。此项研究在北京儿童医院、天津中医药大学第一附属医院、河南中医学院第一附属医院、南京中医药大学附属医院和广东省中医院同时展开。本项目研究通过文献研究、专家调查，确定治疗方案，经多中心、区组随机、平行对照 206 例临床研究，证实清开灵注射液与儿童清肺口服液联合应用，治疗病毒性肺炎痰热闭肺证的有效性、安全性和卫生经济学评价，均优于利巴韦林注射液和复方愈创木酚磺酸钾口服液配合使用的对照组。因此，推荐清开灵注射液静滴与儿童清肺口服液口服联合应用作为治疗小儿病毒性肺炎痰热闭肺证的优化临床治疗方案。在本次研究中发现主症和证候疗效具有动态变化的特征，多数指标中药组起效时间显著早于西药组。提出病毒性肺炎的疗效评价，不仅要评价终点疗效，而且应当对不同干预方案起效时间的不同作出客观评价。由此，本研究创立了基于主症、证候动态变化的病毒性肺炎疾病疗效评价新方法。采用这一疗效评价方法，更能客观、准确地评价疗效，彰显出了起效时间早的中医药干预方案的优势。

随后我又带领研究生开展了中医药治疗小儿病毒性肺炎疗效机理的多项研究，如：国家自然科学基金"清肺口服液对腺病毒 3I、7b 型相关基因调控影响的研究""金欣口服液对呼吸道合胞病毒感染生命周期影响及分子机制研究""金欣口服液对 RSV 活化的 TLRs 信号转导通路作用机制研究"等。这些项目研究结果从血清药理学体外抗病毒实验、细胞凋亡及其相关调控基因、炎症细胞因子、阻断病毒入侵靶细胞等多靶点阐明了清肺口服液拮抗呼吸道合胞病毒、腺病毒机理。建立体内外病毒感染模型，从病毒感染后细胞凋亡及病毒感染进程各环节（黏附、融合、侵入、复制），探讨金欣口服液抗病毒效应及其分子机理，表明其能影响病毒生命周期，尤其在抑制病毒与细胞的膜融合环节，调节机体免疫及组织细胞功能。金欣口服液能明显减轻 RSV 感染小鼠的肺部炎症，是治疗 RSV 感染的有效药物，其作用机制之一是通过抑制 RSV 诱导的急性期 TLR3/IRF3 信号通路过度激活从而防止 IFN-β 的高表达引起免疫损伤，同时维持 IFN-β 表达发挥抗病毒作用，金欣口服液对 TLR4（TLR7）/MyD88/NF−κB/ 炎症因子通路也有一定的调控作用，此外可能通过调控负反馈因子 SOCS1、A20 间接稳定激活 TLRs 通路。研究将中药治疗本病的机理研究深入到了细胞、蛋白、基因及信号通路水平，为中药抗病毒药效学研究提供了新的思路和方法。2017 年完成的"基于代谢组学的小儿病毒性肺炎证候学生物标记物研究"则通过对病毒性肺炎患儿血液和尿液的代谢组学检测，建立了基于生物标记物表达差异的痰热闭肺证、风热郁肺证、风寒郁肺证所致的代谢物特征谱库，进一步明确了小儿病毒性肺炎证候辨证依据、病证关系，揭示了病毒性肺炎中医证候的科学实质及代谢网络的变化特征，为病毒性肺炎辨证学体系建立提供了客观基础。

多年来，我担任课题负责人，先后主持完成了包括 2 项国家科技攻关计划、4 项国家自然科学基金等在内的国家级、部省级、厅局级科研课题 29 项。研究成果获教育部科技成果奖、国家中医药科技进步奖、江苏省科技进步奖、江苏省优秀教学成果奖、中华中医药学会科学技术奖等 39 项次。

7. 建立规范

自 2005 年起，我们认识到中医儿科标准化是推进中医儿科行业规范化、中医儿科事业在中国发展和向世界拓展的重要工作。为此，开展了一系列研究工作，承担完成了一批国家级、部省级相关科研课题。

在中医儿科学名词术语规范化的研究方面，和共建单位湖南中医药大学的王孟清教授们一起，初步规范了本学科的名词术语，2008～2009 年完成国家中医药管理局课题"中医儿科名词术语"，编写了 22 万字的《中医儿科学名词术语》，规范了中医儿科临床 235 种常见病及其定义，以及症状性术语 46 条。2006 年完成国家中医药管理局重点学科项目，编制了《中医儿科古代文献资料数据库》，收录了建国以前历代中医儿科文献资料 400 多万字，编辑条文 5000 余条，资料来源于中医古籍 400 余部，建立了多种检索方法，资料全面、查找便利，由中国中医药出版社出版。又承担完成了国家中医药管理局课题"中医儿科技术方法操作规范"，建立了中医儿科内治给药法、外治疗法、针灸疗法、推拿疗法、拔罐疗法、灯火燋法的技术方法操作规范。作为世界卫生组织国际疾病分类中医专家组成员，积极参与了 WHO-ICD11 版的工作，并承担完成了其中中医儿科疾病部分的任务，已经由世界卫生组织面向全球发布。

研制循证性中医诊疗指南，有利于规范中医临床诊断和治疗，促进中医医疗、科研、教学工作的发展；有利于对广大医务人员临床诊断、治疗工作进行具体的指导；有利于提高医务人员的业务水平和综合素质，提高医疗服务质量；有利于加强医疗工作的管理，使诊疗行为有章可循、有据可依；有利于提高人民群众的健康水平，提高中华民族的整体素质。而采用国际通行方法，在形式上与国际接轨，也有利于中医学术为世界接受，促进中医药国际化，造福于全人类。为了解决循证中医临床实践指南如何编制的方法学问题，我和虞舜研究员、赵霞教授等组成的团队，2010～2013年完成了国家中医药管理局课题"循证中医临床实践指南制订方法学研究"。在系统研究多个国家及国际组织所制订的循证临床实践指南编制技术方法的基础上，结合中医行业的特点，进行了系统而深入的研究，总结提出了循证中医临床实践指南编制的技术方法，成为《中华人民共和国中医药行业标准·中医临床诊疗指南编制通则》的基本内容。我们开展的循证中医临床诊疗指南制修订技术方法的研究，提出并落实了"学术上以我为主，形式上与国际接轨"的中医循证指南研制原则；制定了"文献研究法""专家问卷调查法""专家会议"三法合一的中医循证指南研制方法，以有效集中中医专家的共识，提供临床证据；自主开发了"中医文献依据分级标准"，在引用国外西医文献依据分级标准的同时，创新性提出了"古代文献记载，历代沿用至今，现代中医共识"的中医古代文献依据筛选方法，执简驭繁，回答了长期以来争议难解的如何正确引用中医古代文献临床依据这一循证中医临床诊疗指南编制中的关键问题。

按照我们提出的循证中医临床诊疗指南编制技术方法，首先用于我们牵头研制的2006～2012年国家中医药管理局中医药标准化项目《中医儿科常见病诊疗指南》。组织国内外中医儿科同道700余人参与，研制了小儿感冒、小儿乳蛾、肺炎喘嗽、小儿哮喘、小儿泄泻、厌食、积滞、疳证、营养性缺铁性贫血、多发性抽动症、惊风、癫痫、急性肾小球肾炎、遗尿症、性早熟、水痘、手足口病、流行性腮腺炎、蛔虫病、蛲虫病、胎黄、胎怯、过敏性紫癜等40个儿科常见病的诊疗指南，规范了范围、术语和定义、诊断、辨证和治疗。2012年7月1日由国家中医药管理局发布实施，成为中华中医药学会颁布的行业指南中第一个循证中医临床诊疗指南。

在 2015 年启动的国家中医药管理局新一轮中医临床诊疗指南及治未病标准制修订项目工作中，我担任了全国专家总指导组副组长及儿科专家指导组组长，十几次在全国及各省市举办的培训班上作循证中医临床诊疗指南编制技术方法的学术报告，使本批全国 385 个中医临床诊疗指南及治未病标准制修订项目工作组的成员接受了培训，掌握了循证中医临床诊疗指南编制技术方法，并且大多数项目工作组都采用我们提出的技术方法顺利完成了研制任务。其中儿科中医临床诊疗指南制定项目 10 项、修订项目 17 项以及治未病项目 13 项，均有序、较快而且高质量地完成了任务，成为其他学科的样板。到 2018 年底，这些项目均通过了全国中医标准化技术委员会的审查，已经作为中国中医行业指南、世界中医药学会联合会指南发布实施。

8. 培育桃李

还在攻读硕士学位期间，我就已经担任了学校中医专业 78 年级的《中医儿科学》教学任务。事情的缘起是儿科教研室师资不足，曹济民老师一人难以承担起三个班的教学任务，于是，此前虽然有 10 多年临床经历但没有教学经验的我被赶鸭子上架，也没有什么试讲之类的培训，就直接到课堂上课。此后，就 30 多年连续担任了本科、研究生各年级的教学任务。每当我与学生在一起时，听到他们亲切地称我"汪老师"，报告他们的成才经历时，我就油然产生了自己作为高校教师培养了一批批中医人才的成就感。

从 1982 年研究生毕业留校之后，教学工作就是我的主要工作任务之一。在从事中医儿科本科教学工作中，我想到的不仅是怎样将每节课讲好，还要能使中医儿科学的教学不断地随着时代而进步。我以为，改进教学内容主要是要使我们培养的学生适应时代对中医临床应用型人才的要求，这就要不断地随着儿科疾病谱的变化和学科学术研究新成果而更新教学内容。因此，《中医儿科学》的教学内容更新也最多，我在 2002 年主编的"新世纪全国高等中医药院校规划教材"《中医儿科学》（习称七版教材）就比我导师江育仁先生主编的《中医儿科学》五版教材内容更新一半以上。改革教学方法，最重要的是要尽可能使用现代教育技术，使学科教学内容以最新的形式来表现。我和我的同事在不断新编纸质教材的同时，又率先将现代教育技术用于中医儿科学教材，我们编制了一批视听教材、CAI 课件。2003 年更承担完成了教育部重点项目，由高等教育出版社出版了《中医儿科学网络课程》，运用字频、音频、照片、录像、动画等多种媒体，利用网络的实时、非实时交互功能，加强了师生之间、学生之间的交流与协作，具备开放性、交互性、共享性、协作性、自主性，实现了跨越时空的教育教学方式革命。随后，作为教育部精品资源共享课，我们将更多的教学资源汇聚起来，为在校生、函授生、毕业生及中医爱好者在任何场所自主学习中医儿科学课程，提供了形式多样、内容丰富的学习资源，有力地推进了中医儿科学教学方法的信息化、现代化发展。

南京中医学院在 1982 年被批准为首批有中医儿科学硕士学位授予权的单位，江育仁教授是全国首批中医儿科学硕士生导师之一。1986 年被国务院学位委员会批准为中医儿科学博士学位点，在 15 年时间里是全国唯一的中医儿科学博士学位点，江育仁教授成了有史以来第一位中医儿科学博士生导师。我从 1990 年起担任了硕士生导师，1996 年批准为博士生导师，成了中国第二个中医儿科学博士生导师，并在 2005 年作为博士后合作导师，培养了全国第一位中医儿科学博士后。中医儿科学培养硕士、博士、博士后，开创了学科高层次人才培养的新纪元。我一向认为，学科发展的关键是人才，中医儿科学发展的关键是培养一批熟谙传统中医儿科学，掌握现代相关学科知识，具备创新型思维和开拓创新能力的高级专门人才。这种人才培养的主要途径应是研究生教育。

我以为，医学类专业的本科生接受的是医学基础教育，硕士生接受的是专科知识和技能的培训，博士生才是培养高级专门人才的主要途径。研究生教育重要的是"授之以渔"，即使之掌握自主获取知识、提高技能的方法，能够敏锐地抓住学科学术发展中的热点问题，主动去探究，终生为学科学术发展而奋斗。高级专门人才体现在具备高素质，对事业有执着的追求，目光远大，有着不屈不挠、认真刻苦的科学精神，能平和处世、宠辱不惊，持之以恒，才能取得成就。我让我的研究生在医疗、科研的实践中去锻炼自己，在阅读古今医籍和学习相关学科知识中提高自己，导师所起的作用是领路人，带教实践、指导读书、解疑释难、指引方向。我的一批批研究生在校学习期间就形成了良好的思想素质和业务素质，为献身中医儿科事业打下了坚实的基础。

近 30 年来，我已经培养了硕士 63 名、博士 51 名。这些研究生分布在北京、上海、江苏、广东、河南、陕西、福建、广西、山东、浙江、山西、四川等省市，以及香港、澳门、台湾等地区，都在高等院校、各级医院、科研院所工作，其中多数成了所在单位的学术骨干，已有50多人晋升了正高级专业技术职称，10多位成了博士生导师。这些研究生中还包括16名海外弟子，分别来自马来西亚、新加坡、法国、加蓬、中国台湾和中国澳门地区等，其中多为事业成功人士，如新加坡中医研究院院长洪两先生、新加坡中华医院院长刘少夫先生、马来西亚柔佛中华医院院长林文贤先生、澳门科技大学徐伟英主任医师、香港大学中医药学院王霖讲师等。

我的弟子作为江氏中医儿科学术流派的再传弟子，许多人在各自的研究领域内已经取得成就，在学术界崭露头角。赵霞教授研究小儿哮喘诊疗指南及诊断疗效标准以及缓解期培本治疗方药机理方面处于学术前沿，李燕宁教授研究小儿感冒承担完成了国家科技支撑计划项目，袁斌教授深入研究了中医药治疗小儿病毒性肺炎的临床疗效及作用机理，张月萍教授研究中医药调控小儿摄食行为处于国内领先水平，艾军教授开创了小儿温病学的现代研究，翟文生教授在开展过敏性紫癜肾炎临床及实验研究方面取得成就，马丙祥教授建立了儿童脑病中医康复治疗体系，万力生教授开展儿科外治法工作为学术界树立了样板，杨燕主任医师对新生儿 CMV 肝炎的病证代谢组学有创新性研究，何丽教授在 RSV 加重哮喘发作的机制研究方面取得成果等等。他们所培养的新一代中医儿科学子又在不断成长中，将会在未来中医儿科学术发展中发挥越来越大的作用。

9. 著书立说

自古道：文官立德，武将立功，学者立言。我早有立言之志，在基层工作期间虽然已有一些临床实践体会，但写成论文寄给杂志社却如泥牛入海，再无回音。研究生学习期间，才慢慢悟出写中医论文的道道。从1982年起，在杂志上不断将学科学术研究、临床和科研成果写成论文发表。多年来，我和我的弟子、团队在国内外学术杂志上已发表论文500余篇。有人说：天下秀才是一家，你抄我来我抄他。我要求自己只能做作家决不做抄家。我的文章，早期多为个人读经典的心得、做临床的总结，近20年则多为与研究生共同在学术上求创新的结晶。这些学术论文真实记录了我从医以来上下求索漫漫修远之路的历程。

学术著作是一个时代学术水平的集中体现。记得我的第一本小书《小儿疳证》1985年出版时，我如尝甘饴。到如今，我已编著、主编学术著作、教材等60多本。这些书字以千万数计，叠起来确实有等身之高了。近年来，借助于电脑，著书立说的速度也显著加快，加上政府和学界的认可，主编出版了一系列国家教材和学术著作。以《中医儿科学》教材而言，我先后主编了大专、自学考试、继续教育、本科、七年制、研究生和高等中医护理的各级各类教材，其中中国中医药出版社出版的《中医儿科学》本科第七、八、九版教材连续被评为"普通高等教育'十五''十一五''十二五'国家级规划教材"；人民卫生出版社出版的两版"Pediatrics in Chinese Medicine"是国际标准化英文教材。国内外使用这些教材培养的学生数以十万计。我的著作中主要总结个人临床经验、学术成果的有人民卫生出版社先后出版的《儿科新知》《汪受传儿科学术思想与临证经验》《汪受传儿科临证医论医案精选》等。1998年主编出版的《中医药学高级丛书·中医儿科学》是普通高等教育"九五"国家级重点教材，2011年出版的《中医药学高级丛书·中医儿科学》第二版是"十一五"国家级重点图书，该书是170万字的大型著作，因其内容丰富，贴近当代临床、教学和科研，在业界产生了广泛的影响。2017年出版的《中华医学百科全书·中医儿科学》是列入国家出版基金项目、当代"盛世修典"的重要工程，集古今中医儿科学术成就之大成，"对于中华医学的全球共享和人类的健康保健，都具有深远意义"。

50多年了，读万卷书、行千里路、交四方友是我的追求。我读了中医经典著作、儿科历代专著；跟随江育仁教授学习20多年，又曾在与王烈、张奇文、徐蔚霖、王静安等名老中医接触中面承教诲，在与国内外、中西医同道交往中吸收营养。在导师学术思想的熏陶下形成了自己有传承有求新的学术观点，对多种小儿常见病和疑难杂症有自己的经验和体会，如小儿感冒、鼻衄、乳蛾、咳嗽、肺炎喘嗽、哮喘、反复呼吸道感染、厌食、积滞、疳证、泄泻、抽动障碍、癫痫、肾病综合征、遗尿、水痘、手足口病、流行性腮腺炎、流行性乙型脑炎、流行性脑脊髓膜炎、皮肤黏膜淋巴结综合征、蛔厥、胎怯、过敏性紫癜、免疫性血小板减少症等，都形成了自己的理法方药思路与方法。如唐代韩愈《进学解》所说："焚膏油以继晷，恒兀兀以穷年。"日以继夜、年复一年，每天的下班时间、节休假日我都没有白白渡过。我的每篇论文、每部著作都力求录入自己的见解，言之有物，具理论和实践意义。长年累月的读书心得、审思感悟、临床积累、科研探索，融为文字记载，是对自己学术生涯的总结，是非曲直、真知谬误，当由历史来评判。

10. 建设学科

南京中医药大学儿科始建于 1955 年，在江育仁教授领导下，虽然人数不多，却人才济济，曹颂昭、徐惠之精于临床，曹济民擅于编写，王萍芬长于教学，吴基厚工于推拿。当时就能够开设病房，收治传染病、危重病，与南京儿童医院、南京市传染病医院等合作开展麻疹肺炎、流行性乙型脑炎、中毒性消化不良、疳证等疾病的中西医结合重症抢救和科研工作，并总结辨证论治的规律推广全国；白手起家自编《中医儿科学》教材培养中医、中西医结合儿科人才；编写了《中医儿科诊疗学》《中医儿科临床手册》等著作传播学术。在医疗、教学、编写各方面全面发展，在全国产生影响。

20 世纪 80 年代之后，学术界的形势发生了很大的变化，儿科医疗的社会需求不断增加，中医也要求搞科研，教学更需要与时俱进做改革，对于学科的要求则随之日益提高。1986 年起，我被推上了学校和附属医院儿科的领导岗位。面临着新的情况，学科需要在医疗、教学、科研三方面全面发展，才能接受事业发展的挑战。我们首先抓了人才梯队建设，学科队伍在 80 年代开始有硕士，90 年代开始有博士，如今，我们儿科学科已经形成包括附属医院儿科、学校儿科教研室、中医儿科研究所医疗、教学、科研三支队伍的专业结构合理、整体实力较强的团队。学科成员全部具有博士、硕士学历，人员素质的提高，为学科的可持续发展提供了保障。建成了全国唯一的中医儿科学国家级重点学科。

我们的附属医院儿科建立了小儿哮喘、肺炎、厌食、性早熟、多动症、抽动症、肾病、推拿等多个专科，开发应用了清肺口服液、防感口服液、壮儿饮口服液、调脾合剂、银花清暑合剂、止汗灵颗粒等十多种有效的院内制剂，开展了多种小儿外治、推拿等治疗。门急诊总量 15 万多人次、病房出入院 2300 多人次。主持制订、实施多项临床诊疗指南、治未病指南、临床路径等。科室社会影响不断扩大、效益稳步提高。2002 年成为首批国家中医药管理局重点学科，2011 年获评为国家临床重点专科，2018 年入选全国区域中医（专科）诊疗中心建设项目。

儿科 1979 年开始招收中医儿科学硕士研究生，1987 年起招收中医儿科学博士研究生，2005 年起有中医儿科学博士后进站，2018 年起又招生中医儿科学本科专业，建立起了完整的中医儿科学人才培养体系。在中医儿科学教学改革和教材编写方面也做了大量工作。已经为国内外中医儿科学学科培养了包括 700 多名博士、硕士在内的大批人才。1988 年被批准为江苏省教委重点学科，2004 年被评为国家精品课程，2008 年获国家级教学团队称号，2015 年评为国家级精品资源共享课。

我们从 80 年代初开始，在国内中医儿科界较早地探索用现代科研方法研究和发展中医儿科学。开展了"脾健不在补贵在运"的系列研究，胎怯、肺炎、哮喘、多动症的多项临床和实验研究。先后承担了国家科技攻关计划项目、国家科技支撑计划项目、国家自然科学基金等国家级、部省级、厅局级科研课题 200 多项，获得政府科研资助 2000 多万元，获科研奖励 50 多项。儿科研究所建立起了组学研究、分子生物学研究、激光共聚焦显微技术三大平台，建成了国家中医药管理局三级实验室、江苏省儿童呼吸疾病重点实验室。

与学科建设同步，我个人也在不断进步。我 1988 年 11 月被批准为副教授，1993 年 3 月破格晋升为教授。这些年来，我在中医儿科领域辛勤耕耘，为推进中医儿科学术进步做出了贡献，国家和学界也给了我相当多的荣誉。1994 年起我就享受国务院特殊津贴，2002 年起为国家级重点学科南京中医药大学中医儿科学科带头人、国家中医药管理局重点学科带头人，2004 年教育部、人事部授予全国模范教师称号，2005 年国务院颁奖为全国先进工作者，2006 年教育部授予国家教学名师奖，2008 年起为第四、五、六批全国老中医药专家学术经验继承工作指导老师，2017 年被人力资源社会保障部、国家卫生和计划生育委员会、国家中医药管理局评定为全国名中医。先后担任了中华中医药学会儿科分会第四、五届主任委员，国务院学位委员会第五、六届中医学中药学学科评议组成员，世界中医药学会联合会儿科专业委员会第一、二、三届会长，世界卫生组织传统医学国际疾病分类项目（WHO-ICD11）专家组成员，全国中医药标准化技术委员会委员，国家中医药管理局中医药重点学科建设专家委员会委员，国家中医药管理局研究型医院专家指导委员会委员等职务。

11. 学会活动

中华中医药学会儿科分会是在 1983 年召开的首届全国中医儿科学术会议上成立的，会议确定王伯岳为主任委员，张奇文、江育仁、王玉润、马新云为副主任委员。从此，全国中医儿科同道有了自己的学术团体。自 1983 年首届全国中医儿科学术会议，到 2019 年的第 36 次全国中医儿科学术会议，平均每年召开一次全国学术会议，在全国中医各专科学术会议史上堪称典范。

1987 年，我首次参加了在山东潍坊召开的第二次全国中医儿科学术会议。与会代表只有 54 人，却是名家云集，其中如江育仁、宋祚民、徐蔚霖、包慎伯、李学耕、李凤林、肖正安、郭振球、王烈、张吉人等。这一代老专家都经历了新中国成立前后的时代变迁，学富五车，久经临床历练，他们的论文都是个人数十年临床经验的积累，鲜活生动，切合实用。能一次与这么多的前辈专家见面，使我获益良多。

自 1993 年起，我在中华中医药学会儿科分会第二、三届理事会中担任了副主任委员，在江育仁名誉主任委员、张奇文主任委员的领导下，积极参与组织了 12 次全国中医儿科学术会议，包括主办了 1996 年在南京召开以江育仁教授 80 寿辰学术研讨为中心的学术会议。2002 年起，经学会同仁选举，我担任了中华中医药学会儿科分会第四、五届理事会主任委员，其后更直接组织了每年一次的全国中医儿科学术会议，每次会议的参加者发展到数百人，在推动名老中医学术传承、临床经验交流、科研成果共享、标准指南编制、学科新人成长等等方面，都做出了积极的努力，取得显著成效。

2008 年经同行推举，世界中医药学会联合会主席佘靖、副主席兼秘书长李振吉要我负责组建世界中医药学会联合会儿科专业委员会。我就辞去了中华中医药学会儿科分会主任委员的职务，投入了这项工作。通过我在海外的学生以及朋友们的广泛联系，有五大洲 30 个国家（地区）的同行自愿参加。2009 年 10 月世界中医药学会联合会（以下简称"世中联"）第一届中医儿科国际学术交流大会在天津召开，400 多位来自世界各地的儿科同道参加了大会。通过会议选举，世中联委任我为首届会长。世中联副主席兼秘书长李振吉教授、石学敏院士、张伯礼院士等在大会上发言。我作了"中医儿科学的特色优势及发展策略"学术报告，数十位中外专家学者大会发言。"世界中医药学会联合会儿科专业委员会"就这样在热烈的气氛中建立了。

十年来，我们已经在天津、上海、伦敦、旧金山、古晋、海南、里斯本、南京、深圳、新加坡、布达佩斯成功举办了 11 届中医儿科国际学术交流大会。每次会议都有一个主题，有数以百计的各国同道参加。围绕主题，专家学者们踊跃发言，交流学科学术发展的新成果、开展中医儿科临床工作的经验、中医儿科教育教学发展的情况。我们还先后召开了"中医儿科学术传承""中医儿科学标准化"两次专题学术研讨会。儿科专业委员会的成员多次参加在世界各地召开的各种国际性学术交流活动。世界中联儿科专业委员会成员活跃在国际中医学术交流的大舞台上，有力推动了中医儿科的国际学术传播和事业发展。

世界中联儿科专业委员会的成立开辟了中医儿科国际化的新纪元。我们提出了"中医儿科不但要为中国儿童的健康服务，还要为保障世界各国的儿童健康服务"的口号，实现了老一代中医儿科专家"中医儿科要走向世界"的愿望。我们还大力推进各国间的学术交流，促进中医儿科同道在医疗、教学、科研工作中的联系、合作，各国专家互访、邀请讲学，通过发布《儿科通讯》在互联网上及时传递、交流学科信息。我们在致力于提高中医儿科学术水平的同时，大力促进中医儿科为中国和世界各国的儿童健康服务，努力使中医学科在"21世纪人人享有卫生保健"的全球目标中做出更大的贡献。

第一章

学术纵横

一　中医儿科学术发展的源流与展望

中医儿科学，渊源于中国的传统文化，荟萃了中华民族千万年来小儿养育和疾病防治的丰富经验，形成了独特的理论和实践体系，对于民族的繁衍昌盛做出了历史性贡献。在学科发展新的历史时期，我们追寻前人艰难求索的足迹，面向未来，找出学科进一步发展的正确道路，是当代中医儿科人应当承担的历史责任。学科发展是硬道理，学术进步是关键，让我们脚踏实地，不懈追求，努力为中医儿科学科的发展添砖加瓦，让中医儿科对儿童健康、社会发展做出更大的贡献。

（一）中医儿科学发展历史

中医儿科学是随着中华民族的文明进步、医学发展而形成和发展起来的。在中医儿科学的发展史上，凝聚了我们祖先千万年中与儿童疾病作斗争辛勤探索的成果，历代著名儿科医家就是他们之中的杰出代表。我在 20 世纪末提出，中医儿科学的产生发展大体可分为四个主要阶段，其中历史上经历了萌芽期、形成期、发展期三个阶段，现代则进入了学术发展的新时期。

1. 中医儿科学的萌芽期（远古至南北朝）

据考古学家考证，距今 70 万年前中华大地最早的直立人"北京人"平均寿命只有 14 岁，若按今天儿童年龄上限 18 岁计，则我国的原始医学活动相当一部分应当属于儿科的范畴。所以，我在 20 多年前就提出：有了中国人，就有了中医儿科学的萌芽。传说中古时代已有我国最早的儿科医生，《山海经》中载有十巫采药的故事，其中巫方就是儿科医生。有关中医儿科的文字记载，最早见于 4000 年前商代殷墟甲骨文中，刻于龙骨上的"𤻡"字刻画了婴儿囟门未合的特征，涉及儿科的病名有"龋""蛊"等，直接记载小儿疾病的卜辞有"贞子疾首"，是指商王武丁之子头部生病；"帚妹子疾，不井"，是指武丁妹妃之幼子生病，占卜预断其不死。

在西周至春秋时期的古代文献中，也有与儿科相关的内容。《诗经·大雅·生民》中要求妇女在妊娠期节制性生活，以求胎儿期月而生，健康无疾，"诞弥厥月，先生如达，不折不副，无菑无害"即指此而言。成书于春秋战国时期的阜阳汉简《万物》中，有以石番治疗"遗溺"的记载。《国礼·大司徒》中将"慈幼"作为"养万民"六事中的首项，说明当时对抚养小儿已极为重视。

我国古代史书明确记载的"小儿医"是春秋战国时期的扁鹊，《史记·扁鹊仓公列传》："扁鹊……来入咸阳，闻秦人爱小儿，即为小儿医。"他以针刺三阳五会（百会）穴治疗虢国太子"尸厥"是儿科急症医学的早期记载。从秦到两汉时期，儿科已经有了最早的医案记载，如西汉名医淳于意（仓公）曾以"下气汤"治婴儿"气鬲病"，东汉名医华佗曾以"四物女宛丸"治2岁小儿"下利病"。在成书年代早于《内经》的《五十二病方》中，已经有了"婴儿病痫""婴儿瘛"的记述。

《内经》不仅建立了中医学理论体系，同时还有不少关于小儿生理和儿科疾病的病因、病理、诊法、预后和针刺疗法等的专题论述。《灵枢·经脉》对人体生命孕育和形成过程的描述是："人始生，先成精，精成而脑髓生，骨为干，脉为营，筋为刚，肉为墙，皮肤坚而毛发长，谷入于胃，脉道以通，血气乃行。"《素问·上古天真论》对小儿的生长发育过程提出："女子七岁，肾气盛，齿更发长；二七而天癸至，任脉通，太冲脉盛，月事以时下。""丈夫八岁，肾气实，发长齿更；二八肾气盛，天癸至，精气溢泻，阴阳和，故能有子。"《灵枢·逆顺肥瘦》指出婴儿的生理特点是："肉脆，血少，气弱。"《内经》中还有不少关于儿科疾病诊断及预后的记载。《素问·通评虚实论》认为："乳子而病热，脉悬小者何如？岐伯曰：手足温则生，寒则死。""乳子中风热，喘鸣肩息音，脉何如？岐伯曰：喘鸣肩息者，脉实大也。缓则生，急则死。"《灵枢·论疾诊尺》说："婴儿病，其头毛皆逆上者，必死。耳间青脉起者，掣痛；大便赤瓣飧泄，脉小者，手足寒，难已；飧泄，脉小，手足温，泄易已。"明确提出"胎病"。《素问·奇病论》说："人生而有病颠疾者，病名曰何？安所得之？岐伯曰：病名为胎病。此得之在母腹中时，其母有所大惊，气上而不下，精气并居，故令子发为颠疾也。"关于针法应用，《灵枢·逆顺肥瘦》说："黄帝曰：刺婴儿奈何？……刺此者，以毫针，浅刺而疾发针，日再可也。"这些经典论述，成为后世儿科学起源的渊薮。

东汉末年，张仲景著《伤寒杂病论》，以六经辨证治疗外感病，以脏腑辨证论治杂病，对后世儿科学辨证论治体系的形成产生了重要的影响。

西晋王叔和的《脉经·平脉视人大小长短男女逆顺法第五》论述了小儿脉法，认为"小儿四五岁，脉呼吸八至，细数者，吉。"

南北朝时期，我国已有医学教育。据《唐·六典》记载："元嘉二十年（公元443年），太医令秦承祖奏置医学，以广教授。"说明在南朝宋文帝时，已经设置了政府医学教育。北魏孝武帝（公元532～557年）实行孝治政策，提倡"医优而仕"，促进了医学的发展。世传医家就是从当时开始的，徐氏世医是其中最盛的一支，可查得的有四五十代，与南北朝相终始，并直至隋唐宋元时代。徐氏医家重视临床实践，其中有著名的儿科学家与儿科专著，如徐叔响的《疗少小百病杂方》《疗少小杂方》《疗少小疹方》，徐之才的《小儿方》及《药对》所载的七方十剂等。除此之外，尚有《俞氏疗小儿方》、王末钞《小儿用药本草》2卷等。可惜的是，这些书都已经佚失了。

2. 中医儿科学的形成期（隋朝至宋朝）

隋代巢元方主持编撰的《诸病源候论》是我国最早的一部病因、证候学专著。书中论小儿杂病诸候共6卷255候。巢氏将小儿外感病分为伤寒、时气两大类，内伤病以脏腑辨证为主，为钱乙建立中医儿科学辨证体系奠定了良好的基础。《诸病源候论·养小儿候》倡导"小儿始生，肌肤未成，不可暖衣，暖衣则令筋骨缓弱。宜时见风日，若都不见风日，则令肌肤脆软，便易伤损……天和暖无风之时，令母将抱日中嬉戏，数见风日，则血凝气刚，肌肉硬密，堪耐风寒，不致疾病。"以及"薄衣之法，当从秋习之……常当节适乳哺。"等正确的小儿养育观，对于儿童保健有重要的指导意义。

公元624年，唐高祖时，太医署内由"医博士"教授医学，其中专设"少小科"，并规定在学习五年后，考试合格者才能做儿科医生。这种医学教育制度为儿科培养了专门人才。

唐代杰出的医药学家孙思邈，本着"生民之道，莫不以养小为大，若无于小，卒不成大"的观点，在其所著《备急千金要方》中，首列妇人方、少小婴孺方于诸病之前。将小儿病证分门别类叙述，计有序例、初生、惊痫、客忤、伤寒、咳嗽、癖结、腹满痈疽瘰疬、杂病等九门。后又著《千金翼方》。两书载儿科方500多首。其书理论精明，方法多效，总结了唐代以前的儿科诊疗经验，为儿科病治疗提供了大量有效方药。王焘的《外台秘要》40卷，其中86门（35～36卷）专门论述了小儿疾病的防治。

相传至今的我国最早儿科专著是《颅囟经》。现存《颅囟经》是《四库全书》著录本。据《四库全书·提要》载："《颅囟经》2卷……疑是唐末宋初人所为。"因而一般认为是唐末宋初人托名巫方所作。《颅囟经》分上、下二卷。上卷提出三岁以下小儿体属"纯阳"的观点，论脉候至数之法小儿与成人不同，又论受病之本与治疗之术，尤其是对小儿惊痫癫和疳痢证治的论述皆切中肯綮，要言不烦。下卷论火丹证治15种，后论杂病16证，皆简明扼要。书中共载56方，内服药多采用丸散剂，外治方28首，广泛用于小儿内外五官诸种疾病。

两宋时期，科学技术进步，中医儿科学和其他临床学科一样，有了长足发展。在医事制度的组织方面，"太医局"专设"小方脉"为九科之一，三百名学生中，有"小方脉"学生二十人。并规定每三名医生中，必有儿科医生一名。宋淳祐九年（公元1249年）创立慈幼局，主要收养遗弃的幼婴，并置药局以疗贫病，可见当时对于儿童保健医疗的重视。

宋初王怀隐的《太平圣惠方》（公元992年）是医方大成。该书卷一论小儿脉法，三岁以上、五岁以下可以切之，但与大人有异，五岁以上与大人相似。卷七十六中，有关于胎教、养胎、妊娠食忌等论述。卷八十二～九十三262门有方2680首，对小儿初生护理、喂哺等法以及脐风、解颅、伤寒、急慢惊、痫、疳、痢等疾病的证治有系统的论述。如书中认为："小儿慢惊者，由乳哺不调，脏腑壅滞，内有积热，为风邪所伤，入舍于心之所致也。""小儿急惊风者，由气血不和，夙有实热，为风邪所乘，干于心络之所致也。"提出了急惊、慢惊的病名。卷九十七还有食治小儿诸方11首。提出了饮食疗法。总之，该书首列诊断脉法，次列用药法则，再按各种病源、病候详列处方和其他疗法，是很切合临床实用的。

北宋钱乙（约公元1032～1113年），字仲阳，是中医儿科学术发展史上一位有杰出贡献的医家，被称为儿科鼻祖。他专业儿科40余年，学术造诣精湛。他的学术建树由其弟子阎季忠收集整理，编写成《小儿药证直诀》3卷，该书刊于公元1119

年，比西方最早的儿科著作要早350年。他的学术成就与影响见本章"钱氏儿科学术思想及其学科影响"。

北宋时期，天花、麻疹等传染病流行，山东名医董汲擅用寒凉法治疗，撰写了《小儿斑疹备急方论》，记录了用白虎汤及青黛、大黄等药物的治疗经验，是为天花、麻疹类专著之始，钱乙为之作序推荐。南宋刘昉等编著《幼幼新书》40卷，627门，许多散佚的宋以前儿科著作被收录其中而得以流传，其中脾胃病占1／4，民间歌诀90余首，方剂2000余首，内容极其丰富，并记载了宋代以前各医家察看小儿虎口三关指纹的方法，现存医书有指纹记载者，当推此书为最早。《幼幼新书》是当时世界上最完备的儿科学专著，有较高的学术及文献价值。同时期还有不著纂人姓氏的《小儿卫生总微论方》问世，从初生到年长儿童，各类疾病广泛收录论述，如认为脐风的病因是断脐不慎所致，和成人破伤风为同一病源，提出了烧灸脐带的预防方法。是书在论"诸不治病"时还指出："昔人之不能，而后人得之，千载之后，必有治今人不治之病者。"这种科学的观点也值得称道。

南宋陈文中，字文秀，于1241年著《小儿痘疹方论》，首论痘疹受病之源，次论痘疹治疗之法，后集痘疹经验良方。主张痘疹不可妄投寒凉之剂，创桂、附、丁香等燥热温补之剂治疗痘疹由于阴盛阳虚而出迟倒塌者，是治痘温补学派的创始人。陈氏于1254年又著《小儿病源方论》四卷，一卷论养子真诀及小儿变蒸，叙述小儿护养与发育；二卷形证门，列附面部图形、按图论证；三卷分论惊风各证，后附方药；四卷论述痘疮引证和惊风引证。陈文中氏主温补与钱乙、董汲主寒凉两种学术思想的争鸣，促进了中医儿科学的发展。详见本章"儿科温阳学派的渊源与现代应用"。

3. 中医儿科学的发展期（元朝至中华人民共和国成立前）

中国医药学在金元时代百花齐放、百家争鸣，当时名医辈出，学术方面各有所长，促进了中医儿科学的发展。金元四大家对儿科也各有特长。刘完素在《宣明论方·小儿科论》中说："大概小儿病者纯阳，热多冷少也。"并用辛苦寒凉法治疗小儿热性病，如将凉膈散灵活应用于儿科临床。张从正治热性病善用攻下。李杲重视调理脾胃，强调升降补泻。朱丹溪倡导小儿"阳常有余，阴常不足"，注重养阴，认为钱氏地黄丸立意极好，同时认为"凡一岁以下有病者，多是胎毒，并宜解毒为急。"

朱丹溪的《幼科全书》对于麻疹的诊治有较全面的认识，认为麻疹的病因是胎毒和时邪，具有传染性，其病位在于脾、心、肺，病机是"毒起于脾，热流于心，始终之变，肾则无证，脏腑之伤，肺则尤甚。"治宜清金降火。对麻疹症状的描述，与现代极为相似。并对麻疹出现并发症如"胸高气促肺家炎"的证治、预后及与奶麻的鉴别等作了论述。

元代名医曾世荣从医60年，继承了他的老师刘直甫五世祖先刘茂先的治疗经验，编著《活幼心书》3卷、《活幼口议》20卷。详论初生诸疾，是中医新生儿学较早的集中论述。曾氏以调元散、补肾地黄丸治疗胎怯，并对多种儿科疾病证候分类治法作了详尽的论述，如将急惊风归纳为"四证八候"，提出镇惊、截风、退热、化痰治法，立琥珀抱龙丸、镇惊丸等疗惊方；提出了"惊风三发便成痫""瘀血成痫"等创见，都很有科学价值。

明代儿科医家鲁伯嗣著《婴童百问》10卷，将儿科病证设为百问，每问一证，究其受病之源，详其治疗之法，列方886首，其中以麻疹、水痘的鉴别与治法尤详。

薛铠、薛己父子著《保婴撮要》，论儿科病证221种，列医案1540则。其中论及小儿外科、皮肤、骨伤、眼、耳鼻咽喉、口齿、肛肠科病证70多种，脏腑、经络辨证用药，内治、外治、手术兼备，对中医小儿外科学的形成作出了重大贡献。

明代儿科世医万全，字密斋，著作颇丰，仅儿科著作就有《育婴家秘》4卷、《幼科发挥》2卷、《痘疹心法》23卷、《片玉心书》5卷、《片玉痘疹》13卷等。他就儿童养育的不同阶段，倡导"育婴四法"，即"预养以培其元，胎养以保其真，蓐养以防其变，鞠养以慎其疾"，形成了中医儿童保健学的系统观点。他提出了阳常有余，阴常不足，肝常有余，脾常不足，心常有余，肺常不足，肾常不足，即"三有余，四不足"的小儿生理病理学说。提出五脏以胃气为本，赖其滋养，"如五脏有病，或补或泻，慎勿犯胃气。"治疗方面提出"首重保护胃气。"因为小儿脾胃薄弱易于伤积，乳食伤胃则为呕吐、乳食伤脾则为泄泻，其病机为"脾主困"，所以治疗上"重在助运，贵在中和"，偏寒偏热之剂不可多服，以免妄伐后天之本。他首先提出了惊风的后遗症有"急惊风变成痫者""急惊风成瘫者""惊风后不能言"等。他的处方用药精练而切合病情，所创"万氏牛黄清心丸"是治疗小儿急惊风的良方。万氏的学术观点和临床经验，丰富了中医儿科学的学术内容。

王肯堂《证治准绳·幼科》汇集诸家论说,并阐明已见,内容广博,是明代集幼科大成的学术著作。该书条理清晰,辨析透彻,博而不杂,详略分明。王氏认为疳证是虚实兼有的疾病,治疗上有积宜消宜攻,正虚宜补宜养,虚实兼见宜消补兼施。在分类上有五脏疳等六十一种之多,集疳证大全,但也因名目太多有过于繁杂之嫌。现代江育仁氏"疳气""疳积""干疳"的分证方法,即萃取于该书。

张介宾《景岳全书》有"小儿则"等儿科8卷,重视母乳与婴儿之间的关系,"大抵保婴之法……既病则审治婴儿,亦必兼治其母为善。"辨证重在表里寒热虚实,倡导小儿"阳非有余""阴常不足",治疗上认为"脏气清灵,随拨随应",用药注重甘温扶阳。

著名药物学家李时珍所著《本草纲目》中,搜集了防治儿科411种病证的方药,具有临床实用价值。

清代夏禹铸的《幼科铁镜·望形色审苗窍从外知内》认为:"小儿病于内,必形于外,外者内之著也。"主张"而小儿科,则唯以望为主。"但是对望小儿虎口三关脉纹形色,他认为是"医家异教",提出了自己的不同看法。夏氏还针对当时社会上流传的惊风各种名目,专立"辟诸惊名之谬"以驳之,提出"热盛生风,风盛生痰,痰盛生惊"为惊风之病因病理,在治疗上"疗惊必先豁痰,豁痰必先祛风,祛风必先解热,解热必先祛邪。"他重视小儿推拿疗法,认为很多情况下推拿可以代药,阐明了本人的经验与见解。

《医宗金鉴·幼科心法要诀》由清代朝廷组织编写,是书广泛搜集清代以前有关儿科的证治经验,加以分析归纳编纂,立论精当,条理分明,便于记忆,内容丰富,方法多效,既适用于临床,又适用于教学,颇受初学者与临床医生的欢迎。

谢玉琼的《麻科活人全书》综合各家治疗麻疹的论说,并有自己的丰富临床经验,对于麻疹各期及合并症的辨证与治疗,均作了详细的介绍。他认为麻发于六腑,其证多实热而无寒,麻以透密为佳,以凉血解肌为妙,确有见地,是一部有影响的麻疹专著。谢氏在书中引用了汪昂《汤头歌诀》的"肺炎喘嗽"病名,认为是"肺热不清所致",治疗以加味泻白散增损主之。这一病名,为现代儿科临床沿用。

王清任《医林改错》记载了小儿尸体解剖学资料,提出"灵机记性不在心在脑"的观点,阐发了活血化瘀法在儿科紫癜风、疳证、小儿痞块等病证中的应用。

清雍正年间陈梦雷编辑《医部全录·儿科》上、下两册，共 100 卷，收录历代儿科医学文献 120 余种，内容宏富。

陈复正，字飞霞，是清代儿科名家，著《幼幼集成》6 卷。首创"赋禀""护胎"，认为胎婴在腹，与母亲的精神、饮食、劳逸等密切相关，所以孕母必须十分注意这些方面的调摄，则胎孕自固。陈氏对于指纹诊法有卓越见解，提出"浮沉分表里，红紫辨寒热，淡滞定虚实""风轻、气重、命危"，为后世依循。他在"惊风辟妄"中，指出了惊风妄名的害处及致妄之由，"新立误搐类搐非搐分门别证"以正后学。陈氏理论联系实际，广泛采集诸家学说及民间经验，结合自己的见解来加以阐发，切合临床实用。

周震的《幼科指南》、叶天士的《幼科要略》、沈金鳌的《幼科释迷》等，在儿科方面也都各有成就。

吴瑭不仅是温病大家，也是一位儿科专家。他撰《温病条辨·解儿难》，提出了"小儿稚阳未充，稚阴未长者也"的生理特点；易于感触，易于传变的病理特点；稍呆则滞，稍重则伤的用药特点；六气为病、三焦分证、治病求本等观点。论述精当，方药切用，对儿科外感、内伤疾病辨证论治具有指导意义。例如：论小儿"暑痉"的证治，指出："痉因于暑，只治致痉之因，而痉自止，不必沾沾但于痉中求之。"他所创制的大、小定风珠，二甲、三甲复脉汤，用治温病后期阴伤阳亢，邪少虚多的证候，是常用的良方。

明清时期，由于天花、麻疹等时行疾病流行，当时儿科医家十分重视痘疹的防治。仅 1368 ~ 1840 年 400 多年间的儿科专著，在查考的约 200 余种、600 余卷中，痘疹专著即占了 120 余种、320 余卷。相传宋仁宗时（1021 ~ 1060 年），已有峨眉山神医为丞相王旦的儿子接种人痘。明清时期，应用人痘接种预防天花已广泛传播。《博集稀痘方论》（1577 年）载有稀痘方，《三冈识略》（1653 年）载有痘衣法。郑望颐《种痘方》等所记载的是采用痘痂贮于瓶内，用时以清水研成糊状蘸棉花塞鼻，称水苗法，并选用递传 7 次以上，毒性愈来愈小的"熟苗"作种。俞茂鲲《痘科全镜赋集解·卷二》（公元 1727 年）说："种痘术起于明隆庆年间（1567 ~ 1572 年）宁国府太平县，始氏失考，得之异人丹传之家，由此蔓延天下，至今种花者，宁国人居多。"说明当时人痘接种法已盛行各地。

后来，我国的人痘接种法向海外流传。据清道光时俞理初《癸巳存稿》记载："康熙时（1687年）俄罗斯遣人至中国学痘医，由撒纳特衙门移会理藩院衙门，在京城肆业。"古贺十二郎《西洋医学传来史》载：乾隆九年（1744年），杭州人李仁山到长崎将种痘术传给长崎医师折隆元、掘江元道二人。《痘疹会通》（1793年）记有种痘术传入朝鲜。俄罗斯人将人痘接种术又传入土耳其，公元1717年，英国驻土耳其大使的夫人也种了人痘。嗣后，英使夫人即将此术传至本国，又倡行于欧洲、非洲北部突尼斯等地。爱德华·詹纳（Edward Jenner）发明牛痘接种法是在1796年，我国的种痘法对琴纳发明牛痘接种法无疑是有启发的。现代免疫学中的人工免疫法皆源于此，因此可以说，中国的人痘接种法是世界免疫学的先驱。

清朝后期，随着西医学传入我国，儿科界也开始有人提出宜中西医合参。何炳元《新纂儿科诊断学》中除传统中医内容外，引入检诊一项，包括检查口腔、温度、阴器等的变化。

民国时期儿科疾病流行，许多医家勤求古训，融会新知。如儿科名医徐小圃擅用温阳药回阳救逆，救治了许多时行病危重变证患儿；奚咏裳以擅用寒凉药治疗温热病见长。他们都名闻遐迩，其治则治法至今被广泛学习应用。

（二）中医儿科学现代进展

1949年中华人民共和国成立后，政府十分重视儿童健康，在发展我国传统医学的政策支持下，在现代科学技术日新月异的学术氛围中，中医儿科学也进入了快速发展的新时期。

1. 中医儿科学教育发展

20世纪50年代开始了现代中医中等和高等教育，1978年开始中医儿科学硕士生教育，1987年开始中医儿科学博士生教育，2005年有了中医儿科学博士后，2017年又建立了中医儿科学本科专业，中医儿科学完整的人才培养体系已经形成。大批专门人才的培养，使中医儿科队伍素质不断提高，成为学科发展的有力保证。

从20世纪50年代起，编写出版了适用于中医学专业中专、大专、本科、研究生各层次教学的多版中医儿科学教材，2019年又组织编写了中医儿科学专业系列教材。这些中医儿科学教材的编写出版，比较系统、完整地同步反映了中医儿科学的学术进展，适用于现代中医儿科人才的培养，而且为现代中医儿科医疗、科研的需要，提供了比较规范的参考书。

在现代院校教育的同时，中医传统的师承教育方式在现代继续采用。由各级政府、医院主导的中医儿科"师带徒"层层开展，以徒弟跟师临床为主，记录病案，研习导师学术思想与临床经验，阅读古代文献，为学科培养了一批熟悉传统理论，能应用中医学思维处理儿科临床问题的人才。全国老中医药专家学术经验继承人已经培养六批，以师承教育和院校教育两种形式相结合，产生了数以百计的中医儿科学术继承人。

2. 中医儿科学理论研究

近 70 年来，通过影印或重新编排，点注校译等各种形式，全面整理出版了历代儿科名著，利用现代传媒手段，使过去普通学人难以窥见全貌的古代中医儿科各家著作全面展现出来，对于现代中医儿科工作者学习前人论说带来了极大的方便。1990 年张奇文主编、江育仁主审出版了《儿科医籍辑要丛书》1 套 6 册；2002 年陆力生、李迎辉主编，汪受传、陆现彩主审出版了《中医儿科古代文献数据库》光盘。全面整理了历代中医著作，选辑其中对现代儿科临床有指导意义的内容作了归类点注，光盘更提供了多种检索手段，为儿科临床、教学、科研提供了便捷的古代文献查找工具。

现代中医儿科基础理论研究的学术争鸣活跃，通过学术书刊、学术会议等平台的交流研讨，在许多中医儿科基本理论问题上的认识渐趋一致。就小儿生长发育、生理病理等方面若干理论问题，如"纯阳""稚阴稚阳""变蒸"、五脏"不足""有余"等的学术探讨，促进了认识的趋同。例如，对于始自西晋王叔和的"变蒸"学说，经过对传统记载的发掘和中西医学比较研究，明确了它是我国古代医家总结了婴幼儿生长发育规律提出的学说。对于养胎护胎、母婴同室、母乳喂养、人痘接种、小儿养生保健要求等中医学理论、观点、方法的总结，彰显了中医学在儿童保健医学中的历史性贡献。

现代中医儿科学术界结合当代临床，探讨传统理论在现代的临床应用，并通过大量经验总结和临床研究，提出了对当今儿科临床具有理论指导和实践应用价值的新理论、新观点、新方法。江育仁教授弘扬了儿科温阳学说，建立了温阳法在现代儿科临床危重症及慢性病中的应用范例；他提出的"脾健不在补贵在运"学术观点，认为现代小儿脾胃病以脾运失健者居多，应以运脾法为主治疗，有效指导了临床。王烈教授提出哮喘分发作期、缓解期、稳定期三期证治，根、苗之治并重。张奇文教授提出"肺胃肠相关论""宣肺勿忘解表、清肺勿忘清肠、止咳勿忘化痰、化痰勿忘运脾、润肺勿忘养胃、标去勿忘培本"的治则。汪受传教授提出了"胎怯从补肾健脾证治""小儿肺炎从热、郁、痰、瘀论治""消风法治疗儿童过敏性疾病"等，进行了一系列的理论论证、临床和实验研究。其他如俞景茂教授对于钱乙学术思想的研究、苏树蓉教授对于儿童体质特点的研究等，都为中医儿科基本理论应用于当代临床提供了指导。

3. 中医儿科学基础研究

儿科诊法应用，在传统突出望诊的基础上，丰富了山根诊、舌诊、肛门诊等内容。尝试扩大传统四诊手段，利用血液化学检测、分子生物学试验、超声影像技术等搜集到的儿科疾病体内变化信息，将其纳入中医儿科辨证体系，即宏观辨证与微观辨证相结合，已经做了不少工作，逐步取得一些共识，使中医儿科辨证学的内容得到补充。四诊客观化是现代儿科诊法研究的重点，如色诊定量、舌诊微观化、闻诊声音分析、脉象仪等，都可以应用化学、物理学原理及现代工程技术研制的仪器设备获得客观资料，但仪器所记录到的四诊信息如何进行定性定量分析，并作为客观证据融入中医儿科学诊断辨证体系，则还有大量的工作要做。

中医儿科多种疗法的应用，包括药物外治疗法、小儿推拿疗法等，因其方便、安全有效，不断在临床推广。如香囊佩挂"辟邪"预防呼吸道感染，受到家长们的普遍欢迎；哮喘的冬病夏治敷贴疗法，在各地医疗机构被大量应用；小儿推拿疗法的学习和应用，在国内外形成热潮。关于多种疗法的疗效机理研究，也有了研究报告，如药物预防对于提高儿童免疫功能的作用，通过临床及动物实验研究获得证实。儿科中成药的研究和开发应用，更是有大量的研究成果涌现，专用于儿童的中成药，包括经典方制剂和现代方中成药研制，以及原用于成人的中成药扩大适应对象用于儿童，都有大量的范例。当然，中成药，特别是注射液的药品不良反应报告也有不少，鉴于中成药方便儿童给药的优点不容忽视，而儿科用药的副作用也值得重视，戴着有色眼镜一味打压中成药，或者视而不见中成药应用于儿科的风险，都不是正确的态度。所以，对于中成药儿科应用的歧视性政策应当抗争，而对于中成药尤其是应用于儿科的注射液制剂工艺、质量控制标准的研究，提高制剂质量，增效减毒，也成了中成药现代研究的重点领域。

实验研究是现代科研中的重要方法，中医儿科最常进行的实验研究是建立符合中医病证特点的动物模型与中药的药理、毒理实验。用实验动物建立病、证结合的病理模型，既可提供作为该病证的病理生理研究对象，又有助于从药理药效学、毒理学筛选和研究有效方药。迄今为止，已经研究建立了一批儿科病证的动物模型，如我们的研究团队就研制了采用病因模拟造模法的"饮食失节"制作厌食、积滞、疳证的主要证候模型，"禀赋未充"制作胎怯肾脾两虚证模型等病证结合的动物模型。

中药药理实验是以中医基本理论为指导，应用现代实验技术方法，研究中药对机体的作用和作用机理以及体内过程，以阐明其防治疾病原理的实验。一些儿科常见病、证已经建立了比较规范的主要药效学研究方法。例如：脾虚证的主要药效学研究，可以在建立小鼠脾虚模型后，做健脾益气（应激能力试验，免疫功能测定）、运化水谷（胃功能试验、肠功能试验）等方面的试验。小儿外感发热的主要药效学研究，可以做药物对发热动物模型的祛邪作用（抗病毒作用、抗菌作用）、解热作用、发汗作用、抗炎作用、固表作用等试验。中药毒理学研究依据给药时间的长短和观察目的不同，分为急性毒性试验、长期毒性试验和特殊毒性试验3种，有些中药和制剂尚须进行安全限度试验等，都已开展了不少工作。

4. 中医儿科学临床研究

在中医儿科学预防医学方面，以中医学"治未病"思想为指导，在研究小儿体质特点的基础上，提出调整体质偏颇、降低发病率的方法，取得进展。胎养胎教学说的科学内涵在现代被逐一证实，宣传推广我国传统的养胎护胎经验，对促进优生发挥了积极作用。以"药自母传"为依据，通过孕妇妊娠期服药，作用于胎儿，预防新生儿黄疸、胎怯，证明了其可靠的效果。发挥中医药扶正固本、调整机体的优势，通过对体弱儿童辨证给药，增强体质，提高免疫力，减少了反复呼吸道感染儿、脾虚儿的发病率，提高了支气管哮喘、肾病综合征等疾病的缓解率。在流行性感冒、病毒性肝炎等传染病流行时，用中药内服、药液喷喉等方法，保护易感儿，预防发病，取得良好效果。中药保健药品、保健食品、保健用品的开发，更加拓宽了中医儿科预防医学的应用领域。

在中医儿科学临证医学方面，借助于现代临床诊断技术的进步和中医儿科临床研究方法的不断完善，科研成果大量产生。将传统的临床经验用现代科学方法加以总结验证、比较甄别、提高创新，使临床诊疗水平大为提高。20世纪50年代，以中医学"小儿暑温"理论指导流行性乙型脑炎辨证论治取得成功树立了一个范例，即对西医学明确诊断的疾病，应用中医儿科学理论分析其病因病机，采用中医药学方法辨证治疗，这样，不仅提高了中医儿科诊疗水平，而且使其能克服部分医学难题的优势得到广泛认同。中医药治疗小儿流行性感冒、肺炎、百日咳、细菌性痢疾、病毒性肝炎、传染性单核细胞增多症、流行性出血热等感染性疾病，取得良好的临床疗效，而且通过药效学研究表明，不少中药不仅具有抗病毒、抗菌作用，而且能调整机体免疫、改善器官功能及组织代谢、减轻病理反应等，说明中医治法的特色在方药整体效应，即多靶点效应。在因矿物元素、维生素等营养物质缺乏所致疾病中，如厌食症、营养性缺铁性贫血、维生素D缺乏性佝偻病、疳证等，中医药治疗显示了自己的优势，即：不仅不少中药中含有一定量的矿物元素和维生素，增加了摄入量，更重要的是中药的调脾助运等作用，促进了机体对各种营养物质的吸收和利用。许多中药新药的发明和剂型改革，如热毒灵注射液用于感染性疾病，青蒿素治疗疟疾，雷公藤、昆明山海棠治疗肾病综合征，三尖杉碱、靛玉红、砷制剂用于白血病等，都提高了疗效，方便了用药。其他如小儿外感高热、急惊风等急症，哮喘、肺痈等肺系疾病，泄泻、肥胖症等脾系疾病，病毒性心肌炎、注意缺陷多动障碍等心系疾病，癫痫、肝痈等肝系疾病，肾病综合征、五迟五软等肾系疾病，新生儿黄疸、新生儿硬肿症等新生儿疾病，中医药临床治疗研究都取得了不少成果。

儿科临床的规范化研究逐步开展，以"十五"国家科技攻关计划、"十一五""十二五"国家科技支撑计划为代表，对于小儿肺炎、反复呼吸道感染、感冒、泄泻、过敏性紫癜肾炎等儿科常见病的多中心、大样本、随机、对照临床研究，提升了中医儿科临床研究成果的证据等级。自2005年开始的循证性中医儿科临床诊疗指南编制技术方法研究，不仅在儿科，并在中医药行业内得到广泛应用。2012年由我们团队牵头完成的《中医儿科常见病诊疗指南》提出了40种疾病的临床诊疗指南，成为中国行业指南中第一部循证性中医临床诊疗指南；2014 ～ 2018 年完成的又一批中医儿科常见病诊疗指南制修订项目，已经通过中华中医药学会、世界中医药学会联合会作为中国、国际学术团体标准发布；我们建立的循证性中医临床诊疗指南编制技术方法在新一轮中医临床诊疗指南制修订项目中得到广泛认同和应用，发挥了引领作用。

（三）中医儿科学发展趋势

在中医儿科学形成和发展的历史上，曾经创立了多项世界领先的记录，为中华民族的健康繁衍作出了杰出的贡献。历史发展至今天，世界发生了翻天覆地的变化，学科未来的社会环境、人文环境、学术环境都将以前所未有的加速度改变。我们总结过去，展望将来，应当清醒地看到，现代中医儿科的发展速度虽然超过了历史上任何一个时期，但是，与西医儿科学和其他自然科学学科的发展相比，则显得相对滞后。我们不可以故步自封、作茧自缚，"以不变应万变"，必须面向未来，找到一条适应自身的更快发展道路。

1. 建立适合自身的学科发展思维

起源于 18 世纪 60 年代的西方工业革命推动了现代科学技术的高速发展，不断产生着新理论、新技术、新方法。现代各学科的发展速度，很大程度上取决于引进和充分应用这些成果，来充实、提高和发展自己的效率。中医学理论和实践自成体系，与现代科学技术沟通有一定困难，这是其发展速度受到制约的重要原因。但是，几千年的历史沉淀，我们祖先以人为对象长期实践积累的儿科知识，珍藏着大量真知。如何在继承传统医学遗产的基础上，努力寻求其与现代科学技术的结合点，进行创新性研究，是中医儿科学加快发展速度的正确选择。

中医儿科学理论，是中医学理论的重要组成部分。中医学理论植根于中国传统文化，以中国古代哲学为基础，以中华民族长期与疾病斗争获得的实践经验总结为依据，几千年来，有效地指导着中医学的形成和发展。近 200 多年来，现代数理化、天地生自然科学学科的知识爆炸，计算机、生物工程、人工智能等技术的横空出世，使世界的面貌日新月异；人文社会科学的发展则对于人们观念更新、科技进步发挥了有力的推动作用。这样的学术氛围也为中医学理论和实践的进步提供了极为有利的条件。但是，中医学有其自体系的稳固性，现代自然科学、社会科学与中医学的融合有很长的路要走。若是急功近利，片面迎合在科学实验基础上建立的还原论，认为复杂的系统、事物、现象可以将其化解为各部分之组合来加以理解和描述，将可能使我们祖先千万年来应用东方哲学智慧和医疗实践总结出的整体观、辨证观毁于一旦。《老子》开篇即说："道，可道也，非恒道也。名，可名也，非恒名也。"整体观将人与自然、人体的各个组成部分看作并非孤立而是紧密结合的整体，辨证观将自然和人体看作并非静止而是不断变化的状态。耶鲁大学药理学教授郑永齐说："现代医学发展利用还原论思路，不能满足复杂疾病的预防和治疗，新的整体观思路应被考虑。从经验医学发展出来的中医药利用这种思路，对东方人的治疗和保健起到了十分重要的作用。但是，如何从老祖宗的智慧中取其精华、去其糟粕是重点，去伪存真需要严谨的科学研究方法和坐冷板凳的决心，不能人云亦云一概而论。"

　　未来医学的构建应当是各种有价值的医学体系在理论与实践方面的全面融合，这是一个十分美好但需要走很长很长的路才能实现的愿景。中医儿科学术发展在相当长时期的战略目标是现代化。中医儿科学现代化，必须是对现有水平的超越，产生在传统中医儿科学术基础上质的飞跃，形成与现代自然科学、社会科学融会贯通、同步协调发展的新格局。我以为，中医学的整体观、辨证观认识论将在未来越来越体现出她指导医疗实践的巨大价值，而现代科学技术方法则是验证、甄别、提炼中医临床实践经验的有效途径，这是在未来长时期中医学科发展包括中医儿科学现代化的正确道路。我在1998年出版的《中医药学高级丛书·中医儿科学》中就已经提出："中医学（其中包括中医儿科学）现代化的目标绝不是可以一蹴而就的。21世纪中医儿科学发展的特征应是：在继承传统中医儿科学的基础上，充分应用现代科学技术对其加以研究，揭示未被认识或未被充分认识的新规律，改进和充实各种诊疗方法，提高中医儿科临床疗效，丰富和发展中医儿科学，酝酿学科现代化的变革。"

2. 建立包容发展的学科发展思路

　　近70年来，在国家发展我国传统医学的政策支持下，在现代科学技术飞跃发展的学术氛围中，通过以中医儿科专业人员为主体、相关多学科专业人员积极参与的共同努力，中医儿科学得到了前所未有的发展。中医儿科学术要求得更快的发展，必须打破束缚自身发展的桎梏，建立包容发展的学科发展思路，提高本专业人员的学术视野，以学科学术进步、事业发展为己任，同时，主动联合各相关学科的专家学者参与中医儿科研究，实现学科间的交叉融合，才能加快学科学术发展的步伐。

中医儿科队伍的人员素质需要不断提高。首先需要的是树立对于中国传统文化的自信、中医学术和临床诊疗技术方法的自信。少数人总将西医学的临床指南奉为金科玉律，殊不知据"Clinical Evidence"的统计，目前临床各科所采用的治疗方法，肯定有效者只占 13%、很可能有效的占 24%，也就是说，有较强循证证据支持者只有三分之一略多。由此可见，认为只要是目前西医临床使用的治疗方案就是疗效可靠的方法，是西医权威循证医学著作也不认同的认识误区。有的中医儿科医师在临床治疗时单用中药治疗总不放心、加用了西药就觉得放心，这一方面是由于自身中医临床经验不足，更重要的缺乏中医学术自信所造成的。这也告诉我们，加强对于古代医学典籍和学科现代学术进展的学习和应用，是中医儿科工作者提高自己的首要任务。建立了本学科坚实的学术基础，同时不断用现代相关学科的知识充实自己，才有可能在科研工作中有所作为，为学科学术发展作出贡献。

在现代社会条件下，任何一门学科都不应自我封闭，而应当以包容、开放的态度，积极吸纳有志于本学科发展的各相关学科专业人员参与，合作开展研究。就中医儿科学科来说，20 世纪 50、60 年代的一批西医学习中医的专家，带来了新的思维方式和技术手段，就在中医儿科医疗、科研等方面取得了一系列有创新、引领作用的成果。近 40 年来，更有大批中药学、西药学、西医儿科、中西医结合儿科，以及文献学、信息学、生物学、药理学、物理学、化学、临床检验和功能检查、科研方法学、医学统计学、生物医学工程、电子计算机、人工智能等各专业的专家加入了中医儿科的研究队伍。多学科知识和技术的交叉融合，为本学科的科研水平提高注入了强大的动力，已经而且必将为加快中医儿科学术进步产生深远的影响。

在中医儿科学科领域内的不同研究内容和研究方法都应当得到鼓励。比如，从事文献研究、信息学研究、科研方法学研究的工作需要有人去做，他们对于我们扩大学术视野、提高研究水平是不可或缺的。治未病的研究和应用是社会发展对于我们中医儿科的期盼，防重于治的观点需要大力弘扬，这方面的工作需要有越来越多的人去关注。RCT 临床研究方法需要在中医儿科推广应用，真实世界的研究方法也可以在本学科逐步开展，采用数据挖掘方法总结名老中医学术经验从中找出有价值的辨证论治处方用药规律是当今中医儿科临床研究热点之一。系统总结古今中医儿科学术成就，形成循证的中医儿科临床诊疗和治未病指南，是推广本学科有价值研究成果，并以之更好地造福儿童健康事业的需要。这许多方面的工作，都要有多学科知识的融合、不同专长专家的积极参与，中医儿科工作者应当主动寻求与本学科、相关多学科专家的协作，努力在中医儿科各领域的研究中有所发现，取得成果。

3. 开展各领域研究促进学科发展

中医儿科学自身发展的规律要求我们在思想认识上，要明确现代化不是西医化，而是在坚持中医学整体观、辨证观优势，和传承、弘扬、创新发展观的同时，直接引进最新科技方法来研究、充实和提高自己。在基本方法方面，一要花力气做好规范化的工作，逐步统一中医儿科学病名、证候分类、诊断疗效标准、临床治疗指南、制剂质量标准等，由政府主管部门颁布实施；二要加强信息管理与交换，避免科研中的低水平重复，促进科研成果的转化推广。

中医儿科学理论的研究，在相当一段历史时期内，应当是用现代认识论对于传统理论加以审视，探讨其深刻内涵，总结其在儿科应用的规律，用传统理论认识现代临床新病种的特征，研究如何用中医学理论更有效地指导现代儿科常见病的辨证论治等等。"理论创新"的提法应当审慎为之，必须在有大量实践探索和理性归纳之后，才可以提炼上升达到这一境界。

中医儿科学基础研究范围广泛。整体观点是中医学优势之一，要将儿童的孕育成长、保健预防、病因病理等，放到天时、地理、环境的大自然整体和脏腑经络、四肢百骸、气血津液的内环境整体中加以认识。对中医儿科基本理论中的若干问题不要再过多地进行理论论争，要重视通过科研来辨析正误，吸收其合理的部分用于指导临床。诊法学研究要进一步采用现代技术手段，促进四诊客观化、微观指标纳入中医学辨证体系的研究。辨证学研究的重点是脏腑辨证，同时要重视脏腑、气血、虚实、阴阳变化规律的研究，将整体观和辨证观紧密结合起来。治疗学研究的重点，是儿科药物剂型改革及多种疗法研究，要研究出更多疗效可靠、应用方便，适应当今和未来社会需要的儿科疗法和药剂。

临床研究的重点在提高中医药临床疗效。研究范围仍将侧重在那些中医药具有优势的病种，例如感冒、咳嗽、肺炎喘嗽、哮喘、反复呼吸道感染等肺系疾病，哮喘、鼻衄、肾病综合征、幼年类风湿病等免疫性疾病，泄泻、积滞、厌食、便秘、营养素缺乏症等脾胃病，时疫感冒、手足口病、高热、惊风、厥脱、血症等急症，低出生体重儿、新生儿黄疸、新生儿硬肿症等新生儿疾病等。研究的内容将深化，如从笼统地一方治一病发展为辨证立方、异病同治；对难治性疾病或其中某一证型、某一严重合并症等研制有针对性的方药；研制有效方药或其有效组分的中成药等。对于中医药已有肯定疗效的病种，要有高质量临床研究的文献支撑，以促进其推广应用。

中医儿科学术发展必须依靠本学科的科技进步。在中医儿科学界，现代科研方法将被逐渐推广应用，设计严密、标准明确、大样本、随机分组、对照观察、统计学处理等基本原则得到遵守，循证医学和临床流行病学等先进的研究方法被引用，使得科学研究的质量和水平不断提高。通过大量的科研活动，经历对其他学科的同化吸收，自身在肯定中深化、在否定中进步，进行新的整合，能促使中医儿科学在与现代科学技术接轨的过程中不断完善和提高。

中药药理实验研究发展很快，应用微生物学、免疫学、酶学、内分泌学、生物化学、分子生物学、组学、超微结构、核技术、电子计算机等方法，使中药药效学研究不断深入，儿科中药的血清药理学、复方药物动力学研究也已经起步。这些研究不仅科学验证了临床有效经验，更会在现代中医儿科基础、临床研究，以及新技术、新疗法、新药物的开发中发挥重大的作用。

4. 建立适应学科未来发展需要的人才队伍

随着我国社会经济的发展，人民群众对于儿科医生的需求越来越多，迫切需要增加中医儿科人才培养数量，以满足社会服务要求，在另一方面，学科学术发展更需要提高中医儿科专业人员的素质和水平。中医儿科事业发展的关键在于人才，增加培养数量、提高培养质量，建立一支高水平的人才队伍，是学科适应未来发展需要最重要的任务。

20 世纪下半叶以来，中医儿科多层次、多形式人才培养格局已经形成。院校教育已经形成了本科、硕士、博士的完整体系，师承教育得到恢复和发展，继续教育在各级广泛开展。在中医儿科临床队伍不断扩大的同时，科研队伍、教学队伍也在从无到有不断壮大，知识结构更适应未来社会需要的各类儿科人才不断涌现。今后，要根据学科发展需要，改进教学方法，更新教学内容，改善知识结构，提高动手能力，培养更多的中医儿科专业人才。首先是为数众多的临床人才，能用中医中药为广大儿童提供高质量的服务。另外，通过研究生教育等多种培养方式，造就一批中医基础扎实、掌握相关现代学科知识、科研能力强的智能结构型人才，由他们创造出高水平的科研成果，产生新一代中医儿科学术带头人，承担起推进中医儿科学术发展的重任。

实现中医儿科现代化这一战略目标，必须以人才培养为基础，科学研究为动力，继承传统为先导，学术创新为途径，加强对几千年学术积累的传承、加速引进和应用现代科学技术，加快学科学术进步的步伐。可以相信，经过长期的努力，中医儿科现代化的目标一定能逐步实现。

二　钱乙儿科学术思想及其学科影响

钱乙，字仲阳，是北宋著名的儿科医学家，宋元丰年间（1078-1085年）因治愈皇室长公主女、皇子诸疾而被朝廷先后授"翰林医学"，任"太医丞"。钱乙母亲早亡、3岁时父亲出游不返，由姑父母收养，是逆境成才的典范；多年寻父，30多岁才迎得父归，奉养至终，孝道为乡人诗咏；两次辞官还乡，终老为乡亲服务，堪称为民解厄的楷模。钱氏业医40余年，在儿科疾病诊治方面积累了丰富的经验，其学术远取《内经》《难经》及《伤寒杂病论》，近及《颅囟经》《太平惠民和剂局方》等名著方书；既精研儿科，也对内外各科颇多贡献。其儿科学术思想和临证经验由弟子阎季忠收集整理，编成《小儿药证直诀》一书传于后世。

《小儿药证直诀》是中医儿科学术史上一部划时代的专著，钱氏奠立了中医儿科学理论和实践体系，他的学术思想对于中医儿科学的形成与发展产生了深远的影响。《小儿药证直诀》提出了一系列儿科基本理论、基本观点和基本方法，明确小儿生理病理特点、四诊诊查法则，在儿科辨证论治立方用药等各方面有系统的创新性见解。

全书共三卷。卷上专论儿科疾病的证、因、脉、治，按"五脏所生""五脏病"提出了以五脏为中心的辨证纲领，列举小儿常见病证治80余条，专论"小儿脉法"及"变蒸"。卷中收录所治典型病案23则。卷下列方剂134首，皆为自创或化裁古方自制之新方，体现了钱氏以脏腑虚实立论、以补泻寒热制方遣药的学术思想。全书贯穿"小儿脏腑柔弱，易虚易实、易寒易热"的学术观点，尤其崇尚寒凉清热治外感、甘凉养阴治内伤，形成了中医儿科学术流派中具有深远影响的寒凉学派。

（一）总结小儿生理病理特点

关于小儿的生理病理特点，历代医家续有论述。如《灵枢·逆顺肥瘦》最早提出："婴儿者，其肉脆、血少、气弱。"《诸病源候论·小儿杂病诸候》则指出"小儿脏腑之气软弱。"《颅囟经·脉法》论述："凡孩子三岁已下，呼为纯阳，元气未散。"

钱乙在前辈医家的启发下，结合临床观察，提出：小儿"脏腑柔弱，五脏六腑成而未全……全而未壮。"（《小儿药证直诀·脉证治法》）并从脏腑发育角度明确了小儿的生理特点。钱氏论小儿五脏不足，尤其重视脾、肺、肾。《小儿药证直诀·脉证治法》有多处"脾脏怯也""脾脏虚也"等论述，脾为后天之本，气血生化之源，小儿脾胃功能尚未健全，但生长发育较快，所需气血供养较多，因而脾胃运化功能的负荷较重；加上小儿饮食不能自节，更易于损伤脾胃，发生食积、吐泻、疳证、伤风腹胀等疾病，故后世有"脾常不足"之说。肺主气，外合皮毛。小儿肺系发育未全，卫外功能较差，形气未充，腠理疏松；加之衣着冷暖不能自调，一旦受邪，肺首当其冲而出现发热，咳嗽，气急喘息，故云"肺脏怯"。肾为先天之本，内藏精气，生后必"受五脏六腑之精而藏之"以助生长发育。但是，小儿五脏六腑全而未壮，精血化源不足，势必造成肾中精气相对不足，易于发生胎怯、立迟、行迟、齿迟、鸡胸、解颅等虚弱病证，故称"肾主虚，无实也。"

对于小儿病理的认识，该书原序中指出"易虚易实、易寒易热"，这是对小儿病理特点的高度概括。小儿病情常受其体质强弱和医生用药性能的影响，邪气易实而正气易虚，实证转为虚证，虚证转为实证，寒证变为热证，热证变为寒证的病理变化均属常见。钱氏认为小儿急性外感疾病之初，多为实证、热证，故阳热亢盛、津液耗伤是其常见病机。但是，热邪既能伤阴也能耗气，久治不愈之外感咳嗽、哮喘等，也常见有阳气不足之证，故有时也要用到益气养阴温阳等法。如对疳证的成因，他提出是误下太过，亡津液所致，"小儿易虚易实，下之既过，胃中津液耗损，渐令疳瘦"（《小儿药证直诀·脉证治法》）。并说治疗虚实腹胀要注意不可过服寒热攻补之剂，因"小儿易为虚实，脾虚不受寒温，服寒则生冷，服温则生热，当识此勿误也。"（《小儿药证直诀·脉证治法》）告诫后人治疗小儿疾病要及时正确谨慎，时刻注意辨别疾病虚实寒热变化。

（二）解析四诊首重望诊章法

儿科俗称哑科，患病后诊其脉"脉微难见"，听其言"言不足信"，故钱氏把"必资外证"列为四诊之首，首重望诊，通过详细观察面色、两目、动态、口唇等外在征象，由外知内，推断疾病虚实寒热。

对于儿科望诊的实际应用，他专论"面上证"与"目内证"。其"面上证"据《素问·刺热论》的观点指出："左腮为肝，右腮为肺，额上为心，鼻为脾，颏为肾，赤者热也，随证治之。"（《小儿药证直诀·脉证治法》）左腮、右腮、额上、鼻、颏分别是肝、肺、心、脾、肾脏之气应于面之部位，病虽未发，其色先见，可为病症之先兆。其"目内证"包括"赤者，心热……淡红者，心虚热……青者，肝热……黄者，脾热……无精光者，肾虚。"（《小儿药证直诀·脉证治法》）杂病证"目赤兼青者，欲发搐；目直而青，身反折强直者，生惊……吐泻昏睡露睛者，胃虚热；吐泻昏睡不露睛者，胃实热。"（《小儿药证直诀·脉证治法》）这些独特的诊断方法在临床上有重要的参考价值，望而知之有其临床实际意义。

《小儿药证直诀》还有多处关于闻诊、问诊、切诊的专论，例如论小儿脉法，只提出脉乱、弦急、沉缓、促急、浮、沉六种脉象。书中有许多综合四诊所得做出疾病、证候诊断的记载，说明他在重视望诊的同时，也是注意到四诊合参的。

（三）确立五脏虚实证治纲领

钱氏在《内经》《金匮要略》《备急千金要方》等脏腑辨证基础上，根据五行生克关系与五脏虚实理论，首创儿科五脏辨证纲领，归纳五脏证候特点为"心主惊，肝主风，脾主困，肺主喘，肾主虚"。钱氏总结小儿五脏病证为"肝病，哭叫，目直，呵欠，顿闷项急。心病，多叫哭，惊悸，手足动摇，发热饮水。脾病，困睡，泄泻，不思饮食。肺病，闷乱哽气，长出气，气短喘息。肾病，无精光，畏明，体骨重。"（《小儿药证直诀·脉证治法》）然后，进一步对五脏分虚实辨证，如"脾主困，实则困睡，身热，饮水；虚则吐泻，生风。"（《小儿药证直诀·脉证治法》）"肺主喘，实则闷乱喘促，有饮水者，有不饮水者；虚则哽气，长出气。"（《小儿药证直诀·脉证治法》）以虚、实为纲，概括五脏病证的特点。如此提纲挈领的归类，提出了儿科五脏辨证的规范。同时，钱乙绝非孤立地辨五脏分证候，他还注重其间的相互影响，并以五行生克理论指导五脏兼证的辨证及治疗。如"更当别虚实证，假如肺病又见肝证，咬牙多呵欠者，易治，肝虚不能胜肺故也。若目直、大叫哭，项急、顿闷者，难治。盖肺久病则虚冷，肝强实而反胜肺。视病之新久虚实，虚则补母，实则泻子。"（《小儿药证直诀·脉证治法》）

钱氏对儿科某些常见病证的辨证论治提出了精辟的见解。如首创惊风虚实辨证及治法。将其分为急惊风、慢惊风，认为，急惊风由实热引动肝风发搐，"小儿急惊者，本因热生于心，身热面赤引饮，口中气热，大小便黄赤，剧则搐也。盖热盛则风生，风属肝，此阳盛阴虚也。"（《小儿药证直诀·脉证治法》）慢惊由脾阳虚损发搐，"因病后或吐泻，脾胃虚损，遍身冷，口鼻气出亦冷，手足时瘈疭，昏睡，睡露睛，此无阳也。"（《小儿药证直诀·脉证治法》）

治疗原则上，钱氏以五脏辨证为依据，提出补虚泻实的治疗纲领，实则泻之，虚则补之，必要时也要补泻兼施。如：肺盛气急喘嗽用泻白散，肺虚气粗喘促用补肺散；脾胃虚弱用益黄散，脾热弄舌用泻黄散，脾虚失运用异功散；肝热用泻青丸，肝虚用地黄丸等。钱氏还以五脏母子相生相克理论指导五脏病治疗，认为要"视病之新久虚实，虚则补母，实则泻子。"（《小儿药证直诀·脉证治法》）如"肝病补肾用地黄丸""肝实泻心与泻心汤""急惊属阳，慢惊属阴"。急慢二惊，一则实热，一则虚寒，阴阳两途，治法迥异，"急惊合凉泻，慢惊合温补。"（《小儿药证直诀·脉证治法》）应分别治之。这种在脏腑病机立论的辨证思维基础上，将补泻治法与五脏虚实辨证紧密结合，为儿科病辨证论治建立了路径。

（四）化古方创新方儿科方宗

钱乙善于化裁古方，创制新方。《小儿药证直诀》共载方135首，有单方小剂，也有复方大剂。他师古不泥古，发前人之未发，创立大量儿科新方，并突出五脏虚实补泻方，可谓集北宋以前方剂之精华而又立儿科系列专用方之宗。

钱氏遵古方而不泥古方，善于化裁仲景方为儿科所用，如其所制地黄丸乃由金匮肾气丸去桂附而成。他认为小儿生机旺盛，阴精不足，恐用桂附更伤真阴，故去之，变温补肾气之剂为滋补肾阴、肝阴之主方，融三补三泻于一体，主治肝肾阴虚诸证，后世薛已改方名为六味地黄丸，成为多种地黄丸系列方化裁之源。又如仲景桔梗汤由桔梗一两、甘草二两组成，用于少阴病二三日咽痛与甘草汤后不瘥者；钱氏甘桔汤只是改变两药比例为桔梗二两、甘草一两，治小儿肺热，手掐眉目鼻面。后代儿科临床应用多遵钱氏法。再如异功散，乃是《太平惠民和剂局方》四君子汤加陈皮而成，四君子汤为补脾益气基本方，加上一味理气之陈皮则成为补运兼施之方，更适合于小儿脾常不足、运化力弱的生理特点。

钱氏论治法从五脏补虚泻实出发，又注意柔润清养，运补兼施，攻不伤正，补不碍邪。他创立了儿科五脏补、泻方，如：治肺之阿胶散（补肺散）、泻白散，治脾之益黄散、泻黄散，治心之黄芪散、泻心汤，治肝之地黄丸、泻青丸，以及肾虚证主方地黄丸。成为儿科五脏虚、实证候治疗的基本方。

钱氏组方配伍灵活多变，注重方随证变的用方法度。如治疗疳痢，取香连丸为基础方，酌加肉豆蔻为豆蔻香连丸，加诃子为小香连丸，加没食子、肉豆蔻、诃子肉为没石子丸，加白附子为白附子香连丸，将纯治热痢之方变为散中有收，攻补兼施，寒热并用，能适应疳痢多种不同证型之方。又如治虚热盗汗用黄芪散（牡蛎、黄芪、生地黄）；治实热盗汗用虎杖散（虎杖）；安蛔补胃消疳用使君子丸（使君子、青黛、陈皮、诃子肉、甘草、厚朴）；治诸热用三黄丸（黄芩、大黄、黄连）；治脾胃虚有热用藿香散（藿香叶、麦冬、半夏、甘草）等。皆平稳精炼，善于寒温兼施、补泻相合，切合小儿施用。

钱乙所创立的众多方剂，至今被尊为儿科经典方，不仅广泛应用于儿科，且为内科等各科临床所常用。

（五）创建中医儿科寒凉学派

钱乙的学术观点认为小儿内伤杂病多阴虚，常用养阴法为主治疗，如治疗肺阴虚之阿胶散、肝阴虚之羊肝散，尤其是千古名方地黄丸，体现了他补益肾肝唯重甘凉益阴的学术思想。同时，在治疗各类热病时，他更是大量推荐应用寒凉清热之品，如治疗小儿热盛生风用大青膏、脾热弄舌用泻黄散、心热咬牙用导赤散、肝热搐搦用泻青丸，以及治惊疳用凉惊丸、瘟疫惊风用抱龙丸等，均为儿科"热者寒之"的经典治疗方。

钱氏对天花、麻疹、水痘等几种发疹性传染病的鉴别诊断有了较清楚的认识，其中对麻疹的症状、诊断和治疗，论述尤详。对惊风与痫证也能加以鉴别。阐明了急、慢惊风为阴阳异证，急惊风由于热甚生风，风在心肝；慢惊风由于阳虚正衰，风在脾胃。认为急惊属阳、热、实，治合凉泻；慢惊属阴、寒、虚，治合温补，成为后世治疗惊风所遵循的准则。

钱氏开创了中医儿科寒凉学派的理论和实践体系，对于后世儿科医学的发展产生了深远的影响。如钱氏私淑弟子董汲用升麻散、大黄、青黛、白虎汤、紫草散等寒凉药治疗斑疹，得到钱乙赞许"是予平昔之所究心者，而予乃不言传而得之。"金元医家刘完素以辛苦寒凉药如凉膈散灵活应用治疗小儿热性病，张从正治疗儿科热性病善用攻下法，皆受到钱氏学术思想的启示。明清温病大家如叶桂、吴瑭皆同时为儿科专家，他们创立的温病卫气营血、三焦辨证论治方法被后世小儿温病的临床治疗奉为圭臬。民国奚咏裳应用寒凉方药为主治疗儿科麻疹、天花等传染病，在上海声名鹊起。所以说，后世的河间学派、温病学派等的形成与发展过程，都体现了钱氏儿科寒凉学说的学术影响。

《小儿药证直诀》在中医儿科学术发展史上有着重要地位，钱乙对中医儿科学体系的形成做出了突出贡献，因而被誉为"儿科之圣"。《四库全书·目录提要》说："小儿经方，千古罕见，自乙始别为专门，而其书亦为幼科之鼻祖，后人得其绪论，往往有回生之功。"实非过誉。

三　儿科温阳学派的渊源与传承发展

（一）陈文中创建儿科温阳学派

陈文中，字文秀，南宋时安徽宿州符离人，官太常，精通内、儿科，是儿科温阳学派的创始人。陈氏撰《小儿病源方论》四卷（1241年），《小儿痘疹方论》一卷（1253年），力倡固养小儿元阳，以擅用温补扶正治疗见长。明代刘凤在《幼幼新书·序》中说："宋以来吴之专家者，曰陈曰钱二氏，陈以热，钱以凉，故有火与水喻者。"可见儿科温、凉两大学派始于宋，陈文中与钱乙齐名，他们的学术观点对儿科学的形成和发展有着深刻的影响。

陈氏的温阳学术思想主要体现于以下方面。

1. 强调脏腑娇嫩，立论元阳为本

我国现存第一部儿科专著《颅囟经》提出："凡孩子三岁以下，呼为纯阳，元气未散。"宋·钱乙《小儿药证直诀》祛邪擅用苦寒攻克，扶元惟重滋肾益阴；董汲私淑钱氏，为小儿疮疹立凉泻解毒诸方。陈氏不拘于前辈医家所论，经数代体验，提出了元阳为本、亟当固养的学术观点。

陈氏强调小儿体质特点为脏腑娇嫩，病理上易见阳气不足的证候。他说："夫小儿脏腑娇嫩，皮骨软弱，血气未平，精神未定，言语未正，经络如丝，脉息如毫。"（《小儿病源方论·惊风》）又说："小儿一周之内，皮毛、肌肉、筋骨、髓脑、五脏六腑、荣卫气血皆未坚固，譬如草木茸芽之状，未经寒暑，娇嫩软弱。"（《小儿病源方论·养子真诀》）认为小儿脏腑娇嫩，发育尚未完善，年龄愈是幼小则愈加不足。因此，应当注重调护摄养，使其元气充盛，方能迅速长养。

《素问·生气通天论》云："阳气者，若天与日，失其所则折寿而不彰。"指出了阳气在人身的重要地位。小儿处于生长发育时期，更赖阳气之温煦。陈氏提出："盖

真气者，元阳也。""无病者在乎摄养如法，调护正气"，有病时更应重视"当温养正气""固养元阳"。陈氏注重五脏之气，对脾肾阳气尤加刻意固护。

陈氏分析小儿阳气之不足，有先、后天的各种原因。元阳受于先天，禀赋命门火衰，自然脏腑虚寒。胎禀不足，责之孕妇饮食不调，取冷过度；不劳力，不活动，致儿如"阴地中草木，少有坚实者"。(《小儿病源方论·养子真诀》)出生之后，先天肾气又赖后天脾土生化而不断补充。乳母应注意自身调摄，勿以冷气伤及小儿。小儿饮食"吃热、吃软、吃少则不病，吃冷、吃硬、吃多则生病"；养子有十法，其中包括"要背暖""要肚暖""要足暖""脾胃要温"等 (《小儿病源方论·养子真诀》)，这些都是固护脾肾，防止阳气受戕的具体措施。

陈氏极力反对对小儿妄施牛黄、轻粉、朱砂、黄连等寒凉伤阳损气之品，认为"冷则败伤真气"(《小儿病源方论·惊风门》)。新生婴儿下胎毒勿服轻、朱，"只宜用淡豆豉煎浓汁，与儿饮三五口，其毒自下，又能助养脾元，消化乳食。"(《小儿病源方论·养子真诀》)

2. 擅用温补扶正，悉心固养元阳

陈氏注重小儿生理上阳气不足和病理上易虚易寒的特点，在小儿时病和杂病的治疗中，时时顾护阳气，认为"药性既温则固养元阳"(《小儿病源方论·养子真诀》)，以擅用温补扶正见长。他将温补法广泛用于多种病证及疾病的不同阶段，只要有阳气不足见证，辄即取之，形成了鲜明的学术特色。

（1）元阳不足，温壮固真：正气以元阳为根，温补扶正首在壮其元阳。陈氏以八味地黄丸主治禀赋命门火衰、病久元气耗损诸证。此方本出仲景，钱乙用治肾虚去附桂而为地黄丸，陈氏复其原貌以温元阳，一减一增，两家观点泾渭分明，即便对于"禀赋肾阴不足，或吐泻久病津液亏损"者，陈氏亦宗"无阳则阴无以生"之意，应用加减八味丸，于滋阴补肾之品中伍肉桂一味，以鼓舞阳气。

陈氏指出小儿冷证的证候特点有"面㿠白，粪青色，腹虚胀，呕乳奶，眼珠青，脉微沉，足胫冷"(《小儿病源方论·养子真诀》)，包括了五脏虚寒之象，而以元阳虚衰为本。在治法上除八味地黄丸温壮元阳之外，又有多种变法，如脾肾阳衰、腹胀足冷之二圣丸，阳气不温、肠滑泄泻之肉豆蔻丸，下元虚冷、风痰气逆之油珠膏，肾元不足、寒痰壅塞之芎蝎散等。他特别强调先后天之间的相互依存关系，重视脾

肾并治，立补脾益真汤，溶温阳、益气、助运、涤痰、祛风于一炉，又按不同见症随症加减，广泛用于多种虚寒证候的治疗。

（2）脾土虚寒，温运消阴：脾胃居中属土，"若脾胃全固，则津液通行，气血流转，使表里冲和，一身康健""若冷，则物不腐化，肠鸣、腹痛、呕哕、泄泻等疾生焉"（《小儿病源方论·养子真诀》）。陈氏倡小儿太阴不足之说，根据脾的生理特性和临床证候特点，提出了"脾土宜温，不可不知也"（《小儿病源方论·养子真诀》）的治疗原则，用四君子汤、五味异功散、六君子汤、补中益气汤等温脾益气健运之方治疗不思乳食、饮食停滞、泄泻、呕吐等脾胃虚弱证候。对久病脾虚及肾患儿，更于补脾之外助以温肾，如十一、十二味异功散，均取肉桂、诃子、肉豆蔻、附子之类。扬州安通判子一案，为头温足冷、腹中气响、涎潮、搐搦之慢惊风证，陈氏欲与油珠膏，府判曰："小儿纯阳，热即生风，何敢服附子、硫黄！"文中曰："若与朱砂、脑、麝等凉剂，断然不救……当温养正气，气盛则寒痰消，腹中不响，其搐自止。"用油珠膏八服，后以补脾益真汤而愈。（《小儿病源方论·惊风引证》）陈氏辨证功力于此可见。

（3）热病正衰，扶元托毒：陈氏治疗小儿痘疹等时行热病，亦以擅用温补救急见长。他所用温补者，俱属邪盛正衰，病毒内陷之证，此时若不予温托培元、扶持正气，则无力驱邪托毒外泄。他列举痘疮应用温托的指征为：不光泽，不红活，不起发，不充满，不结靥，不成痂，而痒塌烦躁喘渴，及宣解太过，误食生冷，中寒泄泻，倦怠少食，足指逆冷等证者。他喻道："大抵遇春而生发，至夏而长成，乃阳气熏蒸，故得生成者也"，故"表里俱实者，其疮易出易靥，表里俱虚者反是"（《小儿痘疹方论·论痘疹治法》）。他常用参芪内托散、木香散、异功散等方扶正托毒，书中并列举了他以温补托毒治愈痘疮逆证的多宗验案。

陈氏论痘疮证治多言温托，此举颇招非议。如朱震亨评曰："陈氏方诚一偏论……多用桂、附、丁香等燥热药，恐未为适中也。"（《古今图书集成·医部全录·儿科下》）其实，陈氏治痘并非限于温托一法，他对毒在肌表者用消毒散，热毒肿痛者用解毒汤，血热毒盛者用犀角地黄汤，表里实热小大便不利用大连翘饮，上中二焦热炽用凉膈散，俱属清热解毒之正治法。陈氏论痘侧重温补托里，只不过是补钱、董惟用寒凉之不足，使痘疮治法更趋完备罢了。

（4）权衡消长，祛邪安正：陈氏善于权衡不同证候中的邪正消长关系，灵活地应用祛邪和安正并进、温补和凉泻兼施的方法，来处理虚实兼夹的病证。

对于以邪盛为主的证候，他在逐邪之中不忘顾护正气，使邪去而元气不伤。治重症水痘之参汤散，为发表散邪，疏泄内热之峻剂，于解表清里诸药中伍人参一味益气扶正；治斑疹稠密身热之鼠粘子汤，以清热解毒为主，亦配以黄芪、当归顾护气阴，概为保元而设，用心良苦。

邪正交争之际，他善于辨别虚实轻重，灵活地采用寒温相伍的治法。如痘疮壮热，经日不止，更无他症者，为邪正相持之征，他处以柴胡麦冬散。取柴胡、龙胆清热解毒，黑参、麦冬凉营护阴，人参、甘草益气扶元，清中寓补，邪正兼顾，方意严谨。

热病后期，余烬未灭，正气耗伤，则以扶元复阴为主，佐以清解余邪。如治积热及痘后咽喉肿痛，口舌生疮，齿龈宣肿之甘露饮子，便在生熟地、天麦冬、石斛等甘寒益阴之外加黄芩、茵陈清解。痘疮已靥，身热不退者，辨其证属气耗津劫，则用人参白术散，在扶脾益胃之中稍佐轻宣散热之品。

陈文中创立儿科温补学说，与凉泻学说相得益彰，使中医儿科学成为一门系统、完善的临床学科，对于中医儿科理论和实践体系的确立起到了重要的作用。

（二）儿科温阳学说的传承与发挥

宋代之后，医界流派峰起，名家辈出。在儿科领域，便以陈文中为代表的温阳学派和以钱乙、董汲为代表的寒凉学派影响最大。清代陈复正云：“喜行温补者，动称乎文中；专用凉泻者，祖述乎仲阳。”（《幼幼集成·天元赋》）陈氏元阳不足论，奠立了儿科温阳学派的理论和实践体系，后世医家在此基础上传承，不断充实、发展。

1. 明清两代医家稚阴稚阳论生理

明代薛铠、薛己在五脏之中尤其重视脾、肾二脏。《保婴撮要·脾脏》为脾病立方，寒水侮土用益黄散，脾土虚寒用干姜理中汤，脾土虚弱用人参理中汤，脾肺气虚用五味异功散加防风、升麻等。可见薛氏治脾病偏于温补，是与陈文中温阳学说一脉相承的。万全《片玉心书·小儿治法》说：“小儿纯阳之体，阴阳不可偏伤。”可见万氏认为纯阳并非盛阳，而是小儿阴阳皆未充盛，均需慎防耗伤。张景岳《类经图翼·大宝论》强调小儿元气无多，他说："天之大宝，只此一丸红日；人之大宝，只此一息真阳。孰谓阳常有余，而欲以苦寒之物伐此阳气，欲保生者，可如是乎！"

清代吴瑭在《温病条辨·解儿难·俗传儿科为纯阳辨》中鲜明地提出："古称小儿纯阳，此丹灶家言，谓其未曾破身耳，非盛阳之谓。小儿稚阳未充、稚阴未长者也。"认为男子 16～24 岁、女子 14～21 岁，才能"阴气长而阳亦充"，在此之前，阴、阳都处于稚嫩不足状态。吴氏的这一观点已经成为儿科学术界的共识。清代陈复正《幼幼集成·初生护持》认为："夫人有生，惟此一气，易亏难复，何可轻耗！""斯能补救当代赤子元气于后天，便亦培植后代赤子元气于先天，而寿世于无疆矣。"更强调了培植元气于先天的重要性。余梦塘"真阴有虚，真阳岂有无虚"的观点（《古今图书集成·医部全录·儿科上》），有力地支持了陈氏温阳学术思想的理论基础。

2. 徐小圃江育仁回阳救逆挽危症

近代儿科名医徐小圃在哲嗣患"伤寒"濒危、束手无策之际，被好友祝味菊（人称"祝附子"）回阳救逆挽回，自此由主清转而主温，处处以卫护人体阳气为重，治好了许多重危病证，名闻遐迩，成为近代儿科温补学派的杰出代表。徐氏认为，小儿以阳气为本，一旦护养失宜，寒暖失调，则外易为六淫所侵，内易为饮食所伤，发病之后，容易出现种种阳气受损之症。阴为体，阳为用，阳气在生理状态下是全身动力，在病理状态下又是抗病主力，此在儿科尤为重要。徐氏推崇陈复正"圣人则扶阳抑阴"之论，方案中常有"气阳不足""气阳式微""阳虚湿盛"等语，治疗时则常采用温阳扶正等治法。徐氏对于热病伤阳之里虚寒证善用附子，应用指征为：神疲、色㿠、肢冷、脉软、舌润、小便清长、大便溏泄不化，但见一二症，便放手应用，认为若必待少阴证悉具而后用，往往贻噬脐莫及之悔。另外，川乌散寒止痛，多用于寒证腹痛；肉桂引火归元，常用于下元虚寒。益智仁、补骨脂、淫羊藿等均系温肾扶阳之品，在遗尿、虚寒泄泻、阳虚水肿等症常常配用。龙骨、龙齿、牡蛎、磁石等，平肝潜阳，镇心安神，屡用治虚阳上僭或肝风内动之暑热症、惊风、不寐、眩晕等。徐氏应用温阳药物回阳救逆，曾救治了许多时行疾病危重变证患儿，并在现代被广泛学习应用。

江育仁教授认为，小儿处在生长发育旺盛时期，其物质基础是阴、阳、气、血。生者赖阳以生，长者依阴而长，阴阳两者相辅相成。《灵枢·逆顺肥瘦》中提到婴儿的生理特点是"肉脆、血少、气弱"，气属阳，血属阴，气弱即稚阳，血少即稚阴，故小儿五脏六腑的形和气都相对不足，所以又称为"稚阴稚阳"，而非"阳常有余"的盛阳之体。小儿患病后往往出现"易寒易热，易虚易实"的病理变化。特别是某些重症病例，如急惊风、暑温等，在高热、抽搐风火相扇的实热闭证同时，可因正不敌邪而突然出现面色㿠白、肢厥汗冷等阳气外脱之虚脱证。江氏为了探讨小儿疾病过程中出现阳气暴脱之规律，曾对 300 例住院病历作了调查分析，其中属于抢救的 61 例重危病儿，在治疗上运用参附为主回阳救逆的 36 例，用生脉散加附子、龙骨、牡蛎气阴并治的 12 例，单纯用清热养阴、苦寒解毒的 13 例。说明温阳法的临床运用并不少见，尤其肺炎、肠炎、菌痢等，发病初期均属热证，在病程中并发心力衰竭、循环衰竭、休克先兆，可突然出现面色灰滞或苍白，神情淡漠，肢端不温，脉息细数无力等阳气不足证，属于温病中的坏证和变证，如果拘泥于温病不能使用温药戒律，则必坐视其虚脱待毙。他对温阳法的理论阐述和实证记载，成为现代儿科临床应用温阳法的范例。

四　中医儿科学术进步的思路与方法

随着社会的发展，特别是现代科学技术的进步，其中包括西医儿科学在 20 世纪以来的高速发展，对古老而自成体系的中医儿科学既是推进其发展的外部助力，也形成了强有力的冲击。中医儿科学要在保障儿童健康的事业中发挥更大的作用，并寻求自身的进一步发展，向学科现代化的方向迈进，必须以科学研究为动力，以临床实践为基础，以提高医疗水平为目的，加速引进现代科学技术，来加快学科学术进步的步伐。

我们重视中医儿科学科学研究，不仅是为了科学验证现有的理论观点和实践经验，更重要的是为了揭示未被认识或未被充分认识的新规律，为逐步实现学科现代化奠定基础。

追求中医儿科学术进步，既要遵循"继承不泥古"和"发扬不离宗"的"守正"原则，又要掌握中医儿科科研方法学和重点研究内容这两大要领。前者主要解决方法和手段问题，后者主要解决研究选题问题。本节侧重从这两个方面加以讨论。

（一）中医儿科学科研方法学

科研方法学是指在某一门学科中所采用的研究方式、方法的总和。中医学，其中包括中医儿科学，有其传统的科研方法，而科学技术的发展则产生了一系列现代科学的、先进的研究方法和手段。中医儿科学科研的战略应该是开放和突破，尽可能做到传统的研究方法和现代先进科研方法的结合，使之形成完全适合中医药特点的系统的科研方法，并由此产生中医儿科学科学研究的突破。

1. 中医儿科传统研究方法

中医学认识和研究事物的方法，是以古代朴素的唯物主义和自然辩证法思想为指导的。在传统研究方法中，中医学经常采用的是古代哲学方法和传统的逻辑思维方法。多用以下的几种具体方法。

（1）对立统一方法：对立统一法则是自然、社会和人类思维发展的根本法则，是指导各门学科具体方法的总则。中医学辩证法广泛地运用对立统一法则来认识自然界和人体的普遍规律，特别是关于人体生理、病理和疾病的辨证论治规律。

阴阳学说是中医学辩证法的基本表达。《内经》提出阴阳为变化之父母、生杀之本始、万物之纲纪，归结之曰神明之府。阴阳指任何事物内部都有对立统一的两个方面，相互依存（互根）、消长、转化、循环不已（互化）。阴阳学说被用于解剖、生理、病因、病理、诊断、辨证、论治等各个方面。吴瑭提出的小儿稚阴、稚阳的生理特点，既包含了小儿体内阴阳同样处于相互对立统一的观点，又指出了与成人相比阴、阳均显稚嫩不足的特点。阎季忠归纳小儿病理特点为"易虚易实，易寒易热"，万全总结小儿脾脏证治"阴阳相济和为贵，偏热偏寒不可凭"，都是阴阳学说在儿科具体应用的范例。阴阳对立统一的认识论对现代中医儿科科研思路仍然具有指导价值。

（2）整体方法：整体观是中医学认识自然和人体的基本方法之一。人来源于自然，成长于四时，《素问·宝命全形论》说："人以天地之气生，四时之法成。"自然界提供了人类赖以生存的物质基础，自然条件的变化又会对人体健康带来影响。保障儿童健康孕育成长，必须从顺应自然出发，儿童保健与疾病防治，应该将其与天气变化、地理环境等自然条件结合起来认识，《素问·五常政大论》说"必先岁气，无伐天和"就是讲的这个道理。

人体内部也是一个整体。全身以五脏为中心，六腑与之相配，通过经络，将五脏六腑、五官九窍、四肢百骸等所有组织器官联成整体，并通过气、血、精、津液的作用，协调机体统一的功能活动。中医学重视从机体的整体联系和动态变化，分析疾病的机理并提出相应的调治措施，即使对以局部病变为主的疾病也要充分考虑到它与整体的联系。中医学人体整体观指导着诊断、辨证、立法、处方，是中医研究方法的一大特色。

（3）类比方法：比类取象法是中医学常用的逻辑思维方法。比较与分类便于将自然界复杂的事物加以区别。比类取象法则是将人们在自然界和日常生活中遇到的一些事物和现象，与人体的某些生理病理相联系，以此认识人的生理现象与疾病变化。徐小圃论阳气在小儿的重要性，常引用《素问·生气通天论》阳气"若天与日，失其所则折寿而不彰"的论述。《小儿药证直诀》论"虚实腹胀"治法时说："治腹胀者，譬如引兵战寇于林。寇未出林，以兵攻之，必可获；寇若出林，不可急攻，攻必有失，当以意渐收之，即顺也。"将阳气比作阳光，将食积结粪比作寇贼，都使之得到了形象化的说明。当然，任何两个相似的事物现象间都存在差异性，类比时的相似并不说明系统整体本质上都相同。因此，比类取象法的应用是有其局限性的。

（4）科学抽象方法：科学抽象是指在科研中运用理论思维方法，从事物的各种复杂因素中，排出那些非本质的次要因素，抽取其本质的因素，从而达到对事物本质和规律的认识。科学抽象是运用正确的思维方式和方法，将大量的感性材料上升为理性认识的过程。中医学中大量运用了科学抽象方法，辨证就是其中的典型范例。应用四诊，获取了有关疾病的大量资料，通过对这些信息资料的分析取舍，发现其致病原因和体内病变的本质，即病因病机，再辨别属于何证，这一科学抽象的过程就是辨证。证是对疾病本质的概括，辨证对治疗起着直接的指导作用。如曾世荣概括出惊风四证"惊、风、痰、热",夏禹铸提出"疗惊必先豁痰,豁痰必先祛风,祛风必先解热",就是科学抽象、辨证论治以指导儿科临床的实例。所谓舍证从脉与舍脉从证、同病异治与异病同治等论述,都是要求我们从疾病纷繁复杂的表现中,运用科学抽象的方法,抓住其本质和规律,"治病必求于本"。

(5)科学假说方法:假说是人们对某种新的事实的本质和规律进行推测的一种理论思维形式,是认识在科学实践中的能动作用的表现。纵观医学发展的历史,历来的医学家总是运用科学假说的方法去探索未知的客观规律,在反复的科学实践中证实、发展科学假说,使之逐步上升为医学理论。中医学发展史上充满了假说的运用。以麻黄的应用为例,在前人逐步发现其治疗价值的基础上,张仲景归纳出三大功效:发汗解表(如以麻黄汤治风寒表实证),宣肺平喘(如以麻黄杏仁甘草石膏汤治肺闭喘逆证),利水消肿(如以越婢汤治风水郁热证)。张仲景的这一假说来自临床实践,上升为理论后,又指导了实践应用。现代则通过药理学实验,发现麻黄中所含的麻黄碱、挥发油具有缓解支气管平滑肌痉挛、兴奋心脏、利尿、刺激汗腺分泌等作用,进一步证实了中医学麻黄三大功效的科学性。

假说受到当时的技术水平和实验条件的限制,会由新的事实来修改、补充和完善,发展原有假说,使之更接近科学理论。钱乙创造性地将脏腑辨证方法用于儿科,叶桂发明卫气营血理论指导外感热病证治,都是对张仲景建立的脏腑论杂病、六经论伤寒假说的补充和发展。历史进入现代,科学实验方法的建立,更为验证和发展中医学假说创造了极为有利的条件。

2. 中医儿科现代研究方法

科学研究作为一种探索未知的认识活动,必然要求科学的研究方法。医学研究的方法学,就是以医学研究的科学认识活动为研究对象的一门科学,它研究医学研究科学认识活动的规律,研究那些赖以发现新的科学事实、创立新的医学理论和发明新的医学技术的科学手段、方式和方法。我认为,现代公认的研究方法是值得我们在中医儿科学科研中采用的。

(1)临床研究方法

1)RCT临床试验:RCT(Randomized Controlled Trial)临床试验即随机对照试验,是对医疗卫生服务中的某种疗法或药物的效果进行检测的手段。其基本方法是,将研究对象随机分组，对不同组实施不同的干预，以对照效果的不同。在研究对象数量足够的情况下，这种方法可以确保已知和未知的混杂因素对各组的影响相同。

首先是选题，应该十分明确、具体，不要企图在一项临床试验中解决许多问题。大多数临床试验都是要判定（或比较）各种治疗方法的有效性、安全性。选题时要注意到创新性、科学性，有明确的意义、从实际出发、与单位内外的协作条件等问题。

其次是选择受试对象－病例。要有明确的诊断标准及其他各种条件的限制要求，才能使从少数病例（样本）得到的结论可推广应用到人群中所有同样的患儿（总体）。

第三是设置对照组。对照组必须是除没有受到处理因素（试验药物、推拿等治疗）的作用以外，在其他一切方面与试验组完全一样，这样，对照和试验之间才具可比性。应用最广的对照方法是标准治疗对照，试验组接受某种新药或疗法的治疗，对照组则接受当时流行的"标准"药物或疗法治疗，比较新药或疗法是否更好。

第四是贯彻随机原则。所谓随机化是指每一个受试者被分入哪一组完全由机遇所决定，而不是由研究者主观地或根据受试者任何可以事先掌握的特征来决定。随机的方法目前主要使用电脑随机数字设计。

第五是试验要尽可能多中心（≥3个）、大样本（每组样本≥100例），才能减少抽样误差。

临床试验还必须注意到效应指标的选择、测量效应指标的盲法、受试者的依从性、资料分析的准确性、临床试验中的协作问题，以及临床试验中的伦理道德问题等。由于儿科的特定对象，高质量临床试验的难度大于成人。

2）真实世界研究：真实世界研究（Real World Study，RWS）是从1992年正式提出的循证概念，指在较大的样本量的基础上，在真实医疗过程中，根据患者的实际病情和意愿非随机选择治疗措施，开展长期评价，并注重有意义的结局治疗，在广泛真实医疗过程中评价干预措施的外部有效性和安全性。近年来，有学者将真实世界研究与中医临床科研相结合，提出以人为中心，以数据为导向，以问题为驱动，医疗实践与科学计算交替，从临床中来到临床中去的临床科研一体化科研范式。

真实世界的临床科研，是利用临床诊疗记录所产生的数据开展的科研。中医辨证论治、综合疗法的优势特色，只有在真实世界的条件下，才能充分地得到实施和发挥。但对于辨证论治中所蕴含的中医对疾病规律的新认识、新方法、新方药等却由于真实世界临床记录的非数据化、临床信息的复杂性等，一直没有受到人们的关注。随着大数据时代的来临，将真实世界实践中所产生的信息数据化、数字化，在大数据管理和工具的辅助下，从不同思维角度去再现、分析、重构等已经成为一种现实。研究者可以通过建立中医药科学数据平台、高度结构化的中医电子病例系统、中医大数据的管理与利用系统等技术实现数据信息的储存和共享，并实现对传统中医学理论、技术的继承和创新。这种临床研究方法对于名老中医经验整理、非 RCT 临床试验所获得的大量临床实践数据分析具有特别的价值。

（2）病理模型研究：用实验动物建立病、证的病理模型，既可提供作为该病、证的病理生理研究对象，又有助于筛选和研究有效方药。儿科病理模型应具备以下基本条件：①应当用幼龄动物而不是成年动物来制作；②应该具有同模型对象相同的病理生理变化，包括临床表现和实验指标的变化；③代表性方药治疗有效。

迄今为止，已经建立了一批疾病或证候的病理模型。例如：给动物注射某种致热原，如细菌毒素、过期菌苗液、酵母悬液或牛奶等，使机体产生和释放内热原，引起动物体温升高，制作家兔或大鼠人工发热模型。以卵清蛋白、呼吸道合胞病毒制作哮喘动物模型。以大黄或利舍平或饮食失节等因子制作的脾虚证模型等。但是，制作儿科病、证结合的动物模型研究报道尚不多，我们团队在近 40 年的实验研究中，已经应用幼龄动物、饮食不节的造模方法，建立了小儿厌食症脾运失健证、疳证疳气证的动物模型，应用"先天不足"的幼龄豚鼠建立了胎怯肾脾两虚证动物模型等，在这方面做了有益的探索。

（3）中药药理实验：中药药理学是以中医基本理论为指导，采用现代科学方法，研究中药对机体的作用和作用机理以及体内过程，以阐明其防治疾病原理的科学。中药药理研究包括中药药性、中药配伍、中药炮制、中药药效、中药体内过程等方面的研究，实验的方法是中药药理研究的基本方法。中医儿科科研中最常用到的是中药药效学研究。

在凡是涉及药物（单味药、复方、内服药、外用药等）的中医儿科科研中，中药药效学的研究都是必须进行的。中药药效学的研究基础是研究方法的建立。一些儿科常见病、证已经建立了比较规范的主要药效学研究方法，可供在进行这些病、证的新药研究中应用。例如：脾虚证的主要药效学研究，在小鼠、大鼠等动物脾虚证模型建立的基础上，可以做：①健脾益气实验：如应激能力实验，包括耐寒、热实验，耐缺氧实验，耐疲劳实验。免疫功能实验，包括细胞免疫及体液免疫测定。观察动物一般形态、体重、进食及饮水量、粪便情况等。②运化功能实验：如胃功能实验，包括胃运动实验、胃排空实验、胃液分析。肠功能实验，包括离体肠管平滑肌实验、在体肠运动实验、小肠推进运动实验等。

（4）中药毒理实验：中药毒性试验的目的，在于暴露药物固有的毒性，了解毒性的性质及程度，其损伤是否可逆，能否防治等，为临床安全用药提供科学依据，也是研制新药的基本要求。中药毒性试验依据给药时间的长短和观察目的不同，可分为急性毒性试验、长期毒性试验和特殊毒性试验 3 种，有些中药和制剂尚须进行安全限度试验等。

急性毒性试验是指受试动物在 1 次大剂量给药后所产生的毒性反应和死亡情况，药物毒性的大小常用动物的致死量（Lethal Dose）表示，一般以半数致死量（LD_{50}）为标准。长期毒性试验的主要目的是观察动物因长期连续给药所产生的毒性反应，中毒时首先出现的症状及停药后组织和功能损害的发展和恢复情况，以确定该药的毒性和安全剂量，试验周期根据推荐临床试验的疗程持续用药时间而定。特殊毒理试验，按《新药审批办法》规定对中药一类新药毒理学研究有此要求，指的是致突变试验、生殖毒理试验（包括致畸试验）、致癌试验。

中药大多是天然动植物，药性平和，毒副作用较化学药品相对较少。但是，近年来随着中药毒性试验和临床毒副作用报道的增加，也带来了颇多争议。尤其是儿科中药应用的安全性把握，还需要通过大量的实验和临床研究，以及中药资源学研究等来获得，仅凭少数特定方法下的实验研究报道就随意封杀中药在儿科的应用，显然是对于中药、西药采用不同标准衡量的不合理行为。

3. 常用实验研究技术方法

现代常用实验研究方法多是从微观层面观察机体的生理特点、病理变化以及治疗干预效应的技术方法。尽管这是还原论思维的产物，但是，我们若是能将机体的微观变化纳入中医学整体观点中来认识，对于我们推动中医学包括中医儿科学的学术进步是十分有益的。在现代中医儿科科研中应用最多的实验研究技术方法是分子生物学方法和组学研究方法。

（1）分子生物学方法：分子生物学（molecular biology）是从分子水平研究生物大分子的结构与功能从而阐明生命现象本质的科学。自 20 世纪 50 年代以来，分子生物学是生物学的前沿与生长点，其主要研究领域包括蛋白质体系、蛋白质－核酸体系（中心是分子遗传学）和蛋白质－脂质体系（即生物膜）。

分子生物学使医学研究上升到基因水平、分子水平。不仅是在理论研究方面，在临床实践上，如基因诊断方法利用现代分子生物学和分子遗传学的技术方法，直接检测基因结构及其表达水平是否正常，在对疾病诊断尤其是遗传病的诊断方面已经取得进展。聚合酶链反应（polymerase chain reaction，PCR）利用一段 DNA 为模板，在 DNA 聚合酶和核苷酸底物共同参与下，将该段 DNA 扩增至足够数量，进行结构和功能分析，在临床快速诊断细菌性传染病等方面已经有不少应用。随着基因工程兴起而受益的制药工业，现已有些多肽或蛋白质药物，如人胰岛素、生长激素、干扰素等能够通过"工程菌"大量生产，疫苗的研制极大地促进了预防医学的发展，例如乙型肝炎疫苗、轮状病毒疫苗等已付诸应用。

近年来，应用分子生物学技术，如基因体外转录、Real-time PCR、Western Blot 等方法研究中医药防治儿科疾病的作用机制有大量实践，取得不少成果。例如，本团队就应用激光共聚焦扫描显微技术和各种现代生物学技术，结合体内与体外实验，从哮喘病理特征、哮喘易感基因 ORMDL3、ADAM33 及炎症因子的 RNA 水平及其蛋白表达水平等方面研究了扶正固本方药防治哮喘的作用机制，取得多项成果。

（2）组学研究方法：近十几年间，组学（Omics）技术（包括基因组学、转录组学、蛋白质组学、代谢组学），作为系统生物学代表之一，对生命科学影响很大。基于 DNA 水平的基因组学，RNA 水平的转录组学，蛋白质水平的蛋白质组学，代谢产物水平的代谢组学，这些组学技术都基于后基因活动，从分子水平出发，评估生物功能，并阐释其分子调控机制和分子信号通路等。

中医学是生命科学的组成部分，也是一个复杂的巨系统，中医传统理论最具特色的就是"整体观"和"动态观"，与系统生物学理念相吻合。鉴于此，陈竺院士提出了系统生物学研究中医药的可行性和重要性。与其他组学相比，代谢组学（Metabolomics/Metabonomics）通过高分辨、高通量、高灵敏度的分析手段，定性或定量鉴定生物体体液或组织中小分子代谢物的变化，找到潜在生物标记物及相关代谢通路，更能体现中医学的"整体观念"。

"证候"是中医学的专用术语，从代谢组学角度出发，证候是由外源性刺激（外邪）或基因变异（内因）所致的病理变化过程，该过程中机体内源性产物的种类、浓度、相对比例发生扰动，证候变化体现出小分子代谢产物集合轮廓的改变。近年来，我们通过对婴儿巨细胞病毒（Human Cytomegalovirus，HCMV）肝炎血浆及尿液的代谢组学检测，采用 UHPLC-LTQ/Orbitrap-MS 和 GC-MS 代谢组学技术，建立了该疾病基于差异性生物标志物的湿热内蕴证、脾虚湿困证及气滞血瘀证的代谢物特征谱库，明确婴儿 HCMV 肝炎各证型的代谢网络变化特征，为婴儿 HCMV 肝炎证本质研究提供了客观依据。又通过来源于 2 个临床研究中心 1312 例小儿病毒性肺炎相关样本，采用 UPLC-LTQ/Orbitrap-MS 技术，应用代谢组学方法检测小儿病毒性肺炎不同证型患儿血液、尿液样品，结果显示，小儿病毒性肺炎痰热闭肺证、风热郁肺证、风寒郁肺证的血浆、尿液潜在性生物标志物群组主要差异性代谢通路为氨酰 tRNA 生物合成，氮代谢，精氨酸和脯氨酸代谢，丙氨酸、天门冬氨酸和谷氨酸代谢，D- 谷氨酸和 D- 谷氨酰胺代谢和牛磺酸和亚牛磺酸代谢，甘油磷脂代谢。血浆、尿液潜在性生物标志物在风热郁肺证及痰热郁肺证组均呈现下调趋势，在寒证组呈现上调趋势，此现象与小儿肺炎寒、热不同证型之间的病情程度及机体的代谢状态相关。详见本书第五章"基于代谢组学的小儿病毒性肺炎病证生物标志物研究"。

（二）中医儿科学科研思路与内容

中医学是一门有鲜明特色的学科，包括了阴阳五行、藏象学说、整体观、辨证论治等独特的理论体系，和中药、药剂、针灸、推拿等独特的治疗手段。中医学方法论和现代科学发展的思维方法接近，并与未来医学的方法论相通，中医疗法基本上属于自然疗法范畴，也有其自身的优势和发展潜力。中医学在世界传统医学中独放异彩，正是由其丰富的科学内涵所决定的。

中医儿科学体系是中医学体系的重要组成部分之一。中医儿科学以中医学方法论认识儿科医学的一系列问题，诸如小儿生长发育、生理病理、预防保健、诊断辨证、治法方药、多种疗法等等，具有鲜明的中医学特色和儿科学特色。据统计，流传至今的中医儿科学专著超过千种，近50年来专业杂志发表的中医儿科学论文数以万计，经各级主管部门立项的中医儿科科研项目数以千计，这些专业著作、学术论文、科研总结记载了大量的学科知识信息，是中医儿科学理论和实践体系的具体体现。按照中医儿科学特点进行科研，可以最大限度地利用中医儿科千百年来所积累的成果；以中医儿科学方法论指导科研，可以充分发挥中医儿科优势，取得较高价值的科研成果。

中医儿科科研必须采用中医学思维、应用现代科学技术方法来进行。举例来说，西医儿科学对于小儿营养缺乏性疾病，多采取"缺什么补什么"的治疗方法，诸如缺铁性贫血补亚铁、厌食症补锌等。用现代微量元素测定方法研究中药中微量元素含量较高的药物，发现皂矾、牡蛎等分别是含铁、含锌量高的中药。但是，分别用皂矾、牡蛎治疗缺铁性贫血、厌食症，疗效既比不上西药，也比不上中医辨证论治复方。经进一步研究分析，疗效低于西药的原因是它们的微量元素含量、生物利用度均比不上西药，低于中药复方的原因是舍弃了中医辨证论治的特色。微量元素缺乏的原因有摄入不足、吸收不良、代谢障碍、排泄增多、需要量增加等，缺什么补什么只能解决摄入不足的问题，辨证论治中药复方着眼于调理脾胃、调整整体，其作用机理不仅在于中药中含有一定量的微量元素，更重要的是复方配伍后的整体效应，促进了机体对营养物质的吸收和利用，以及消化系统与全身病理改变的修复，并可减轻亚铁、锌的副作用。这种辨证论治中药复方的整体效应当然要优于单一矿物元素的作用。从这一实例便可以看出应用中医学方法论，发挥中医儿科特色，对于创造科研成果的重要性。

现代医学科研的基本方法前已述及，在中医儿科学科研设计时，除了遵循这些基本方法外，还必须特别注意选题和设计的科学性、先进性、实用性。科研的目的在于探索未知，寻找尚未有人涉足的研究领域加以开拓固然易于取得成果，即使是在别人已有成果的研究范围内，若能采用先进方法进行更深入的研究，同样能够取得新的成果。下面仅就近阶段中医儿科学需要重点研究的内容作一简述。

1. 中医儿科学基础研究

中医儿科学基础研究主要指对中医儿科学基础理论的研究。研究的方法可归纳为两类，一为采用文献整理研究的方式，主要解决继承前人学术成就的问题；一为采用现代科研方法，主要解决对中医儿科学基本理论的验证、深化、创新的问题。中医儿科学基础与临床有着十分密切的联系，基础研究的成果将直接促进临床水平的提高，另一方面，临床研究的成果也将酝酿基础理论的突破。

（1）中医儿科文献研究：中医儿科学文献记录着历代中医儿科实践的全部史实和经验，不仅是中医儿科工作者学习和提高的资料，而且是中医儿科科研的重要情报来源。中医儿科文献按年代分类，可分为古代文献和近现代文献，按类型分，包括电脑光盘、图书、期刊、学术报告、会议文献、科学报告、公开出版物、学位论文、科技档案、专利文献、产品样品、出土文物等。

中医古籍流传至今的超过千种，集中收藏原著较多的为一些中医研究机构和中医院校图书馆，可借助于馆藏书目查找，更多的则可以利用现代产生的数据库、各种检索系统搜索查阅。历代中医儿科古籍流传至今，有的散佚不全，有的虫蛀鼠蚀，以致错、漏、脱、衍，篇章混乱，语句支离，更因文字演变、传抄错讹，造成许多错误。古籍整理研究，就要纠正错误，恢复原貌，以达到保存、流传、利用、开发的目的。中医儿科古籍整理包括版本鉴定、古籍校勘、古籍辑佚等，都需要具有相关专业知识的学者去做。

儿科文献应用开发研究则更为重要。应用性文献研究，多为二次或多次文献的加工研究，研究中需要采用分类、归纳、概括、综合等科研方法。类编：是在许多相关著作和论述的基础上进行汇编分类，古代综合性类编医书如《古今图书集成·医部全录·儿科》《证治准绳·幼科》；现代综合性类编方书如张奇文主编《古今儿科临床应用效方》、汪受传主编《儿科病实用方》；现代专题类编医书如史宇广、单书健主编《小儿咳喘专辑》；专题类编方书如《泄泻验方集锦》等。训诂：内容包括解释词义、解释语法、分析句读、说明修辞手段、分析句段关系与篇章结构等，核心在于解释词义，由于时代变迁，区域不同，文字的形、音、义都有一定变化，形成了训诂学的丰富内容，掌握它需要相当的专门知识，使古医籍能为今日读者明白易懂，准确理解原意，是中医儿科古籍训诂研究的主要任务。20世纪80年代后期，由中华全国中医学会儿科专业委员会组织，全国中医儿科专业人员通力协作，对历代儿科医籍条文摘录辑要，采撷精华，按类编次，句读校注，加以按语，编成《儿科医籍辑要丛书》一套6册一《儿科基础理论》《初生儿病证》《儿科常见病证（上）》《儿科常见病证（下）》《小儿时行病证》《小儿病证外治法》；90年代由南京中医药大学主持制作的《中医儿科古代文献数据库》更将历代中医儿科文献取精撷要、归类整理，并配以不同的检索方法，使文献查找更为便利。对历代中医儿科古籍资料的全面整理研究，为儿科科研、医疗、教学活动提供了翔实的古代文献资料。

（2）中医儿科基础理论研究：中医儿科基础理论，是我国古代儿科医家在大量临床实践的基础上，应用中医学思维方法，总结提炼出来的。千百年来，儿科基础理论有效地指导着临床实践。但是，随着时代的发展，中医儿科基础理论也需要不断发展，需要在新的临床实践的基础上总结提高，需要直接采用现代科学方法深入研究其科学内涵。基础理论研究较之临床应用研究有着更大的难度，但基础理论研究的突破对于整个学科的发展有更重要的意义。儿科基础理论包括小儿生理病理、生长发育、喂养保健等方面的理论。

与儿科有关的阴阳学说研究，如张宝林氏从新生儿的生理病理状态论证稚阴稚阳的生理特点，新生儿硬肿症、新生儿肺炎、新生儿窒息等新生儿常见病都易于出现虚寒证候，与新生儿元阳未充的生理特点有关。有关阴阳互根的动物实验，以Wister系雄性大鼠分为4组：对照组、激素组、激素加滋肾阴中药组、激素加温肾阳中药组。用电子显微镜观察肾上腺皮质束状带细胞，并对细胞内线粒体和脂滴作了定量分析，测定各组动物的血浆皮质酮和束状带细胞面积。研究结果表明，补肾药对于大鼠下丘脑－垂体－肾上腺皮质轴（HPA轴）的功能有保护作用。在治疗剂量激素的应用过程中，其内在实质，早期属于阴虚内热，后期属于阴阳两虚、阳虚为主，在皮质激素应用过程中存在阴阳转化现象，早期用滋阴泻火药有保护HPA轴免受抑制的作用，后期则以温补肾阳药保护HPA轴功能的作用较突出。今后儿科阴阳学说的研究，如关于小儿"稚阴稚阳"或者"阳常有余，阴常不足"等理论，此处阴、阳的物质基础是什么？可以设立若干指标，通过不同年龄阶段的检测对照加以说明。阴阳学说的实验研究方法，从环核苷酸和内分泌激素方面建立客观指标已得到广泛承认，前者用来研究阴虚阳虚的物质基础，后者通过下丘脑－垂体－靶腺轴各种相互影响的激素水平变化更适用于研究阴阳平衡。其他如物质能量代谢、免疫学等方面的客观指标也可以引入有关研究，如反复呼吸道感染儿童的营卫不和证，其病机为卫阳不足，营阴外泄，便可以采用免疫学指标进行研究。儿科临床各类常见阴虚、阳虚证的本质，都可以通过对临床典型证候患儿及实验动物模型有关指标的检测加以说明，并为临证确立治法用药和评定疗效提供参考依据。

藏象学说认为通过人体"外"部形"象"的观察，可以推测并认识"内"部"脏"器的功能或病变，以及相互联系的规律。由钱乙创立的儿科辨证论治体系以五脏为核心，万全提出小儿五脏有余、不足学说等，是中医儿科基础理论的重要组成部分。藏象学说的现代研究业已取得了不少成果，已经明确中医学藏象学说中的"脏"实际上分别代表一组综合性的功能单位。例如：中医学中的肺，其生理功能有与解剖学中肺相一致的司呼吸、为娇脏、开窍于鼻等，但"肺主气"又不局限于呼吸之气，肺主出气、肾主纳气，与肺的某些神经内分泌功能有关；肺通调水道并为水之上源，与水液代谢有关；肺主皮毛，与抵御外邪的免疫力有关等。现代藏象学说研究最多的是肾和脾。比较一致的看法是：肾与神经、内分泌、免疫、能量代谢、泌尿系统、生殖系统等有密切关系；脾与自主神经系统、消化系统、免疫、蛋白质代谢、内分泌等多系统、多器官的功能有关。在用补肾法防止哮喘季节性发作的治疗同时，测定体液免疫－血清免疫球蛋白 E（IgE）与细胞免疫－抑制性 T 细胞（Ts）功能，证明补肾法可抑制患者过高的 IgE，提高较正常人为低的 Ts，两者的变化在统计学上呈显著的负相关，说明补肾法对哮喘肾虚证是具有免疫调控作用的。我们从消化系统的分泌、吸收和运动功能以及垂体－脑肠肽方面研究了脾主运化的理论，采用指标有木糖排泄试验、淀粉酶（唾液、尿）测定、小肠氨基酸吸收功能试验、胃肠运动试验，以及"脑肠肽－食欲中枢"紊乱（胃泌素，P 物质，β－内啡肽，5-羟色胺，一氧化氮，血管活性肠肽，生长抑素等）、摄食中枢和饱食中枢神经元自发放电的影响等，取得了儿科脾主运化理论实验研究的系列成果。儿科藏象学说研究的内容广泛，值得深入开展。

2. 生长发育、喂养保健研究

相对于阴阳学说、藏象学说研究而言，生长发育、喂养保健方面的基础理论研究更具有儿科特色。在这方面，古代医家通过长期临床观察总结得出的理论论点，随着现代科学自身的发展，逐渐被认识，证实了其科学性。中医药治疗胎萎不长，即胎儿宫内发育迟缓，具有一定优势。对孕期雌鼠采用饥饿方法制作胎萎不长模型已经成功，其母鼠、胎鼠、胎盘重量减轻，子代小鼠体重、体力下降，胎鼠肝组织中胱氨酸和蛋氨酸含量减少，孕鼠血清 LDH 活性增高，补肾方药治疗有显著疗效。临床上对于胎萎不长，也已建立了测量子宫长度、腹围、体重推测胎儿大小，B 型超声检查等客观指标。这些实验方法和临床指标的建立，为应用中医药促进宫内生长受限胎儿生长发育的研究提供了可靠的途径。

在小儿喂养方面，我国的传统喂养方法在近几十年曾受到强烈冲击，母婴分室、母乳喂养率大幅度下降，过分强调按时定量喂哺，各种代乳品大量出现等，都是其具体表现。这些现象直至世界卫生组织（WHO）不断强调母乳喂养、按需喂给、母婴同室、早期开乳等的重要性后才有所改变。《备急千金要方·少小婴孺方》根据每个儿童的个体需要确定哺乳时间和数量的观点，就是传统而又先进的喂养方法。

在儿童保健方面，同样有许多观点需要用现代科学方法加以研究，提出更有力的证据，以便于宣传推广。我国历来重视儿童精神行为培养、品格智能教育，并建立了中医药改善儿童智能的方法。对于儿童体格发育不良，也有从胎儿、新生儿、婴幼儿到儿童的较全面的矫正方法。历代医家并提出了时见天日、多作活动、衣勿过暖、避免外感等一系列保健措施。例如，衣着过暖使儿童适应气候变化和抗御外邪的能力下降，似乎已达成共识，但系统的临床和实验研究资料尚待提供。中医药儿童保健方法的研究，要根据研究内容，按照现代科研方法，加强多学科协作（如与心理学、气象学、生化学、免疫学等学科的协作），进行设计和研究。研究开发中药保健药品、保健食品适应了现代社会儿童保健事业发展的需要，研究方法和生产要求要走向规范。中医药儿童保健品的研制，要按照国家颁布的有关"办法"要求进行。儿童保健方面的研究，将会成为来来中医儿科学研究中的活跃领域。

3. 中医儿科学临床研究

中医儿科学临床研究，包括从预防、诊法、辨证、治疗、护理等各方面对儿科各系统疾病的研究。

（1）临床研究类型

1）预防学研究：中医儿科预防学研究包括未病防病、既病防变、瘥后防复三个方面，预防疾病的方法又分为一般调护方法和药物预防方法两类，其防病依据不外乎扶正和御邪两个着眼点。

儿科预防方法与儿童保健方法有密切的联系，要从人与自然的整体观点出发研究各种致病因素对儿童发病的影响，从而确立有效的防病措施。儿科病因有先天因素、外感因素、内伤因素（饮食、情志等）、意外因素等。

预防先天因素致病，除了做好胎养胎教工作之外，目前已经深入到应用中医药方法矫治胎儿某些异常的研究。随着胎儿诊断水平的提高，母血、羊水、B 型超声波、胎儿内窥镜等检查的进步，为胎儿医学发展提供了客观条件。中药治疗胎萎不长的研究也就是预防胎怯的研究。中药预防新生儿母子血型不合溶血病的研究，通过血凝抑制试验及凝集素吸收抑制试验，表明大黄、黄芩、益母草、茵陈、木香、白芍等所含 A、B 血型物质（一种半抗原，可中和免疫抗体）成分较高，大黄及黄疸茵陈冲剂还对 Rh 型新生儿溶血病的抗 D 抗体有明显抑制作用，临床系统观察也证实了清利湿热、活血化瘀类中药预防新生儿溶血病的效果。在现代客观观测指标的监测下，研究中医药用于孕妇作用于胎儿以预防新生儿疾病，有着广阔的前景。

预防外感因素致病，一方面要研究外感因素与小儿发病的关系。病毒、细菌等致病微生物产生感染性疾病的机理已经比较清楚，而与外感性疾病发病有关的气候变化、环境污染等方面的研究相对还较少，需要确立客观指标，通过较大规模的观察加以研究，丰富中医儿科病因学的现代内容，为提出防病措施提供依据。另一方面要研究中医药预防外感疾病的有效方法，药物喷喉、香囊佩带等方法预防呼吸道感染，药物内服、肚兜佩带等方法预防消化道疾病，均已有研究报道，但若要提高预防的针对性和效果，还需要深入研究。如中药喷喉预防流行性感冒等的发病，可以从扶正，主要是增强免疫力，设立 SIgA、溶菌酶、干扰素等客观指标，并从御邪方面进行实验研究，如抗病毒试验等，筛选药物，改进制剂，使之便于推广应用。这些实验研究方法同时可以用于反复呼吸道感染、反复消化道感染的研究，用来研制有效的药物制剂，使儿童减少发病，改善体质，提高健康水平。

预防内伤因素致病，需要加强机理研究。如《小儿病·哺乳通论》指出："五味饥饱，勿令太过，过甜成疳，过饱伤气，过酸伤志，过冷成积，过苦耗神，过咸闭气，过辛伤肺，过肥益痰。"较全面地叙述了饮食不节致病的类型，其中大部分都是早有记载并历代沿用的，但是，现代对其机理的研究却不多，有待加强。七情过度而致病，曾经在儿科不被重视，近年来有重新引为注意的趋向，其中某些方面的研究是很有现实意义的。例如：《素问》记载的孕妇大惊可致小儿生而病"颠疾"，情志过极与儿童精神行为障碍发病的关系，"思伤脾"在小儿脾胃病发病学中的地位等，都值得加以研究。以高营养饲料制作食积小鼠模型，以猫吓鼠制作恐伤肾肾虚小鼠模型的方法已初步建立，这方面的研究进展也有利于对内伤致病造成体内生化改变的客观指标的确立，进而用于防治内伤因素致病的方法筛选研究。

意外因素致病的预防以加强对孩子的教育和加强家长的防范意识为主。其中部分意外因素致病的预防也值得作为专题研究，如儿科常用有毒中药的毒理、中毒剂量及其与有效剂量间的关系、炮制加工制剂煎煮等的减毒作用、防治中毒的方法等，就是一类很大的研究课题，需要就有关药物或制剂分别去做多方面的研究。

关于小儿体质的研究，对于体内阴阳气血脏腑等失衡的偏颇体质，因其潜伏着发病的倾向，调整其体质偏颇也是儿科防病的重要内容。例如：肺气虚质儿童易患肺系疾病，脾气虚质儿童易患脾系疾病，特禀质儿童好发变态反应性疾病等，在其未曾发病时，应用中医药方法干预，使其偏颇体质得到调整，可能有效地减低发病率。

2）诊法学研究：诊法学研究首先是对传统儿科诊法的现代研究，主要是四诊客观化及病理性征象的产生机理研究，以及与此有关的诊查仪器研制，另一方面，是对用现代诊查手段取得的信息资料如何按中医学认识论加以处理，使之为中医诊断、辨证服务的研究。

传统的四诊诊法仍然是目前中医儿科诊查疾病最主要的方法。儿科四诊首重望诊，望神色、望形态、审苗窍、辨斑疹、察二便、看指纹等，组成了儿科望诊的主要内容。四诊客观化虽已取得进展，如以色度仪测定面色、舌色，脉象仪检查脉象，声波分析仪分析声音等，但尚未能得到推广。究其原因，可能与仪器性能的稳定性、检测结果的标准化等因素有关。例如：面色在不同年龄、不同时间、不同部位都会发生变化，若要用仪器检测，首先必须提出统一的标准值，这就需要通过科研观察总结来确定。现有的诊查仪器性能需要改进，新的诊查仪器需要发明，研制工作必须由中医工作者与有关的工程技术人员合作进行，使研制出的仪器符合中医诊查思路、指标形象客观、采用先进技术（尤其是电子计算机技术），才能适应中医儿科诊查现代化的需要。

儿科常见病理性征象的机理研究已有显著成绩。舌象研究的成果突出，如通过微观观测已经发现：剥苔为舌面上部分丝状乳头萎缩变平所致；草莓舌系舌面上蕈状乳头大量增生，丝状乳头相对萎缩或向蕈状乳头转化；舌边齿印多由于营养不良，舌组织水肿，舌体肥大遭齿缘压迫而成；青紫舌因于舌微循环严重障碍等。舌象研究还在进一步深入，如国外已采用氨基酸分析仪测定舌上皮细胞蛋白中各种氨基酸的含量，用 X 射线微血管造影术以显示舌乳头的微血管，用放射自显影技术显示舌黏膜的代谢情况等。再如指纹诊研究，已经明确：指纹颜色与血内含氧量、血红蛋白量和末梢循环状态等因素有关；指纹滞为指纹静脉流速减低；指纹长短与静脉压、末梢血管舒缩状态有关等。四诊诊查的微观研究是中医诊法理论现代化的基础性工作。

现代的各种临床诊查方法大大增加了检查手段，如何将之纳入中医诊法学体系却是我们面临的大课题。体温计较之诊尺肤更为准确地显示了身热高低是毫无疑义的。X 线、CT 检查、核磁共振成像、显微镜扩大了望诊视野，听诊器、超声波延伸了闻诊范围。但是，对这些检查所获得的信息，需要应用中医学认识论加以处理，才能为辨证论治所用。例如：显微镜下血尿与肉眼血尿均属中医学尿血，脉速与心动过速多数是一致的。有些情况却给我们提出了新问题，例如：X 线、超声波发现的无症状性尿路结石是有"石"无"淋"，外感疾病中血象升高是否就属于热证，临床疑为虫症反复查虫卵却均为阴性怎么办等，都是值得探讨的问题。看来，现代化的诊查手段必须为我所用，诊查结果如何认识尚需加强研究，总结规律。有石即是石淋，血象升高就是热证，血象降低就是虚证，这种简单化的处理方式肯定是不符合中医学整体观念、四诊合参、辨证论治的认识论的。

中医儿科诊法学的现代研究，是为了实现中医儿科病证诊断的客观化、规范化和定量化，这是我们进行这类研究的出发点和目标。

3）辨证学研究：辨证论治是中医临证医学的核心。正确治疗的前提是准确辨证，同病异治、异病同治体现了辨证论治的临床重要性。中医儿科辨证学研究，在中医儿科临床理论研究中有着显要的地位。

传统辨证的特点是宏观、整体的辨证，对疾病机体的变化勾画出了一个全面的轮廓，抓住了病理变化的关键。但是，由于当时条件的限制和认识论的局限性，也就对于证的客观指标、微观改变失之粗疏。现代中医儿科辨证学研究，重点就在于寻求证的客观指标，揭示证的微观改变，制订证的诊断标准，研制证的动物模型，为中医儿科临床及科研服务。

辨证客观化研究是辨证学研究进入新阶段的主要标志。寻求证的客观指标近年来受到普遍重视。在宏观辨证方面，定性结合定量的研究便属于此类。小儿脾虚证诊断指标中，原来只提形体消瘦，现在具体定量为"体重低于正常平均值的15%以上"，便是以量化指标补充了原来模糊定性的某些不足。

微观辨证研究，主要是引进现代技术手段，测定疾病机体内形态学、生化学、免疫学、组胚学、解剖学、生物电等的变化，以充实辨证学资料。目前，对于脾虚证、肾虚证、血瘀证等常见证已经建立了不少微观辨证指标。以脾虚证为例，常用指标有血清胃泌素含量测定、木糖排泄试验、尿淀粉酶含量测定等，还有关于消化吸收功能的唾液淀粉酶、胃蛋白酶、血清淀粉酶、苯替酪胺试验（BT-PABA试验）、胃酸分泌、胃肠运动、直肠活检等，关于自主神经功能的唾液淀粉酶、胃电测定、乙酰胆碱与血真性胆碱酯酶含量测定、皮肤电位测定、尿 VMA 含量测定、多巴胺 $-\beta-$ 羟化酶测定、大脑皮层诱发电位测定、血 cAMP 与 cGMP 含量测定等，关于免疫功能的 E—玫瑰花结试验、植物血凝素皮试（PHA）、PHA 培养转型法淋巴细胞转化试验、^{3}H—胸腺嘧啶核苷掺入测定淋巴细胞转化试验、免疫球蛋白测定、干扰素测定等，还有关于内分泌功能的甲状腺功能、肾上腺皮质功能测定等，都可以根据研究选题及条件选用。

应当看到，微观指标用于辨证，有些有较强的特异性，有些则属于非特异性指标。因此，到目前为止，中医儿科辨证标准还是主要以传统的四诊宏观辨证来实施，微观指标的融入还有很多的工作要做。

建立"证"的病理模型的研究作为一项重要的实验研究工作前已述及。符合儿科"证"的特点的动物模型研制是辨证学研究中一个急需开拓的领域。优良的动物模型应当具有以下特征：①普适性，能解决特定范围内普遍的基本问题。②易用性，易于建立和使用。③定性和定量相结合，具有表述原型的定性特征和一组相关性强的定量指标。④可变换性，动物模型也是个开放系统，应具有可解析性和可重构性。随着技术和检测指标的发展，模型的模拟性能也不断向理想化逼近。

4）治疗学研究：治疗学研究包括治则治法研究、药物方剂研究、剂型改革研究、多种疗法研究等。针对儿科的特殊治疗对象－儿童进行治疗学研究，对于充分发挥中医药的优势，提高临床疗效，有着重要的意义。

各种中药治疗法则都适用于儿科，而现代对儿科治疗法则的研究则以补脾运脾法、培元补肾法、回阳救逆法、活血化瘀法、止咳平喘法、清热解毒法、通腑泻下法等的研究较为集中。以异病同治、辨证论治为原则，研究各种治法的适应证候、常用方药、作用机理等。如补脾运脾法的研究提出：补脾主要用于脾胃虚弱证，又进一步区分为补脾气用于脾气虚证、养脾血用于脾血虚证、滋脾阴用于脾阴虚证、温脾阳用于脾阳虚证；运脾主要用于脾运失健证，又进一步区分为燥湿运脾用于湿困脾土证、消食运脾用于乳食积滞证、理气运脾用于中焦气滞证、温阳运脾用于脾阳不振证。我们通过实验研究，分别对比了补脾与运脾在增进小肠吸收、促进消化酶分泌、调节肠蠕动、增强机体免疫功能和提高体内必需微量元素含量等方面的效应。这种既有理论指导和具体用法的归纳分析，又有临床及实验研究的验证和机理探讨的研究方法，是现代治则治法研究的模式，可供有关研究项目借鉴。

中药是中医治病最常用的手段。关于中药方剂的研究，包括药材药学研究（名称、来源、产地、药用部位、栽培、产地加工、炮制方法、质量标准等）、临床药学研究（性味、功用、成分、主治、用法、用量、适应证、副作用等）和方剂学研究（组方配伍、成分分析、用法用量、功用主治等）。一项课题只能就某一专题进行研究，如关于新生儿用药剂量的研究、马钱子炮制机理的研究、枳术丸的化学研究等项目都曾获得国家中医药管理局中医药科技进步奖、中医药基础研究奖。中药（包括单方和复方）的药理研究是中药方剂现代研究中发展最快、最为重视的内容。国家对中药新药的药理学研究，已陆续按病证提出了研究要求，集结成《中药新药研究指南》等颁布。

儿科剂型改革为中医儿科适应现代社会需要所必须大力开展研究的课题。汤剂加减灵活，吸收快，生物利用度高，作用强，现在和将来都会在儿科临床广泛应用。但是，现代社会生活节奏逐步加快，儿童服汤药难的现状也要求我们必须研制更多儿童服用方便、容易接受、剂型先进的中成药。中药新药研制的制剂要求，在《新药审批办法》等法规中有明确规定，在涉及剂型改革的研究中必须按照有关规定，进行制剂工艺、质量控制标准及稳定性试验等各项研究。中成药剂型传统有丸、散、膏、丹，现代又产生了冲剂、滴丸、胶丸、胶囊、片剂、酊水剂、糖浆剂、口服液、注射剂、气雾剂、栓剂等，剂型选择应从方药特点、适应病证、对象年龄等方面综合考虑。儿科剂型改革工作涉及多种专业，需要中医儿科、药剂学、药理学、毒理学等多学科的专业人员协作才能做好。

儿科多种疗法指非药物疗法，如针法、灸法、推拿、拔罐、埋藏、割治、气功、心理、食疗等。非药物疗法在儿科应用有较大的需求，研究内容有其特点。如：氦－氖激光代替针刺，艾灸保健，推拿治疗泄泻、斜颈，捏脊治疗疳证、厌食，割治治疗哮喘，拔罐辅治肺炎啰音促进炎症吸收等等，都有不少总结报道。有的研究课题并能按临床科研要求做了较全面的工作，如朱升朝氏"手法按摩防治小儿反复呼吸道感染的临床与实验研究"，进行了临床对照观察，检测了 IgG、SIgA、ANAE、Cab-R、C3b-Ic、PHA 等体液及细胞免疫指标，复制了体弱易感兔动物模型，作了动物模型按摩复健的增重、免疫指标、气管感染率和感染菌落数等动物实验。今后对于儿科多种疗法的研究，应当开展前瞻性的 PCR 规范性研究，这方面的研究发展前景是广阔的。

5）护理学研究：中医儿科护理学研究已经开展的工作不多，是中医儿科临床研究中的薄弱环节。中医儿科护理的特点是辨证施护，中药给药护理、饮食护理等又是其特色。已有的中医儿科护理措施多停留在经验的水平上，逐步开展对其机理的研究是很有必要的。

在给药护理方面，不同类型（解表药、通下药、清热药、消导药、补益药等）汤剂的煎煮时间，与其有效成分含量和临床疗效的关系；汤剂的煎出汤剂量、服药次数和间隔时间，与小儿年龄分组的配合关系；不同给药途径（如口服与灌肠）的体内吸收利用，与临床疗效的关系；配合服药的方法（如表药宜热服，服后啜稀热粥或热水以助药力，散剂分别以水调、醋调、蜜调的不同调制等）对药剂的影响等等，都是值得研究的课题，其成果与提高中医药疗效有着直接的关联。

在饮食护理方面，古代留下了大量各种疾病饮食宜忌的记载。其中有些已经现代研究弄清了原理，如水肿忌盐、哮喘忌"发物"等，还有不少尚未能通过研究说明其作用机理，以致在实际工作中掌握不一，如辛辣食物与某些疾病发病、康复的关系，甘甜、肥腻食品与痰湿的关系等。更有古代与民间流传的大量饮食调养方，虽然近年来有不少著作问世，但多属搜集整理性质，对其有效成分、作用机理、用法用量等的研究很少。

中医儿科护理研究还可以按病证进行，麻疹、哮喘、泄泻、疳证等的护理都可以作为专题研究；风寒证与风热证，痰热证与痰浊证，虚寒证与实热证的护理可以作对照研究。某些中医特殊的护理措施，如艾灸用于肌注后硬结、褥疮初期，拔罐用于促进肺炎啰音吸收、拔吸脓毒等，都已经实践验证，需要在科学研究的基础上肯定效果、阐明机理，更好地指导临床应用：

（2）临床研究选题

临床研究选题实质上是一个发现临床问题的过程。中医儿科临床需要认识和解决的问题很多，从中提出有创见性的课题，对于丰富中医儿科知识、提高临床疗效和儿童健康水平，有着重大的价值。中医儿科临床研究的选题，应符合以下基本原则。①符合儿科临床需要，应以认识和解决儿科临床上迫切需要解决的问题为目的。②符合学科发展要求，临床科研就是要应用现代的科研方法、诊查手段、实验技术，对中医儿科传统经验加以去粗取精、去伪存真的研究，发掘其中的精华，并加以改进提高。③符合科研招标范围，即尽量在各级科研主管部门的招标项目范围内投标。④具备研究工作条件，前期工作有一定的基础和苗头，开展相关课题研究的人员、技术、设备等条件落实。

临床研究的选题，一般从病、证、法、方、药等方面入手，进行其临床观察、机理研究等。本文谨从儿科临床各系统疾病的角度，举例说明可供选择的研究项目及其研究内容。

1）新生儿疾病：近几十年来，中医对新生儿疾病的研究不多，这方面的研究发展潜力是很大的。新生儿疾病的研究可以从下列病种中选题：胎怯（早产儿及小于胎龄儿），胎黄（各种溶血性黄疸、肝细胞性黄疸、阻塞性黄疸等），新生儿硬肿症，新生儿肺炎，新生儿败血症，新生儿出血症，新生儿坏死性小肠结肠炎，先天性肌性斜颈等

胎怯在儿科古籍中有不少记载，现代研究刚刚起步。西医只有加强护理喂养补充营养素的措施，中医补肾生精培其先天之本、补脾助运健其后天之本，对于促进

患儿加速生长发育有着良好的效果。胎怯已建立有低出生体重豚鼠（初生 3 天体重 60±5g）的动物模型。实验研究指标以下丘脑－垂体－肾上腺轴、下丘脑－垂体－甲状腺轴等与生长发育关系密切的内分泌腺激素指标为主。

胎黄包括可出现新生儿黄疸的多种疾病，研究选题应进一步明确病种，如新生儿 ABO 血型不合溶血病、新生儿 Rh 因子不合溶血病、新生儿红细胞葡萄糖 -6- 磷酸脱氧酶（G-6-PD）缺陷、新生儿巨细胞病毒肝炎、新生儿乙型肝炎等。这些病种目前均已有确定诊断的方法，如对新生儿病毒感染中的巨细胞病毒、乙肝病毒、风疹病毒、EB 病毒、甲肝病毒等，均可用 PCR 法检测。中药治疗胎黄有优势，值得区别病种，结合理化检查客观指标，深入加以研究。

补益元气、温阳祛寒、活血化瘀等治法治疗新生儿硬肿症有较好的疗效，对本病的内治、外治多种不同疗法、制剂已有不少研究总结，对本病治疗的有关处方制剂有必要筛选、优化，研制适于推广应用的中药制剂。研究的客观指标可从药物对于患儿体温调控、脂肪熔点、红细胞及血流的影响等方面设立，如对下视丘－自主神经－血管收缩、舒张及血流速度改变，红细胞变形能力及红细胞脆性、红细胞凝聚力、红细胞压积及内黏度等的作用方面进行实验研究。

小儿甫生，五脏六腑成而未全、全而未壮，各种治疗方法的选用，都要顾及新生儿的生理病理特点，不能等同于成人。如新生儿肺炎，新生儿败血症等疾病均比其他年龄段的患儿更易于出现正不胜邪的病理变化，因而更需注重扶正（益气、回阳、护阴）治法的应用。新生儿用药量小，选药宜药味少而力专。制剂应精炼，口服药每次剂量应小，应特别重视监测药物的毒副作用等。

2）传染性疾病：传染病在现代儿科临床上的发病情况变化最大，天花、脊髓灰质炎等疾病已被消灭，麻疹、白喉等疾病发病率大幅度下降，艾滋病、流行性感冒等疾病有蔓延之势。临床研究选题应针对那些仍在严重危害儿童健康且中医药治疗具有一定优势的疾病，如病毒感染性疾病。选题的重点可在以下疾病中考虑；呼吸道病毒感染，病毒性脑炎，病毒性肝炎，传染性单核细胞增多症，手足口病，流行性腮腺炎，水痘，猩红热，细菌性痢疾，艾滋病等。

中医药治疗感染性疾病的特点在于，它不仅具有清热解毒药的抗病原微生物作用，而且通过发汗解表、止咳平喘、化痰燥湿、清热凉血、活血化瘀、消痈散结、通腑攻下等辨证用药的综合效应，发挥解热、抗炎、抗凝、止血、增强免疫功能、抑制变态反应、改善血液循环、修复组织损害等作用。因此，科研处方及实验指标的设计，绝不能仅局限于其祛邪－抗病原微生物作用，而应当针对该病的病理辨证立方，设立实验指标。已有的研究表明：许多清热解毒中药对多种病毒、细菌、真菌、螺旋体以及原虫等有不同程度的拮抗作用，配伍或组成复方作用可以互补、扩大并显示协同增效。但一般而言，其抗生作用均较弱，常用剂量下口服难以达到体内抗生水平，对一些局部感染如肠道感染、皮肤感染等则可达到抗生浓度。所以，中药治疗感染性疾病的机理，还要从多方面设计指标加以研究，如抗内毒素作用（拮抗内毒素的生物学毒性作用和对内毒素的直接解毒，对网状内皮系统＜ RES ＞的激活以加强内毒素于体内的清除及消除肠道内毒素等）、解热作用（抑制花生四烯酸代谢，抑制内生致热源生成，抑制下丘脑热敏神经元等）、抗炎作用（抑制炎症早期的毛细血管通透性亢进造成的渗出、水肿，增强对炎症中期白细胞的集聚及炎症晚期纤维组织的增生等）、对免疫功能的影响（增强白细胞及单核巨噬细胞对病原体的吞噬和消化能力，诱生干扰素，诱生白细胞介素，增强溶菌酶活力，促进特异性体液及细胞免疫，抑制Ⅳ、Ⅲ、Ⅰ型变态反应等）、对血液系统的影响（抑制血小板功能，抑制血凝，抗 DIC，改善血液流变性等）等。

《中药新药临床研究指导原则》中有"中药新药治疗小儿外感发热的临床研究指导原则"，对基本原则、临床试验、临床验证、承担中药新药临床研究医院的条件提出了明确的要求。近年来，研究小儿外感发热尤其是流行性感冒的研究项目不少，发挥中医药的标本兼治特长，使退热作用起效快而持久且剂型更适于临床使用，应是研究的重要目标。对于急性呼吸道感染中的某些特殊类型，如近年来流行的甲型流感病毒 H1N1、H3N2、H5N1、H7N9 等亚型，冠状病毒变异所产生的肺炎，引起手足口病的柯萨奇病毒、EV71 感染等，均可以作专题临床研究、实验研究。

3）寄生虫病：寄生虫病尤其是肠道寄生虫病在儿科发病率虽然大幅下降，但还未被消灭。中药驱虫药应用历史长，且能保持其较佳的驱虫效果，不若西药驱虫药易产生耐药性。青蒿素及其衍生物的多种制剂研制成功，对疟疾特别是恶性疟有显著疗效，更为抗虫中药的有效成分提取制剂研究建立了成功的范例。多种寄生虫病的中医药治疗都值得深入研究：如蛔虫病（包括胆道蛔虫症、蛔虫性肠梗阻），蛲虫病，钩虫病，绦虫病（包括囊虫病），姜片虫病，疟疾，阿米巴病等。

驱蛔中药及复方较多，但临床疗效与已有的药理研究结果尚不尽一致，需要加强实验研究，探讨疗效机理、有效剂量、有效成分，研究成果有可能发现一些有效单体，进而研制出新型驱蛔中成药。胆道蛔虫症和蛔虫性肠梗阻用酸以安蛔法治疗已得到肯定，同时使用驱蛔、攻下是增强疗效还是会加剧症状，则有不同的看法，需要通过临床研究提供指导，通过实验研究阐明机理，筛选配方及剂量。

绦虫病的槟榔、南瓜子疗法等已从临床及机理研究方面取得了明确的成果。中药治疗囊虫病的研究也不少，有人将其机理归纳为：消积杀虫、软坚散结、镇痉息风类药物杀死囊虫头节和破坏囊壁；益气养血类药物提高免疫功能，扶正以祛邪；豁痰宣窍、行气活血、渗湿泻下类药物提高囊壁的通透性，更好地发挥杀囊虫治疗和免疫治疗的效用。今后的研究，应致力于优化处方、改革剂型、分析有效成分、确定有效剂量、缩短疗程。

4）肺系病证：肺系病证在目前儿科临床上发病率占首位。对于多数常见的肺系病证，中医药治疗均有较好的临床疗效。肺系病证的研究重点：感冒，支气管炎，肺炎，哮喘，反复呼吸道感染。

反复呼吸道感染是目前儿科临床的突出问题之一，应用益气固表、健脾补肺、调和营卫等治法，改善患儿体质、增强免疫力、减少发病，已经取得明显的效果，但因需要观察的疗程较长，受试者依从性难以保证，RCT临床研究资料尚缺乏。深入的研究还应分别观察有关治法和方药的免疫机理，如各种体液免疫、细胞免疫及呼吸道局部免疫指标，以及有关的微量元素、消化吸收功能、抗病原微生物试验等。有效而应用方便的中成药制剂必将产生良好的社会效益和经济效益。

肺炎的现代研究已不断向探讨按其病因、病理分类的各种肺炎的辨证论治规律发展。呼吸道合胞病毒性肺炎、腺病毒性肺炎、支原体肺炎、迁延性及慢性肺炎等都已有不少研究。中医药治疗肺炎的优势体现于辨证论治、整体观点，产生了扶正、祛邪两方面的效应。主要药效学研究可采用抗菌试验、抗病毒试验、清热作用、止咳作用、化痰作用、抗炎作用、免疫调控作用（如诱生干扰素、诱生白细胞介素）、代谢组学作用等。

哮喘的发时治标、平时治本法则是行之有效的。发作期平喘、化痰、止咳，使之尽快缓解，缓解期改善体质、降低致敏性以减少发作，是临床及药理研究的内容。平喘试验已建立了气管容积法、气管螺旋条法、喷雾致喘法、肺溢流法、抗慢反应物质（SRS-A）法、致敏豚鼠肺支气管灌流法、肥大细胞脱颗粒法等方法，可用于药剂学试验。扶正固本药物的效应则可从对下丘脑-垂体-肾上腺皮质功能、TH1/TH2平衡调节、对血清IgE改变的影响、对于气道重塑的作用等方面进行研究。咳嗽变异性哮喘的研究可以参考支气管哮喘的研究方法实施。

5）脾系病证：脾系病证主要包括西医学消化道疾病和营养性疾病。脾主困，在病理方面常表现为受纳运化功能及营养输布的失常。调理脾胃，恢复脾主运化的生理功能，是中医治疗的优势之一。现代已从临床及实验研究多方面证实了疗效，揭示了作用机理。脾系病证的研究重点在以下疾病：厌食，积滞，泄泻，胃脘痛，急性坏死性肠炎，疳证，肥胖症。

小儿厌食症的现代研究较多，并已提出了调理脾胃药物治疗须与调节饮食相结合的原则。运脾开胃、健脾养胃治法针对不同的证型各有其增进食欲，增强消化吸收功能的临床疗效。实验研究表明，不少调理脾胃方药具有提高患儿尿D-木糖排泄率、尿及唾液淀粉酶含量，增加头发、血液中锌、铜等微量元素含量，以及增强免疫功能等作用。对血清胃泌素含量的影响则有不同的研究结果，需要进一步探讨。动物实验已证明了有关方药调节肠蠕动，促进十二指肠对氨基酸、葡萄糖等的吸收作用，以及有关方药对食欲中枢和脑肠肽的影响等。在确立统一的药效学研究指标的基础上，则可进行方药筛选和剂型改革的进一步研究工作。

小儿泄泻的主要药效学研究要求已经提出，包括胃肠运动功能试验、抗腹泻试验、抑菌及抗病毒试验、镇痛试验和脾虚试验等。对不同类型腹泻，如轮状病毒肠炎、致病性大肠杆菌肠炎、空肠弯曲菌肠炎、鼠伤寒沙门氏菌小肠结肠炎、金黄色葡萄球菌肠炎、真菌性肠炎、乳糖酶缺乏、功能性腹泻等，需要分别研究其辨证治疗规律、有效方药及作用机理。泄泻的给药途径应以口服为主，效佳而服用方便是剂型改革研究的基本原则。

疳证的研究可采用脾虚证的研究方法结合小儿疳证的特点进行。疳证动物模型研制应符合目前临床上小儿疳证的病因、证候特点，不应简单套用苦寒泻下法、利舍平法等脾虚造模方法。药效学研究包括；①一般情况观察，如形态、体重、进食及饮水量、粪便等。②运化功能试验，如胃功能试验（胃运动试验、胃排空试验、胃液分析）、肠功能试验（离体肠管平滑肌试验、在体肠运动试验、小肠推进运动试验、小肠吸收功能试验）、胃肠激素测定（胃泌素、促胰液素、抑胃肽、胆囊收缩素-促胰酶素）等。③健脾益气试验，如应激能力试验（耐寒热试验、耐缺氧试验、耐疲劳试验）、免疫功能测定（细胞免疫、体液免疫）等。

6）心系病证：心系病证包括心脏、精神、血液等方面的疾病。这类病证病种多，多数有明确的诊断方法，中医药治疗或中西医结合治疗有一定的优势或互补作用。中医药治疗的现代研究已做了一些工作，尚须深入、持续进行下去。研究的主要病证如下：病毒性心肌炎，心律失常，心功能不全，智力低下，注意缺陷多动障碍，营养性缺铁性贫血，急性白血病，以及相关的过敏性紫癜、免疫性血小板减少症等。

"中药新药治疗病毒性心肌炎的临床研究指导原则"已经制定，对已经临床初步观察有效的方药应按这一指导原则进行临床研究，争取形成中药新药。对于病毒性心肌炎或其他原因造成的心律失常，可利用多种心律失常动物模型进行方药研究，如用可导致过速型心律失常的药物（乌头碱、强心甙、氯化钡、氯仿-肾上腺素等）造模和电刺激造模，用可导致缓慢型心律失常的麻醉剂诱发、维拉帕米诱发、烟碱诱发造模等，这方面的中医药临床及实验研究需要开展。

对智力低下儿童需加强教育和训练已达成共识，中药促进其智力潜能开发的作用还待进一步探讨，需要通过严格的临床及实验研究观察后加以证实。药理实验的益智实验方法主要有两类，一是常用筛选方法，包括跳台法、避暗法、水迷路法、电迷路法、复杂迷宫趋食法；二是中枢递质和受体测定方法，如乙酰胆碱含量测定方法、单胺类神经递质测定方法。益智方药临床观察的疗程应不少于半年，可用智商（IQ）测定作为客观指标，测定智商的医生要先经培训，也可根据不同病情增加相应的理化检查，如基因检测，头颅CT检查，视力、听力测定等。

中医药治疗营养性缺铁性贫血，着眼于调脾健运，养心补血，促进造血营养物质的吸收及利用，还可以减轻单用铁剂的胃肠道反应等副作用，但需要大样本、多中心、随机对照的临床研究证实。临床研究指标可观察血红细胞数和形态、血红蛋白、网织红细胞、血清铁蛋白、红细胞游离原卟啉、血清铁、骨髓可染铁等。营养性缺铁性贫血动物造模可用营养法，以刚断奶大鼠喂饲缺铁饲料，为加速造型速度，可加用放血方法，每隔 1 天由鼠尾放血 10 滴左右，两周即可使大鼠外周血红细胞数及血红蛋白含量下降。药理实验可观察药物对模型大鼠的补血作用、血液含铁量及铁的相对生物利用率的影响等。

7）肝系病证：肝系病证包括肝胆、胰腺、神经、运动系统等疾病。这类病证范围较广，中医治疗有内治的多种治法，还有外治、推拿、针灸等多种疗法，对其中一些难治性疾病提供了较多可供选择的治疗手段，现代研究也已积累了不少资料。研究的主要病证包括：惊风，癫痫，痹证，痿证，眩晕，黄疸，脑性瘫痪，抽动障碍，儿童类风湿病，重症肌无力等。

小儿惊风（惊厥）的病因很多，其中以热性惊厥最为常见。中医常用的止痉方法有针刺和药物。药物止痉的中成药如小儿回春丹、羚珠散、紫雪丹等，对于惊厥正在发作的患儿则及时止痉尚嫌不足，有必要研制应用方便、起效迅速、止痉作用强的成药制剂，如灌肠剂、注射液等。研制的方法可以先作抗惊厥试验筛选方药。惊厥动物造模可用致惊药（戊四氮、印防己毒素、安钠咖、硝酸士的宁等）诱发惊厥法、电惊厥法、精神运动性发作法等。在药理研究有效、安全的基础上，再进行临床研究。对于反复发作热性惊厥的患儿在外感发热初起便采用中药预防发作更值得立项研究。

癫痫在现代有不少研究，研究的深入应逐步探索各种不同类型癫痫的治疗用药规律，如简单部分性发作、复杂部分性发作、部分性发作发展为继发性全身发作、失神发作、肌阵挛发作、阵挛性发作、强直性发作、失张力发作、婴儿痉挛症等。癫痫药效学试验用动物模型与惊厥相似，有些模型可用于不同类型癫痫的药物筛选，如以最大电休克发作试验、听源性发作法作为癫痫大发作实验模型，以戊四氮致惊法、最小电休克阈值试验作为癫痫小发作实验模型。

抽动障碍已经有一些中成药或科研方报道，表明中医药对于此病有一定的疗效，但如何按其不同类型辨证选方、优化处方用药、降低复发率等尚需要继续深入研究。本病实验研究已有通过注射阿扑吗啡、亚氨基二丙腈等化学药物造模的方法，动物实验相关指标则有行为学评估，多巴胺、5-HT 等神经递质的测定等。病证结合动物模型的研制及证候相关检测指标的确立则还需要研究。

8）肾系病证：肾系病证包括泌尿系统疾病及生长发育异常一类的疾病。本类病证中多数应用中医药治疗有较好疗效，也有一些病种目前尚较难治，需要研究更为有效的中医或中西医结合疗法。有待研究的主要病证包括：肾病综合征，急性肾小球肾炎，IgA肾病，尿路感染，遗尿症，性早熟，生长发育不良等。

肾病综合征的中医药治疗，由于雷公藤的应用，使控制蛋白尿的效果显著提高，但对其毒副作用则还有较多争议，影响了临床应用，需要继续通过实验研究，包括与环磷酰胺等西药的对照研究来得出更为公正、客观的结论。中西药的配合应用，中药介入是否能够增强疗效提高难治性肾病的缓解率、减少激素依赖、减轻西药激素与免疫抑制剂的毒副作用等也需要进行更多的研究。研究成果对于提高肾病综合征的疗效，确定高效、低毒综合治疗方案有着重要价值。

尿路感染用小柴胡汤治疗是现代研究进展之一，其思路来自小儿尿路感染常有寒热往来症状、以及本病与胆道感染皆多由致病性大肠杆菌引起的启发。辨证论治是本病治疗指导原则。疗效机理不应局限于其抗菌效应，提高机体的防御机能也值得研究。例如已有研究表明八正散的100%煎剂对致病性大肠杆菌仍无抑制作用，但该方能显著抑制尿道致病性大肠杆菌（UEC）P菌毛的表达，或使P菌毛表达异常，从而大大降低了其在人尿道上皮细胞上黏附的能力，使之难以定居、繁殖，易被尿流冲洗和尿道蠕动而排除。

遗尿症的疗法较多，如内服辨证论治汤剂、单方验方、药物外治、针灸疗法、推拿疗法等。本病临床研究重在提高疗效，研究思路应立足于区别病因进行研究。原发性遗尿症包括膀胱控制排尿功能成熟延缓或功能性膀胱容量小，以及家族因素；继发性遗尿症可因精神创伤和行为问题，继发于膀胱或全身疾病等。膀胱控制排尿功能成熟延缓与脊柱隐裂引起的遗尿症，疗法及疗效机理有异同，区别病因进行研究对指导临床治疗、判断预后有着重要价值。近年来发现不少患儿遗尿与尿不湿应用过久有关，值得引为注意。

第二章

慎思医论

一 "纯阳""稚阴稚阳"统一论

关于小儿体质中的阳气多少，历来有"纯阳"与"稚阳"两种主要学术论点，对其学术内涵争议不断，持续至今。以吾之见，"纯阳""稚阳"观点看似相互背驰，其实并不对立。研读文献、结合临床，小儿阴精、阳气禀受于先天，出生后阴既未充、阳亦未长，需要后天脾胃生化才能使之不断充盛。笔者跟随江育仁先生学习，认同温阳学派的学术观点，在长期临床工作中深刻体会，小儿决非盛阳之体，必须时时顾护其稚嫩不足的阳气，才能在平时保证小儿的正常生长发育、病时免遭阳气受戕变生危证、病后及时康复减少复发。同时，也必须时时顾护其平时阴精的充实与防止病时阴液的耗损，以使阴精内藏而保证儿童健康成长的物质基础。"稚阴稚阳"是小儿体质的基本特点，阴阳和调是小儿健康的保障，决不可任意偏颇。

（一）"纯阳"学说的学术论争

小儿"纯阳"之说，始见于我国现存第一部儿科专著《颅囟经·脉法》："凡孩子三岁以下，呼为纯阳，元气未散。"元气，是道家术语，始见于先秦哲学著作《鹖冠子》，指世间万事万物的根源，用于人体，当指来自于先天的原始物质。《颅囟经·脉法》原意是说：婴幼儿禀受于父母的元气尚未耗散，所以称为"纯阳"之体。

"纯阳"怎样理解？明·万全《育婴家秘·鞠养以慎其疾四》说："小儿纯阳之气，嫌于无阴。"认为小儿是有阳无阴。清·叶桂《临证指南医案·幼科要略》说："襁褓小儿体属纯阳，所患热病最多。"将小儿"体属纯阳"作为易于发生热病的内因。清·纪昀《四库全书目录提要·小儿药证直诀》分析钱乙将《金匮要略》肾气丸中除去桂枝、附子二味成地黄丸（明·薛己改称为六味地黄丸）时说："乙以为小儿纯阳，无烦益火。"认为钱乙因小儿为纯阳之体，所以补肾只需"直补真阴"即可。清·徐灵胎《医学源流论·幼科论》更直接提出："盖小儿纯阳之体，最宜清凉。"以上这些论述，都被当作"纯阳"即为"盛阳"的理论根据。

如何正确地理解"纯阳"？余以为首先要从"纯"字释义开始。汉·许慎《说文解字》是我国第一部汉语字典，书中的释义是"纯，丝也"。"纯"的原意是蚕丝，蚕丝纤细不含杂质，所以，"纯阳"是指婴幼儿的阳气清纯，并无亢盛的意思，以蚕丝之细更有不足之意，因而可以说"丝之谓也，其阳几何？"若是认为小儿为阳盛阴亏甚至有阳无阴之体，那就意味着小儿正常情况下就不是阴阳平衡协调的体质，岂不是说小儿无生理状态了吗？

一些古代医家也明确提出，"纯阳"并非盛阳，指的就是阳气不足。清·罗整齐《鲟溪医论选》就说："小儿年幼，阴气未充，故曰纯阳，原非阳气之有余也，特稚阳耳！稚阳之阳，其阳几何？"认为"纯阳"便是"稚阳"。清·余梦塘《保赤存真》中又说："真阴有虚，真阳岂有无虚……此又不可徒执纯阳之论也。"清·吴瑭《温病条辨·解儿难》阐释《颅囟经》的"纯阳"说："古称小儿纯阳，此丹灶家言，谓其未曾破身耳。"认为"小儿纯阳"是来自于道家的说法，只是指儿童未经男女交合而损耗禀受之于父母的先天元气。所以说，对于"纯阳"的理解历来有"盛阳"与"稚阳"的不同见解。

（二）"稚阳"学说的学术源流

关于小儿的体质特点，最早见于《灵枢·逆顺肥瘦》："婴儿者，其肉脆、血少、气弱。"业师江育仁先生认为：小儿是生长发育的旺盛时期，生长和发育，最基础的物质是阴阳气血，生者赖阳以生，长者依阴而长，这是阳生阴长的基本原理。独阳则不生，独阴则不长，两者又是相辅相成的辩证关系。小儿机体的生理是"肉脆、血少、气弱"，乃是历代儿科医家所公认的。气属阳，血属阴，气弱即稚阳，血少即稚阴。因此，小儿的体质特点应是"稚阳稚阴"而非"阳常有余，阴常不足"的"纯阳之体"。

有关小儿阳气不足的论说历代甚多。如隋·巢元方《诸病源候论·小儿杂病诸候·养小儿候》说："小儿脏腑之气软弱。"南宋·陈文中更强调小儿体质特点为脏腑娇嫩元阳不足。陈氏在《小儿病源方论·惊风》中说："夫小儿脏腑娇嫩，皮骨软弱，血气未平，精神未定，言语未正，经络如丝，脉息如毫。"又在《小儿病源方论·养子真诀》中说："小儿一周之内，皮毛、肌肉、筋骨、髓脑、五脏六腑、荣卫气血皆未坚固，譬如草木茸芽之状，未经寒暑，娇嫩软弱。"他认为："盖真气者，元阳也。""无病者在乎摄养如法，调护正气"，有病时更应重视"固养元阳"。陈氏的学术观点渊源于《素问·生气通天论》："阳气者，若天与日，失其所则折寿而不彰。"由此指出小儿时期更赖阳气之温煦，方能不断地生长发育，未病防病，既病防变。

　　清代医家吴瑭经过临床长期观察，将阴阳学说用于小儿体质，认为小儿时期的机体柔嫩、气血未足、脾胃薄弱、肾气未充、腠理疏松、神气怯弱、筋骨未坚等特点是"稚阴稚阳"的表现。稚，指幼小、幼稚。阴，指体内精、血、津液及脏腑、筋骨、脑髓、血脉、肌肤等有形之质；阳，指体内脏腑的各种生理功能活动。小儿时期的脏腑娇嫩，形气未充，《温病条辨·解儿难》概括为："稚阳未充，稚阴未长者也。"他又说："男子……十六而精通，可以有子，三八二十四岁真牙生而精足，筋骨坚强，可以任事，盖阴气长而阳亦充矣。女子……十四而天癸至，三七二十一岁而真牙生，阴始足，阴足而阳充也。"也就是说，直到男子 24 岁、女子 21 岁，才能达到阴足阳充的生理状态。吴氏稚阴稚阳学说明确说明了小儿时期，无论在物质基础和生理功能上，都是幼稚和不完善的，并且伴随着其生长发育而逐步充足。他的学术观点为儿科学界广泛认同。

（三）基于小儿生理特点的"稚阴稚阳""纯阳"统一论

　　阴阳是出自道家的中国古代哲学基本概念。中国古代思想家认为，宇宙间一切事物都是由互相对立又互相依存的两个方面构成的，这两个方面就称为阴阳。气一物两体，分为阴阳。阴阳是气本身所具有的对立统一属性，含有既对立又统一的意思，如明·张介宾《类经·阴阳类》所说："阴阳者，一分为二也。"《素问·阴阳应象大论》说："阴阳者，天地之道也，万物之纲纪，变化之父母，生杀之本始，神明之府也，故治病必求于本。"这些论述表明，阴阳是一切事物的根本法则，事物的变化是由事物本身阴阳两个方面不断运动和相互作用形成的，事物的生成、演变和消亡都来自于这个根本法则，所以，治疗疾病的基本原则，就是要着眼于纠正阴阳的偏颇，使之处于和调的状态。

　　《易·系辞》曰："一阴一阳谓之道。"阴阳的对立、互根、消长和转化构成了阴阳的矛盾运动。小儿禀受于父母的元阴、元阳在出生之后得到后天水谷精微的涵养而逐渐充盛，其互根、互长的密切关系是小儿生长发育的物质基础和原动力。《素问·生气通天论》说："阴平阳秘，精神乃治；阴阳离决，精气乃绝。"若是小儿机体的阴、阳处于盛、微而失却平衡的状态时必然处于病态，若是阴竭、阳绝或者二者离决时则病情危重甚至导致死亡。

小儿初生之时，先天禀受的阴精（物质基础）和阳气（生理功能）都是稚嫩不足的。稚阴稚阳理论是用阴阳学说阐明小儿时期的生理特点和体质特点，其处于机体柔弱、腠理疏松、脏腑娇嫩、筋骨未坚、气血未充、卫外不固、运化力弱、肾气未盛、神气怯弱的稚弱状态，需要随着年龄的不断增长，赖阴以充赖阳以长，生长发育的不断完善，直至成年，才能臻于成熟。在生理状态下，阳气是小儿形神发育的动力，阴精是机体增长的物质基础，二者缺一不可。若是阳盛阴微或者阴盛阳衰，二者失却平衡协调，则体质偏颇，易于导致疾病发生或加重。

由此可见，稚阴稚阳是小儿基本的体质特点。儿童保健的宗旨就在于促进其阴精充实、阳气旺盛，保证其生长发育的需求；时时调整机体阴阳偏颇使之平衡协调，"阴平阳秘"，预防疾病的发生发展。从初生儿到成年，儿童的发病率、死亡率逐步下降，正是这种"阴足而阳充"渐变过程的客观反映。

再从临床实践来看，阴液不足甚至阴精耗竭的口渴、唇干、干咳、皮肤失润甚至枯瘪、囟门目眶凹陷、啼哭泪少泪无、尿少以至无尿、舌体干燥、舌苔少或光剥等症，阳气不足甚至阳气虚衰的手足不温、畏寒怕冷、面色苍白、语声无力、哭声微弱、表情淡漠、精神不振以至萎靡、四肢厥冷、脉细欲绝等症，皆属临证常见。

综上所述，小儿阴常不足，即稚阴，为古今共识，历来无异议。阳常不足，即稚阳，从临床生理病理方面均得到证实，亦当引为重视。关于纯阳，其本意便为细微不足之意，与稚阳无异。而所谓纯阳为盛阳之说，与小儿生理病理不符，难以立论。至于现代有用纯阳解释小儿蓬勃生长发育的旺盛生机，那是关于阳气在另一层面的理解，并非指小儿生理上便是阴不足而阳有余的阴阳失衡状态。因此，对于小儿生理特点的基本认识，当以吴瑭的"稚阴稚阳"学说为是。

二　儿童体质八分法

中医体质分型古已有之，主要按阴阳气血和五脏划分，如《灵枢·通天》将体质分为多阴而无阳的太阴之人、多阴少阳的少阴之人、多阳而少阴的太阳之人、多阳少阴的少阳之人以及阴阳和平之人。《灵枢·阴阳二十五人》对体质有木、火、土、金、水五个分型，从五行五脏关系理论出发，相对应的分别为肝、心、脾、肺、肾五脏。中医学对儿童体质的认识始于《灵枢·逆顺肥瘦》："婴儿者，其肉脆、血少、气弱。"其后各家争鸣，有"纯阳"说、"稚阴稚阳"说、"少阳"说、"阳有余阴不足"说和"五脏有余不足"说等学说，皆为从儿童整体而言，而不是对不同群体的体质类型划分。清·叶天士在《临证指南医案·幼科要略·痢》中提出："痢疾一症……诊之大法，先明体质强弱，肤色苍嫩，更询起居致病因由。"则首次针对小儿提出"体质"一词，并认为痢疾发病、诊治及转归与其"体质"有关，所以需要首先辨明。苏树蓉教授等将小儿体质分为均衡质与不均衡质两大类，不均衡质又分为肺脾质型阳多阴少、肺脾质型阴多阳少、脾肾质型阳多阴少、脾肾质型阴多阳少，是现代对于小儿体质分型的较早研究。个人以为，儿童体质是由先天禀赋、后天环境因素形成的，包括形体动态、生理功能和心理状态诸方面综合性、相对稳定而又可以变化的特质，其与不同疾病的好发倾向、疾病证候与转归、治疗干预的效果有着一定关联，值得研究。小儿体质类型的划分，当从是否均衡和如何不均衡分论。本文仅就个人对于儿童体质划分及调护要点作一阐述。

（一）儿童体质八分法

儿童体质首先可以分为均衡质和不均衡质两大类。均衡质可称之为和平质，即阴阳、气血和调平衡的体质，但这种均衡和平只是相对而不是绝对的，是阶段性的状态，可以随着体内外多种因素产生动态变化而改变，转化为不均衡质。不均衡质则可以按形成的先天、后天因素不同区分为特异体质和偏颇体质两类。特异体质源于先天禀赋，故称为特禀质。偏颇体质形成与先天、后天多种因素有关，可再从阴阳、气血、虚实、脏腑分论，主要分为6种类型：气虚质、血虚质、阴虚质、阳虚质、痰湿质、阳热质。由此，提出儿童体质的八分法：和平质、特禀质、气虚质、血虚质、阴虚质、阳虚质、痰湿质、阳热质。需要说明的是，儿童不均衡体质可以是单一型的，也可以是复合型的，如气血两虚质、阴虚兼阳热质、血虚兼特禀质等，只是从辨识和干预需要的清晰出发，将其分而论之。

1. 和平质

和平质指阴阳平衡、气血协调，无所偏颇的体质。人体是复杂而不断变化的机体，"和"指和调而无分高下、"平"指平衡而无所偏倚，和平是人体体质的最佳状态。

和平质儿童表现为：发育正常，形体匀称，肌肉结实，精神振作，性情活泼，动作灵活，反应敏捷，睡眠安宁，四肢温暖，皮肤润泽，毛发黑泽，面色红润，两目有神，呼吸调匀，哭声洪亮，语言清晰，声音有力，饮食适量，二便正常，咽部淡红，舌色淡红，舌苔薄白，脉象和缓有力，婴幼儿指纹淡紫见于风关。能耐受气温冷热变化，患病较少，不易过敏。

2. 特禀质

特禀质指先天禀赋异于常人的体质。其广义指一切来自于先天而显现于后天有异于正常儿童的不均衡体质及疾病表现，狭义则仅指源于先天而在后天易因发物诱导而发生风病的体质，即过敏性体质，本文我们主要讨论后者。

特禀质儿童常有过敏性疾病家族史，外感风邪或进食、接触发物后易见皮疹、瘙痒，鼻痒，晨起或吹风后喷嚏，眼红瘙痒流泪，咽痒咳嗽，时有烦躁，皮肤较干，舌质淡红，舌苔薄白或薄黄，脉平。易于发生鼻衄、风咳、哮喘、荨麻疹、湿疹等疾病。

3. 气虚质

气虚质是气分有所不足的体质，是儿童偏颇体质中最为常见的类型，如《灵枢·逆顺肥瘦》所说之"气弱"。人体之气既指物质又指功能，是个广义的概念，气虚质儿童则体、用皆有不足之象。五脏之气最能显示出气之有余不足，气虚质儿童最常出现的有偏肺气虚、偏脾气虚、偏肾气虚。

气虚质儿童一般表现为形体偏瘦，肌肉松软，精神不振，疲倦乏力，嗜睡，语声无力，易于出汗，面色少华或㿠白，食欲不振，食后脘腹胀满或随即大便，便质溏薄，或夹不消化物，性格内向，舌色淡，舌体胖，或边有齿痕，舌苔薄白，脉软，指纹淡。易罹外感或为饮食所伤，发生肺系、脾系疾病，病后康复缓慢。

偏肺气虚者：面色苍白，常自汗出，活动后气短气喘。易罹外感而发生感冒、咳嗽、肺炎喘嗽等病证。

偏脾气虚者：面色萎黄，形体消瘦，肌肉松软，易于疲乏，食欲不振，时有嗳气，大便溏薄不化，每于食后即便，舌质淡胖，脉软弱。易患泄泻、厌食、积滞、疳证、五软等病证。

偏肾气虚者：生长发育迟缓，身材偏矮，肢端欠温，毛发稀疏不泽，乳牙萌出、恒牙替换延迟，气短、活动气喘，小便频数清长。易患五迟、尿频、遗尿等病证。

4. 阳虚质

阳虚质是儿童稚阳愈为不足的体质。阳气是儿童生长发育的动力、抗御疾病的主力、病后康复的活力。阳虚质儿童常表现为活动能力不强、易为寒侵、功能减弱，好发相应的疾病。儿童五脏之阳气，以脾、肾、心最为切要。

阳虚质儿童一般表现为面色淡白，双目无神，性格内向，语声低微，少言寡语，口唇淡白，精神萎靡，畏寒怕冷，喜暖喜按，好进热食，食量较小，大便溏稀清冷或有完谷不化，小便清长，手足不温，舌色淡白，舌苔薄白，脉迟或沉细少力，指纹浅淡。易于发生遗尿、久泻、五迟五软、冻疮等病证。

偏脾阳虚者：面色㿠白，口唇淡白，四肢不温，食欲不振，喜进热食，受凉饮冷后腹痛、呕吐、泄泻，舌质淡，苔薄白，脉软弱。易患腹痛、呕吐、泄泻、疳证等病证。

偏肾阳虚者：生长发育迟缓，四肢冰凉，气短，活动或着凉后则气喘，小便频数清长。易患五迟五软、尿频、遗尿、哮喘等病证。

偏心阳虚者：面色苍白，形寒肢冷，神疲乏力，心悸怔忡，头晕多汗，舌质淡胖，脉缓无力或结代。易患心悸、心阳虚衰等病证。

5. 阴虚质

阴虚质是阴分有所不足的体质。儿童本属稚阴之体，因护养不当如少进水饮、嗜好燥热食品、罹患热病等易于伤阴，过于温热药物更易伤阴。儿童阴虚在五脏皆可见到，即有偏肺阴虚、偏心阴虚、偏肝阴虚、偏脾阴虚、偏肾阴虚的不同表现。

阴虚质儿童一般表现为面色萎黄，颧红，潮热，手足心热，盗汗，毛发枯黄，皮肤不润，形体偏瘦，精神欠佳，头晕耳鸣，两目干涩，好动烦闹，注意力不集中，睡眠不宁、轻浅易醒，唇干唇红，咽干，大便干燥，舌质红，舌形瘦，舌苔少或花剥、光剥，脉象细数。易于发生夜啼、不寐、汗证、惊厥等病证，患热病易见伤阴变证。

偏肺阴虚者：面色萎黄，皮肤不润，咽干咽痒，声音沙哑，干咳无痰。易患咳嗽、喉痹等病证。

偏心阴虚者：精神欠佳，好动烦闹，或有恐惧，注意力不集中，睡眠不宁、轻浅易醒，盗汗，心悸，舌质干，舌尖红，脉细。易患注意缺陷多动障碍、失眠、心悸等病证。

偏肝阴虚者：头晕耳鸣，两目干涩，视力减退，潮热颧红，口燥咽干，舌质红干，或有两胁隐痛、手足蠕动等。易患眩晕、弱视、胁痛、慢惊风、抽动障碍等病证。

偏脾阴虚者：形体消瘦，口舌干燥，不思饮食，唇干色红，大便干燥，舌质红干，舌苔花剥，脉细数。易患消渴、厌食、便秘等病证。

偏肾阴虚者：头晕耳鸣，失眠多梦，五心烦热，潮热盗汗，毛发枯黄，咽干颧红，腰膝酸软，舌红少津，舌苔光，脉细数。易患眩晕、脱发、五迟五软等病证。

6. 血虚质

血虚质指血分不足的体质，如《灵枢·逆顺肥瘦》所说之"血少"。血载气而荣养全身，心主血脉、肝藏血、脾统血，发为血之余，所以，血虚质的儿童表现出相关藏象的改变。

血虚质儿童表现为面色苍白，眼睑色淡，口唇淡红或淡白，精神不振，多梦失眠，活动乏力，四肢麻木，毛发稀疏、色黄、干枯、易脱落，甲床色淡，舌色淡红，舌苔薄白。易于发生头晕、眼花、耳鸣、心悸、脱发等病证。

7.痰湿质

痰湿质为痰湿内蕴而偏实的体质。痰湿的产生与饮食肥甘厚味、脾主运化功能失职有关。痰湿质儿童好发脾胃病，久则影响及于全身。

痰湿质儿童表现为面色苍白或有虚浮，形体偏胖，肌肉松软，腹壁肥厚，头身困重，喉中有痰，性格憨厚，嗜睡，夜寐鼾声，神疲易倦，好静，懒动，动作迟缓，胸闷不畅，皮肤滋润，喜进甜食、油腻、炙烤食品，口中黏腻，大便溏，舌色淡白或淡红，舌边齿印，舌苔白滑或厚腻，脉濡或滑。易于发生嗜食、厌食、积滞、泄泻、咳喘、眩晕、肥胖症等病证。

8.阳热质

阳热质是阳气亢旺、阳盛阴亏，阴阳失衡失调的体质。阳热质儿童好发热性疾病，功能亢旺、阴津受灼类疾病。

阳热质儿童表现为面色潮红，两目红赤，眼眵较多，口唇色红而干，形体结实，急躁易怒，易于亢奋、哭闹，语声有力，呼吸气粗，好动少宁，睡眠不安，皮肤粗糙，肌肉健壮，易于出汗、汗出肤热，食欲好，易生口气，喜冷饮，大便干结臭秽，小便黄少，咽干咽红，舌色绛红，舌苔薄黄或黄腻，脉象滑数。易于发生外感热病、发斑出疹、疮疡、夜啼、汗证、便秘、注意缺陷多动障碍等病证。

（二）体质辨识调理法

体质辨识的目的是按质调理"治未病"，即有针对性的改善体质，保健防发病、病者早康复、病后防复发。辨质调理的措施主要包括精神调摄、起居调节、劳逸有度、饮食有节，以及必要时的药物调理（以药食两用中药与保健中药为主）五个方面。

1.和平质

日常生活调护：精神内守，心情舒畅，避免七情过度伤害。起居有时，保证休息和睡眠时间，也必须有适度的活动和锻炼。劳逸适度，既不能运动过度耗气伤阴，也不能过于安逸使气机壅滞。

饮食调理：讲究膳食平衡，如《素问·脏气法时论》说："五谷为养，五果为助，五畜为益，五菜为充，气味合而服之，以补精益气。"首先要进主食，粮食是营养人体不可缺少的；各种荤菜鸡鱼肉蛋需要吃，对人体有补益作用；各类蔬菜素食也要吃，能够充养人体；各种水果对人体健康也有辅助作用，不可或缺。要形成良好的饮食习惯，防止小儿偏食、挑食。不要随意、片面地追求补品、补药。

2. 特禀质

日常生活调护：防止外感风邪。尽量避开可能引起发病的发物，如花粉、芦荟、海藻等植物，甲醛、油漆、涂料、染发剂、杀虫剂、防腐剂、防晒剂、酒精、含香料类护肤品、汽油、厨房油烟等化学物质，动物皮毛、尘螨、蚊虫叮咬等，阿司匹林、青霉素、止痛剂、镇静剂、抗生素等药物。不用填充的或长毛绒玩具，不铺设地毯和挂毯。家中不要饲养小动物。消除室内尘螨，可每周用 55℃以上的热水洗涤床上用品，并在阳光下晒干。

饮食调理：适当多进椰菜、糙米、荞麦、柑橘类等食品可能有益。易于因冒风感冒而引发疾病的特禀质儿童可服用玉屏风颗粒，或者平时适当多进黄芪、白术、防风、百合、牡丹皮、乌梅、蒺藜、野菊花等。忌食可引起过敏的海鲜、虾蟹、花生、鸡蛋、牛奶、牛肉、羊肉、咖啡等食品及辛辣食物、热带水果。

3. 气虚质

日常生活调护：小儿体质较差，疲乏少力，必须加强体育锻炼，多做体力能够耐受的活动。要时见风日，一年四季都要保证每天有一定的户外活动，一般不少于 2 小时。多汗者要及时擦干、背部垫软毛巾，汗后及时擦洗、换衣。同时也要注意防寒保暖，避免着凉。

饮食调理：饮食有节有度，要保证有一定的营养摄入，又不要饮食过量，勿进生冷饮食。按肺、脾、肾气虚的不同适当多进有益的食品及药食两用的品种，肺气虚者适当多进黄芪、太子参、燕窝、海马、猪肺；脾气虚者适当多进瘦肉、鹌鹑、泥鳅、党参、芡实、茯苓、白术、山药、橘子、大枣、米粥；肾气虚者适当多进栗子、鸽蛋、猪肾、枸杞子、胡桃肉等。

4. 阳虚质

日常生活调护：保证充足睡眠。鼓励增加户外活动，多晒太阳，活动量以不大汗淋漓为度。适当多穿衣服，注意足、腹部的保暖，防止着凉，冬季外出戴好帽子、手套，防止冻伤。培养热情活泼的个性。

饮食调理：加强营养，注意饮食调护，忌食生冷寒凉之品，患病时慎用苦寒攻伐药物。可服用一些具有温阳益气作用的食物，脾阳虚者适当多进羊肉、鸡肉、韭菜、刺五加、益智仁、干姜、砂仁；肾阳虚者适当多进韭子、鹿肉、羊肉、麻雀、原蚕蛾、桂圆、肉桂、补骨脂、胡芦巴；心阳虚者适当多进人参、肉桂、干姜、刺五加、黄芪等。

5. 阴虚质

日常生活调护：勿管教过严，让孩子心情放松。少去嘈杂的场所，家庭也要营造一个和谐环境，勿使孩子心情烦躁不安。不要过多用眼，看电视、手机要控制时间，看书学习也要定期闭眼、远眺、休息。保证睡眠时间，上床不要太晚，养成早睡早起的生活习惯。

饮食调理：适当多饮水，进食含汁较多的水果如梨、甘蔗、藕，少进温燥食品如羊肉、牛肉、辣椒、干果、炒货等。偏肺阴虚者适当多进银耳、燕窝、豆浆、冰糖、罗汉果、青果、西洋参、黄精等；偏心阴虚者适当多进莲子、猪肤、鸡蛋、蜂蜜、麦冬、百合、小麦等；偏肝阴虚者适当多进牛肝、羊肝、乌骨鸡、鸽肉、龟肉、鳖肉、泥螺、黑豆、樱桃、麦冬、枸杞等；偏脾阴虚者适当多进牛奶、羊奶、桑椹、香蕉、蜂蜜、沙参、麦冬、玉竹、石斛等；偏肾阴虚者适当多进黑豆、海参、龟肉、鳖肉、桑椹、枸杞子、黑芝麻等。

6. 血虚质

日常生活调护：营造安静的睡眠环境，帮助小儿安睡。学习时免打扰，使其注意力集中。注意眼睛的保养，看书学习中途要时时眨眼、闭目，每40分钟要休息10分钟。

饮食调理：适当多进鸡蛋、鹌鹑蛋、猪肝、鸭血、瘦肉、红枣、当归、阿胶、龙眼肉等。

7. 痰湿质

日常生活调护：增加活动，不要久坐久卧，嗜睡者应逐渐减少睡眠时间。适当运动，按照体力、季节、兴趣安排合适的散步、慢跑、球类（如乒乓球、网球）、跳绳、游泳、武术、舞蹈等体育锻炼项目，长期坚持。居室应朝阳，保持居室干燥，避免潮湿。穿衣尽量保持宽松，面料以棉、麻、丝等透气散湿的天然纤维为主。定时排便，防止便秘。

饮食调理：控制饮食，食宜八分饱，忌暴饮暴食。少进甜食、油腻、炙烤食品，控制食盐摄入。多食杂粮、素菜、水果，如小米、红薯、燕麦、玉米、薏苡仁、白萝卜、包菜、冬瓜、黄瓜、紫菜、海蜇、洋葱、枇杷、橘子、荸荠、扁豆、赤小豆、蚕豆等。

8. 阳热质

日常生活调护：周围环境安静，避免嘈杂噪声。家庭气氛和谐，家人相处融洽，无大声争吵。教育得法，培养大度、合群、讲理，克服任性、急躁。襁褓衣着不要过暖，忌重衣、厚帽，应适当偏凉，尤以头凉为要。保证充足睡眠，日间适当休闲活动。保持大便通畅，每日排便。

饮食调理：在保证基本营养需求的前提下，注意定时适量正餐及合理搭配。忌辛辣燥烈食物，如辣椒、姜、葱、羊肉、牛肉、狗肉、鹿肉等阳热食物，油煎、烧烤、厚味甜腻食品应少食。可多吃清凉瓜果、蔬菜，如梨、香蕉、西瓜、苦瓜、莲藕、柿子、番茄之类。忌滥用补品补药。

三 从伏风论治儿童过敏性疾病

"风"是多种外感、内伤、先天疾病产生的重要病因，在中医儿科发病学上有着重要的地位。余多年临证发现，除传统理论的"外风""内风"外，有必要提出"伏风"的概念，其在儿科多种疾病的发生、发展、预后中发挥重要影响，尤其在当今日益增多的小儿过敏性疾病病因病机中占有突出地位。多年来应用消风理论指导多种儿科"风"病的治疗，取得了较为满意的效果。

（一）诸证多因风作祟

1. 六淫外感风为先

风为百病之长，首先是指外感诸邪往往以风邪为先导，其他外邪与之相合而伤人为病。《临证指南医案·风》说："盖六气之中，惟风能全兼五气，如兼寒则风寒，兼暑则曰暑风，兼湿曰风湿，兼燥曰风燥，兼火曰风火。盖因风能鼓荡此五气而伤人，故曰百病之长也。"小儿脏腑娇嫩，形气未充，尤其肺常不足，藩篱疏薄，最易为"外风"所伤。儿科外风侵袭所生病，常见有感冒、鼻渊、乳蛾、咳嗽、肺炎喘嗽等肺系疾病，春温、暑温、湿温、秋燥等时令疾病，以及痹证、痿证等肢节疾病。

2. 外感内伤引肝风

小儿为稚阴稚阳之体，但在各脏则阴阳相对有所不均，肝为少阳之脏，易见阴虚阳亢之证，若外感内伤引动肝阳则亢而生风，是为内风。如《小儿药证直诀·五脏所主》说："肝主风。实则目直，大叫，呵欠，项急，顿闷；虚则咬牙，多欠气。"其临床证候以抽搐为特征，有外感风热扰动肝风之风热惊风，邪陷厥阴心肝之热盛动风，热病伤阴、阴虚不能制阳之肝风妄动；也有纯属内伤而引动肝风者，如注意缺陷多动障碍之肝肾阴虚阳亢而动风，抽动障碍脾虚肝亢而生风，久泻不止脾肾阳衰之慢脾风，以及《活幼心书·痫证》所谓"惊传三搐后成痫"之风痫等。

3. 先天禀赋潜伏风

以上外风、内风之论，已为人所熟知。而今余所论风，需详来自先天禀赋，平时深伏体内，一有外风侵袭，或者某气、某味、某物所触，则随之被引动而发为风病之伏风。伏风平时深潜体内，疏之不散、息之难平，乃由于禀受于父母之先天，因而成为多种风病之夙根。此种先天禀赋，因为家族体质有异，形成特禀质，对多种他人触之无碍的外风、气味、花粉、皮毛、饮食等物，一有所触则宿疾复发。

伏风所发疾病，如鼻鼽、风咳、哮喘、过敏性紫癜、荨麻疹、湿疹等，在儿科颇为常见，且有日渐增多趋势，因其常见的临床证候，如鼻塞流涕、鼻痒喷嚏、呛咳咽痒、哮鸣气喘、肤起风团、皮肤瘙痒等，皆符合中医学风证特征，因而可以归于风病一类。而今研究此类疾病病因，都与患儿的过敏性体质有关，其体质特点又与先天禀赋有直接关系。当然，此种伏风平时可能并无病态表现，只是接触某些可能引发的外来因素则风象显露而发病。

每个患儿的禀赋体质有差别，所以，引动伏风发病的诱因也不尽相同，但最为多见的诱因则是外风，包括风寒、风热，即外风引动伏风而发病。同样的外感风邪、气味、花粉、皮毛、饮食等接触，其他小儿并不会发生此类风病，说明这类小儿自有其特应性体质的内因。余多年临证总结认为：特禀体质、伏风内潜，加上外来"贼风"所犯，两风相合而形成多种风病，是小儿过敏性疾病发病的关键病因。

（二）祛邪扶正论消风

以上多种与外风、内风、伏风相关的疾病，其治疗均需消风。外感风邪之疏风解表、肝风内动之平肝息风，前贤已有诸多论说，不再赘述。而今单论这成于先天、发于后天之伏风，如何消风，值得深入探讨。

伏风来自先天禀赋，潜伏体内，形成小儿之特禀体质。这种特异的禀赋将伴随小儿之终生，不可妄言将其伏风夙根"根治"。但是，不易根治，不能说就是无可治疗，应用中医药治疗，可以消除其风证之证候，即祛邪而控制病情，又可以抵御其诱因之触犯，即扶正而预防发病。对于这类疾病治疗的目标，应定位为谋求发病轻、少发病，若能达到较长时期不发病，即长期缓解，甚至经较长时间调理后不发病，也可以评为临床治愈。用现代基因学说来解释，也就是说：遗传基因是不能改变的，但基因表达的调控是有可能做到的。

余常用于伏风为病的消风治法有多种。

1. 散邪消风法

用于外风初犯伏风欲起之风犯肺卫证。常见于外感风邪引发各种风病的初期。症见恶风，发热，头痛，鼻塞，鼻痒，流涕，喷嚏，咽痒，咳嗽，皮疹等。此时外风犯于肺卫，风束肌腠，肺气失宣，对特禀质患儿随时可引发伏风。风邪在表，治宜辛散消风之剂，兼抑伏风。偏风寒选方荆防败毒散加减，常用药麻黄、荆芥、防风、白芷、辛夷、苍耳子、蒺藜等；偏风热选方银翘散加减，常用药金银花、连翘、薄荷、浮萍、蝉蜕、菊花、紫草、甘草等。

2. 除湿消风法

用于风邪夹湿之风湿犯表证。常见于奶癣、湿疹等疾病。症见肤起皮疹，渗溢脂水，瘙痒难忍，或有脘痞纳呆、大便稀溏、关节肿痛，舌苔腻等。此属外风夹湿，或者伏风兼湿蕴体质者，风与湿合，走窜肌肤经络而发病。治当用除湿消风之法。偏风泛肌肤选方消风散加减，常用药防风、蝉蜕、蒺藜、苏叶、川芎、生地黄、僵蚕、蜈蚣、地肤子等；偏湿溢肌表选方除风胜湿汤加减，常用药苍术、秦艽、薏苡仁、佩兰、羌活、独活、土茯苓、白鲜皮等；还可加用外治之法，如苦参、黄柏、黄连、马齿苋、败酱草、蛇床子等煎汤外洗。

3. 凉血消风法

用于邪热入血之血热生风证。常见于过敏性紫癜、荨麻疹等疾病。症见肌肤紫癜或风团颜色红紫，高出皮面，瘙痒，或有鼻衄、齿衄、尿血，舌质红等。此证因外感风热或饮食辛热而热入血分，蒸灼引动伏风。治当用凉血消风之法。选方犀角地黄汤加味，常用药水牛角、生地黄、赤芍、牡丹皮、虎杖、紫草、板蓝根、甘草等。

4. 养血消风法

用于血虚生风证。常见于奶癣、皮肤瘙痒症、过敏性紫癜等疾病。症见病程较长，皮肤干燥、起屑、瘙痒，或紫癜颜色淡红，口干，唇舌色淡，舌质淡少津等。此因津血亏虚，风燥发于肌肤而生。治当用养血消风之法。选方四物汤加味，常用药当归、川芎、熟地黄、白芍、鸡血藤、乌梅、乌梢蛇、紫草、甘草等。

5. 豁痰消风法

用于风痰内蕴证。常见于哮喘、风咳、鼻鼽等疾病。症见：呛咳连作、喉间痰嘶、哮鸣气喘，鼻喉作痒、喷嚏流涕等。这类疾病以特禀体质风痰内伏为主，常由外感风邪而引发。治当用豁痰消风之法。选方涤痰汤加减，常用药胆南星、枳实、葶苈子、地龙、僵蚕、辛夷、五味子等。

6. 固表御风法

用于表虚不固证。常见于反复呼吸道感染易引发风病的患儿。症见：面色少华，形体消瘦或虚胖，动则汗出，少气懒言，唇口色淡；恶风畏寒，四肢欠温，多汗、汗出不温，易于感冒，又常因感冒诱发鼻鼽、风咳、哮喘疾病。治当用固表御风之法。选方玉屏风散合桂枝龙骨牡蛎汤加减，常用药炙黄芪、白术、防风、桂枝、白芍、甘草、煅龙骨、煅牡蛎等。

四　消风宣窍论治小儿鼻鼽

鼻鼽，又称鼽、鼽嚏。本病早在《礼记·月令》就有记载："季秋行夏令……民多鼽嚏。"《素问·脉解篇》曰："所谓客孙脉，头痛、鼻鼽、腹肿者，阳明并于上，上者则其孙络太阴也，故头痛、鼻鼽、腹肿也。"认为邪侵孙脉而发生头痛、鼻鼽、腹肿者，是阳明经、太阴经的病变。鼻鼽的临床主症是鼻痒、鼻塞、喷嚏、清水样涕，西医学称之为变应性鼻炎（Allergic Rhinitis，AR），与其他变应性疾病常并发。2006 年国际儿童哮喘和变应性疾病研究项目报告不同国家和地区变应性鼻炎 6 ~ 7 岁儿童患病率在 2.2% ~ 24.2%，近年来又有不断升高的趋势，已成为一个被关注的全球性重要健康问题。

笔者探讨了小儿鼻鼽的病因病机、辨证论治规律，提出本病属于小儿"风病"之一，应用消风宣窍法治疗本病，取得良好的效果。

（一）风束肺窍论病机

鼻鼽患儿常见的临床表现，在鼻部为鼻痒、鼻塞、喷嚏、流涕，又常见眼痒、耳痒、咽痒、肤痒，甚至合并久咳呛咳、哮喘痰鸣、肤起风团、皮肤湿疹等，即常与风咳、哮喘、湿疹、荨麻疹、皮肤瘙痒症等各种过敏性疾病并发。这类疾病的主要临床症状均与中医学"风证"相关，故可统属于"风病"之类。但是，传统风病主要分为外风（风、寒、暑、湿、燥、火六淫之首）和内风（如阴虚风动、肝亢生风、邪陷厥阴）两类，这些疾病与患儿的家族史并无联系。而鼻鼽、哮喘之类患儿多有家族过敏史，其反复发病与先天禀赋有异相关，按小儿体质划分皆属于特禀质。由此，笔者提出了儿科"伏风"的概念，即"来自先天禀赋，平时深伏体内，一有外风侵袭，或者某气、某味、某物所触，则随之被引动而发为风病之伏风。"以为能对此类疾病的共同病因做出合理的解释，并可以用于指导认识小儿鼻鼽的病机特点。

关于风之为病，《素问·风论》有详细的论述。如："故风者百病之长也，至其变化，乃为他病也，无常方，然致有风气也。"说的是因风所致疾病甚多，内在五脏六腑、外在皮肤腠理，尚可变化发生其他疾病。又说"风者善行而数变"，更总结提出了因风致病变化多端的特点。

以伏风理论来认识小儿鼻鼽的病因病机，首先必须明确此病反复发病且常并发风咳、哮喘、湿疹等疾病，与患儿的先天禀赋有直接关系，即患儿体质多属于特禀质。所以，对于多种他人触之无碍的外感风邪，或者异味、花粉、皮毛、饮食发物等，一有所触则宿疾复发，甚至经年发作难止。肺居上焦，鼻为肺之窍，皮毛主于肺，风邪上受、异气所触，犯及肺与皮毛，最常引起风束肺窍、肺气失宣，因而鼻塞、流涕，而外风引动伏风，则两风相合，更引起鼻痒难忍，气郁欲宣而喷嚏连作。且伏风本常潜于体内，一旦引发，则易发难息，所以病程迁延或反复发作，难以痊愈。

《灵枢·百病始生》说："风雨寒热，不得虚邪，不能独伤人……此必因虚邪之风，与其身形，两虚相得，乃客其形。"鼻鼽发病，除冒受外风、异气，伏风内潜之外，还与患儿肺、脾、肾三脏功能失调密切相关。

肺为娇脏，水之上源，外风由鼻犯肺，则肺脏津液敷布失常。若是肺经虚寒，则更易为风寒所袭，外束腠理、内郁肺气，津液通调失职，鼻窍阻塞，清涕流溢。如《辨证录·卷三》所说："人有鼻流清涕，经年不愈，是肺气虚寒，非脑漏也。"又有肺经由反复外感或体质因素而伏热者，冒受外风、异气则易于从阳化热，其涕由清转黄，鼻孔热痒甚至生疮，或兼鼻衄，此即如《景岳全书·鼻证》所说："鼻涕多者多由于火，故曰肺热甚则鼻涕出。"

津液敷布、肺气通调还与脾、肾密切相关。脾主运化水湿，小儿脾常不足，脾虚者常水湿不化，生于脾而贮于肺，水湿上犯鼻窍，则鼻塞声重，鼻涕量多；脾气亏虚者土不生金，肺气亦虚弱而不能固表御风，易罹外感而发病。肾为一身阳气之根本，肾阳不足则体表卫阳不充，难以发挥其使于表、护阴津调和营卫之功能，因而畏寒肢冷，易为风冷所伤致鼻鼽反复发作或经久难愈。如《医理真传·阳虚症门问答》言："病后忽鼻流清涕不止，恣嚏不休，服一切外感解散药不效而反甚者，何故？答曰：此非外感之寒邪，乃先天真阳之气不足于上，而不能统摄在上之津液故也。"患儿脾肾亏虚与伏风内潜相合，又形成本病久发而难以根治之凤因。

（二）寒热虚实辨证候

2015 年我担任了国家中医药管理局《2014 年中医药部门公共卫生服务补助基金中医药标准制修订项目》专家总指导组副组长及儿科专家指导组组长，并具体承担了其中"中医儿科临床诊疗指南·小儿鼻鼽"的制订任务。按照本团队研制的循证性中医临床诊疗指南编制技术方法，示范性地开展了小儿鼻鼽临床诊疗指南的研制工作。通过文献检索、文献评价、文献总结，三轮专家问卷调查，专家论证会，专家质量方法学评价和临床一致性评价，形成《中医儿科临床诊疗指南·小儿鼻鼽》，提出小儿鼻鼽诊疗指南的范围、术语和定义、诊断、辨证、治疗、预防和调护。已在2017 年 12 月 13 日全国中医标准化技术委员会审评通过，由中华中医药学会和世界中医药学会联合会发布，供国内外中医儿科行业使用。

按照这一综合了古今文献和当代中医儿科专家共识的《中医儿科临床诊疗指南·小儿鼻鼽》，提出了小儿鼻鼽的辨证方法如下：

1. 肺气虚寒证　鼻痒，喷嚏频频突发，流清涕量多，鼻塞，嗅觉减退，畏风怕冷，自汗，气短懒言，语声低怯，面色苍白，或伴咳嗽痰稀。鼻黏膜淡红或苍白，下鼻甲肿大，鼻道水样分泌物，舌质偏淡或淡红，苔薄白，脉虚弱。

2. 肺经伏热证　鼻痒，喷嚏频频突发，流黏稠涕或黄浊涕，鼻塞，嗅觉减退，可伴有咳嗽、咽痒、口干烦热，或见鼻衄。鼻黏膜红，鼻甲肿胀，咽红，舌质红，苔黄，脉数。

3. 脾气虚弱证　鼻痒，喷嚏连作，流清涕，鼻塞，嗅觉减退，面色萎黄，食少纳呆，消瘦，腹胀，大便溏薄，四肢倦怠乏力。鼻黏膜淡红或苍白，下鼻甲肿大，鼻道水样分泌物，舌质淡，苔薄白，脉弱。

4. 肾阳不足证　鼻痒，喷嚏连作，流清涕，鼻塞，嗅觉减退，面色苍白，形寒肢冷，腰膝酸软，神疲倦怠，小便清长，夜尿频或遗尿。鼻黏膜淡白或苍白，下鼻甲肿大，鼻道水样分泌物，舌质淡，苔薄白，脉沉细。

以上证候分类，反映了本病的发病特点，外因在于外风、异气，内因在于禀赋伏风及肺、脾、肾功能失调。论其辨证，集成专家意见，达成专家共识，则当在风束肺窍共同证候的基础上，再以寒、热、虚、实结合肺、脾、肾论证，按儿科临床常见，划分为肺气虚寒证、肺经伏热证、脾气虚弱证、肾阳不足证四个主要证型。

鼻痒、喷嚏、鼻塞、流涕，是小儿鼻鼽风束肺窍病机共同的证候特点。肺气虚寒证、肺经伏热证为外因与内因相合发病，喷嚏频频突发表现更甚，又因病证寒、热属性的不同，前者流清涕量多，后者则更多见黏稠涕或黄浊涕。脾气虚弱证、肾阳不足证以脾肾亏虚、伏风内潜为主要病机，因而多病程迁延喷嚏时时发而连作，皆流清涕。兼有症状，则表现出所病脏腑及虚实的区别。肺气虚寒卫表不固则畏风怕冷、自汗；肺气虚弱则气短懒言、语声低怯、面色苍白。肺经伏热肺津被灼则咽痒、口干烦热；肺热熏窍则见鼻衄、咽红。脾气虚弱气血不充则面色萎黄、四肢倦怠乏力；运化无力则食少纳呆、消瘦、腹胀、大便溏薄。肾阳不足阳失温煦则面色苍白、形寒肢冷；鼓动无力则腰膝酸软、神疲倦怠；膀胱失摄则小便清长、夜尿频或遗尿。鼻内镜检查是协助本病微观辨证的方法，正常鼻黏膜为淡红色，表面光滑湿润而有光泽。一般肺气虚寒证鼻黏膜淡红或苍白，下鼻甲肿大，鼻道水样分泌物；肺经伏热证鼻黏膜色红，鼻甲肿胀；脾气虚弱证鼻黏膜淡红或苍白，下鼻甲肿大，鼻道水样分泌物；肾阳不足证鼻黏膜淡白或苍白，下鼻甲肿大，鼻道水样分泌物。舌象、脉象也都是可以用于综合辨证的指标。

（三）消风宣窍论治法

本病乃外风、伏风相合束于肺窍而发作，治当以消风宣窍为基本法则。发作期予消风宣肺利窍以治标；缓解期伏风内潜为隐患，在补益肺脾肾之时亦不可忘记消伏风、御外风，此为治本之策。

针对本病主要证候，我们在《中医儿科临床诊疗指南·小儿鼻鼽》中提出了以下常用治法。

1. 肺气虚寒证　治以温肺散寒，消风宣窍。主方温肺止流丹加减。常用药：荆芥、桂枝、细辛、辛夷、苍耳子、白芷、党参、炙黄芪、白术、防风、甘草。加减法：鼻痒甚加蝉蜕、乌梅；喷嚏多加蒺藜、五味子；流涕多加苍术、鱼脑石；畏风寒加炙麻黄、干姜；头痛加川芎、蔓荆子；多汗加煅龙骨、煅牡蛎。

2. 肺经伏热证　治以清宣肺气，消风宣窍。主方辛夷清肺饮加减。常用药：辛夷、菊花、薄荷、黄芩、栀子、麦冬、百合、石膏、知母、甘草、枇杷叶。加减法：鼻痒喷嚏加蒺藜、徐长卿；咽红肿加金银花、败酱草；鼻流浊涕加黛蛤散、苍术；鼻流脓涕加胆南星、鱼腥草、龙胆；咽痒加蝉蜕、牛蒡子；咳嗽加桔梗、前胡；鼻干无涕去石膏、知母，加南沙参、黄精、乌梅、五味子。

3. 脾气虚弱证　治以益气升阳，消风宣窍。主方补中益气汤加减。常用药：党参、茯苓、炙甘草、炙黄芪、白术、防风、升麻、陈皮、柴胡、辛夷、白芷。加减法：大便溏薄加苍术、益智仁；畏风恶寒加桂枝、川芎；清涕如水量多加苍术、干姜；脘腹饱胀加砂仁、木香；食欲不振加焦山楂、炒谷芽；多汗加碧桃干、浮小麦。

4. 肾阳不足证　治以温补肾阳，消风宣窍。主方金匮肾气丸加减。常用药：熟地黄、山药、山茱萸、茯苓、泽泻、牡丹皮、肉桂、熟附片、细辛、辛夷、苍耳子。加减法：大便溏薄加肉豆蔻、补骨脂；小便清长加益智仁、乌药；鼻痒多嚏加乌梅、五味子；清涕长流加苍术、桂枝；畏风易感加炙黄芪、白术、防风；多汗加煅龙骨、煅牡蛎。

以上为综合古今文献，并通过专家问卷调查、专家论证会、临床一致性评价形成的小儿鼻鼽常见主症治法。根据临床调查，本病四个主要证候中以肺气虚寒证最为常见。按照本人临床经验，从温肺经、散外寒、消伏风、宣鼻窍出发，拟订主要针对小儿鼻鼽肺气虚寒证的验方消风宣窍汤。方由炙麻黄、辛夷、五味子、广地龙等药物组成，方中炙麻黄等宣肺通阳利窍、辛夷等散寒消风通窍、五味子等敛肺收涩固表、胆南星等消风化痰解痉。全方散寒与通阳并举，宣散与收敛同用，消逐风痰，通利鼻窍，故可用于标本兼治。

随证加减之法：风寒表证明显者加荆芥、防风、蒺藜；风热表证明显者加金银花、薄荷、蝉蜕；鼻塞重者加川芎、细辛、鱼脑石；清涕量多者加苍术、半夏；黄浊涕者加黄芩、鱼腥草；鼻干瘙痒者加南沙参、白芍、生地黄；眼痒目赤者加菊花、青葙子、栀子；皮肤瘙痒者加地肤子、蒺藜、地龙；咽干咽痒者加蝉蜕、麦冬、玄参；多汗易感者加炙黄芪、炒白术、防风、煅龙骨、煅牡蛎。

若是鼻鼽症状缓解，则应当继续培本御风治疗。如见冒凉风则鼻痒、喷嚏连作、鼻塞、清涕，面色萎黄，神疲乏力，胃纳欠佳，大便溏薄，自汗盗汗，舌质淡胖，或舌边有齿痕，舌苔白，脉弱，以肺脾气虚为主，治予补肺健脾，益气固表御风，用加味玉屏风散（炙黄芪、白术、防风、辛夷、党参、煅龙骨、煅牡蛎）。若见冷热交替时鼻塞、流涕、喷嚏连作，恶风畏寒，手足不温，面色㿠白，自汗，汗出身凉，舌淡红，苔薄白，脉弱，以营卫不和为主，治予温振卫阳以御风，以黄芪桂枝五物汤为基本方（炙黄芪、桂枝、白芍、辛夷、细辛、五味子、炙甘草）。

（四）消风宣窍实验录

对于消风宣窍汤的临床疗效，曾指导研究生做临床对照试验。受试病例入选标准参考"中华医学会耳鼻咽喉头颈外科学分会鼻科学组、小儿学组"2010年于重庆修订的《儿童变应性鼻炎诊断和治疗指南》中所定标准执行。证候选定为肺气虚寒证。年龄2～14岁，病程在半年以上者。治疗疗程3个月，停药1个月后门诊随访。将符合入选标准患儿以2∶1电脑随机分为试验组和对照组。

试验组服用消风宣窍汤方，体重≤30kg，每剂药量42g；体重＞30kg，每剂药量63g，均每日1剂，水煎2次，2～6岁取汁200mL、7～14岁取汁300mL，分3次服。

对照组服氯雷他定：体重≤30kg，每次5mg；体重＞30kg，每次10mg，均每日1次。

本项研究共入选符合研究方案病例238例，剔除脱落病例23例，符合方案集215例，其中试验组139例、对照组76例。治疗前两组性别、年龄、身高、体重、家庭史、并发症等一般资料，以及病程（6个月～1年，1^+～5年，5^+～10年）、病情分类（季节性、常年性）、病情程度分级（轻度、中度、重度）、主症总积分、次症总积分基线比较均无显著性差异（$P > 0.05$）。

两组治疗3月后比较，显效、进步、无效例数（%）试验组分别为86（61.9）、43（30.9）、10（7.2），总有效率92.8%；对照组分别为37（48.7）、26（34.2）、13（17.1），总有效率82.9%。试验组总疗效优于对照组（$P < 0.05$）。

主症两组组间疗效评价分析：治疗1月时点，两组各项主症疗效比较无明显差异（$P > 0.05$）。治疗2月时点，两组在鼻塞疗效方面试验组明显优于对照组（$P < 0.01$）；在鼻痒、流涕、喷嚏、鼻甲肿大疗效方面两组无明显差异（$P > 0.05$）。治疗3月时点，两组在鼻塞、喷嚏疗效方面试验组明显优于对照组（$P < 0.01$）；在

鼻痒、流涕、鼻甲肿大疗效方面两组无明显差异（$P > 0.05$）。停药 1 个月后，除鼻甲肿大症状无明显差异（$P > 0.05$）外，两组其余主症均有显著性差异，试验组明显优于对照组（$P < 0.01$）。

次症两组组间疗效评价分析：治疗 1 月时点，两组各项次症疗效组间比较均无明显差异（$P > 0.05$）。治疗 2 月时点，在嗅觉、痰鸣、精神、饮食、面色和舌象疗效方面试验组优于对照组（$P < 0.05$、$P < 0.01$）；在眼痒、肤痒、咳嗽和睡眠疗效方面两组无明显差异（$P > 0.05$）。治疗 3 月时点，除眼痒、肤痒、睡眠症状无明显差异（$P > 0.05$）外，其余次症均有统计学差异，试验组优于对照组（$P < 0.05$、$P < 0.01$）。停药 1 个月后，除嗅觉、精神症状无明显差异（$P > 0.05$）外，其余次症均有统计学差异，试验组优于对照组（$P < 0.05$、$P < 0.01$）。

安全性评价两组组间比较无统计学意义（$P > 0.05$）。

研究结果表明：治疗 3 月后，与氯雷他定比较，消风宣窍汤能明显地改善鼻塞、喷嚏等主症及嗅觉、咳嗽、痰鸣、精神、饮食、面色和舌象等次症，并且在停药 1 个月后更能体现出其疗效优势。说明基于消风宣窍法治疗小儿鼻鼽的消风宣窍汤是肺气虚寒证有效且安全的方案，其远期疗效优于氯雷他定。

（五）讨论

鼻鼽是儿科临床常见病之一。本文提出患儿往往为特禀质，素有伏风内潜，又因肺、脾、肾不足，功能失调，因而易为外风、异气所伤，发为鼻鼽。小儿鼻鼽共同的病机为风束肺窍。按循证性中医临床诊疗指南编制技术方法进行的小儿鼻鼽诊疗指南研究结果，本病辨证可以分为肺气虚寒证、肺经伏热证、脾气虚弱证、肾阳不足证四个主要证候，共用消风宣窍法，再分别采用温肺散寒法、清宣肺气法、益气升阳法、温补肾阳法治疗。介绍消风宣窍法验方消风宣窍汤及其临床验证结果，表明消风宣窍法对于小儿鼻鼽最常见的肺气虚寒证有良好的疗效。

五　小儿风咳从消风止咳论治

近年来，临床上小儿慢性咳嗽病例增多，其中一类以干咳、少痰为主要表现，具有在夜间和（或）清晨发作，运动、遇冷空气、饮食不适后咳嗽加重，抗生素治疗无效等特征。西医学认为本病是支气管哮喘的一种特殊类型，称为咳嗽变异性哮喘（cough variant asthma，CVA）。中医学如何认识和治疗本病，学术界尚在探讨，本文仅就个人对于本病的理论探索和临床观察，提出自己的观点。

（一）风咳病名阐释

中医古籍中无"咳嗽变异性哮喘"病名，但有类似于本病症状的记载。现代对于本病中医命名各有所见，其中有代表性者，如1984年有专家提出将这类晨起和夜间咳嗽加重，干咳少痰，反复发作，缠绵难愈的咳嗽，称为"哮咳"。罗社文等报道老中医经验，认为本病以风邪犯肺为核心证型，将之归属于"喘证""干咳""呛咳""风咳"等。余以为：所谓"哮"，明代虞抟《医学正传·哮喘》说过："大抵哮以声响名，喘以气息言。"咳嗽变异性哮喘患儿有咳嗽而无哮鸣声响，因而称之为"哮咳"与中医学命名规则不符。同时，"喘证"与本病主症不合，"干咳""呛咳"只是以症状命名且与其他咳嗽疾病具有干咳、呛咳症状者未能区别，不具备排他性。只是"风咳"一名，近年获得较多同道的认同。不过，风咳病名如何理解，却有着不同的认识。

风咳病名，首见于《礼记·月令》："季夏行春令，则谷实鲜落，国多风咳，民乃迁徙。"文中已提出了"风咳"之名，但未有症状表现的描述。《诸病源候论·咳嗽诸病》说："一曰风咳，语因咳言不得竟是也。"现代持风咳说者多以此为依据，因连续咳嗽而语言不能接续也能反映咳嗽变异性哮喘可能出现的症状。

本人在2008年、2014年等论著中提出本病的"风咳"命名（*白凌军．汪受传教*

授论治咳嗽变异性哮喘经验 [J]. 中医杂志，2008；49（8）：695. 汪受传. 汪受传中医儿科学术思想与临证经验 [M]. 北京：人民卫生出版社，2014，80-83.），并且认为，此风咳名称虽然与《诸病源候论·咳嗽诸病》相同，而其释义则有所区别。巢元方及现代沿用巢氏病名于咳嗽变异性哮喘的专家所言"风咳"之"风"皆是指外感六淫之风，而余所指"风咳"之"风"则主要是指特禀质的小儿禀受于先天、潜伏于体内、受外风或发物诱导则发病的"伏风"。外感风邪常常是咳嗽变异性哮喘发病的诱因，而本病病程迁延、反复发病的根本原因在于患儿的特禀体质伏风内潜，此风不能以外风概括，这是本人对于风咳命名的见解。个人提出的咳嗽变异型哮喘可命名为风咳，只是引用《诸病源候论》之名而含义有所不同，是根据中医学以临床主症为命名主要依据的惯例而称"咳"，更重要的是，突出了本病病因病机与"伏风"（不仅是外风）致病相关的特点而名"风"。

咳嗽变异型哮喘的临床主症为反复发作、加重的久咳。西医传入中国，早期将"asthma"翻译为"哮喘"，其概念与中医相同。时至当今，西医学扩大了哮喘的范畴，1972 年 Gluser 首次报道了"变异性哮喘"（variant asthma），GINA（全球哮喘防治倡议）则明确认为咳嗽变异性哮喘是哮喘的一种形式。西医疾病命名的主要原则是疾病的病理生理改变，因咳嗽变异性哮喘与支气管哮喘相同，都是持续气道炎症反应与气道高反应性，所以归入一病。中医学一般以临床主症和病因病机命名，因本病主症咳嗽而无哮鸣声响所以不能归之于中医学"哮喘"，我们结合本病的病因病机特点和临床主症命名之"风咳"有着自身特定的含意，更符合本病与咳嗽、哮喘两病有同有异的特征，便于指导临床认识和治疗。

（二）伏风内潜、外风引发的病因病机

风咳的病因病机为伏风内潜，外风引发，肺失宣肃。小儿肺脏娇嫩，易于感受外邪，而六淫总以风邪为先导，所以，各种肺系疾病包括感冒、咳嗽、哮喘、风咳的发病均与冒受风邪有关，此为外风。但是，外感风邪，虽然是风咳起病及复发的最常见诱因，而本病迁延难愈、反复发作，又不能仅仅用外风来解释。患儿除咳嗽经久之外，常有易于冒受风邪、咽痒、恶风、鼻眼作痒、喷嚏，可伴见湿疹、荨麻疹等症，说明其风邪留着难祛，又与其自身的体质特点有关。此种体质，与哮喘相

同，应属先天禀赋有异。因小儿禀受于父母的特禀体质，肺气亏虚卫外不固易感外风、脾气亏虚土不生金难御风邪、肾气亏虚水金难生风邪易着，因而外风易侵而难解，这种特禀质的特点是先天禀赋伏风内潜，成为本病易发且久作难止的凤因，也可以从现代研究本病与其他过敏性疾病常具有共同基因得到旁证（如人体 9 号染色体的 IL33，22 号染色体的 IL2RB，17q21 染色体上的 ORMDL3/GADMD 基因座等）。

咳嗽变异型哮喘起病之初的咳嗽多表现为干咳，体现了风性燥易伤阴的特点，本病患儿之特禀质也多有肺脾肾阴分不足者。病程中患儿也可见有夹痰，常闻咳声由干咳转为重浊、喉间痰嘶、痰黏难咯、咯痰黄稠等症。其痰之产生，与外感后肺热炼液为痰，或肺脾肾虚水液代谢失常有关。对于这部分患儿，也可以推论其属于风痰内蕴。其伏风与痰饮相互胶结，聚居于肺，风因痰着、痰因风动，痰难化而风难消，风难解而痰难祛，故风痰相结使得本病胶着难解。如元·曾世荣《活幼心书·咳嗽》云："有热生风，有风生痰，痰实不化，因循日久，结为顽块，圆如豆粒，遂成痰母……故痰母发动，而风随之，风痰渐紧，气促而喘，乃成痼疾。"无论是素体阴虚伏风或者是风痰内蕴，皆使咳嗽久延而难以消解，是为本病的主要病机。

（三）发作期宣肃肺气，润肺止咳以祛风

风咳可以根据其已发与未发分为发作期与缓解期。发作期频作咳嗽、呛咳为肺失宣肃，干咳、夜间易作与阴伤有关。本病常发生于禀赋有异、过敏体质的儿童，患儿本就素体气阴不足，肺卫不固，最易感受风邪而伤肺，在外感风邪夹寒、热、燥等邪侵袭之后，外风引动伏风，两风相合而发病。风束于肺，肺气郁遏不宣，清肃之令失常，气道不利，肺气上逆，因而引起咳嗽连作，迁延难愈。同时，外感风热或风寒化热，伏风泛肺，燥灼肺阴，肺失润养，也招致肺气宣肃失司，咳重而难解。或有为异气异物所诱，同样能引动伏风，而致咳嗽反复，时轻时重，病程久延。本病发作是伏风内潜、外风触发共同致病的结果。治疗当以疏其外风、平其伏风，宣肃肺气为主，兼顾润肺止咳，以达到祛邪安正的目的。

针对风咳发作期的病因病机，设计了治疗主方"金敏汤"。基本方为：蜜炙麻黄 3g，蜜炙紫菀 6g，天冬 10g，桑白皮 10g，五味子 6g，炙乌梅 6g，胆南星 6g，黄芩 10g，炙甘草 3g。（以上为 3 ～ 6 岁患儿用量，按年龄大小酌情增减）

方中蜜炙麻黄为君药，麻黄性温，辛、微苦，轻清上浮，专疏肺郁，宣畅气机，既可宣肺，又能肃肺，为疏外风、抑伏风第一要药，可消风、止咳、解痉、平喘，蜜炙减其疏表之性、增其平肺之功。蜜炙紫菀性味辛温，功专润肺下气止咳，蜜炙增加其润肺作用。天冬润肺清宣止咳，为治疗咳嗽肺阴受损之要药。桑白皮甘寒，功擅泻肺清热，主治肺热气逆肃降失职之证，是儿科鼻祖钱乙《小儿药证直诀》清肺主方泻白散的君药。黄芩苦寒，为清泄上焦肺热首选药物，对于多种呼吸道细菌、病毒有拮抗作用，并能降低毛细血管的通透性，减少过敏介质的释放，具有抗过敏作用。炙乌梅性平味酸涩，敛肺御风，主治久咳虚嗽。五味子酸甘化阴，温润敛肺，为肺燥久咳之要药。炙乌梅、五味子合甘草酸甘化阴润肺敛风止咳。胆南星苦、辛、凉，擅逐风痰。诸药合用，共奏宣肃肺气、消风清热、润肺止咳之功效，适用于风咳风束肺气宣肃失司证。

临证多用汤剂，常随证在主方基础上加减。恶风畏寒，加桂枝、细辛疏风散寒；咳嗽频作，加炙款冬花、百部肃肺止咳；干咳口渴，加南沙参、麦冬润肺止咳；咽部干痒，加蝉蜕、生地黄消风润喉；鼻塞喷嚏，加辛夷、苍耳子宣窍祛风；流涕清稀，加荆芥、苍术温肺止流；流涕黄浊，加金银花、鱼腥草宣窍清热；咯痰黄稠，加地龙、前胡清化痰热；黄痰多者，去炙乌梅，加天竺黄、浙贝母清热化痰；呛咳不止，加葶苈子、僵蚕泻肺解痉；皮肤瘙痒，加地肤子、蒺藜消风止痒；咽红肿痛，加虎杖、败酱草利咽消肿；发热苔黄，选加石膏、杏仁、栀子、金荞麦、贯众清肺解热。若是风咳后继发哮喘则转为按哮喘辨证论治。

（四）缓解期补肺益气，消风固表以御风

风咳发病与禀赋有异、伏风内潜有关，虽然经治疗后病情缓解，标证暂消而其本未除，因而仍易于再发。所以，在发作控制后之缓解期还应当继续治疗，改善其体质，以冀达到消伏风、御外风，减少外感或其他异物引起风咳再发的效果。

本病缓解期要求患儿注意慎防外感风邪、避免接触过敏源，同时可以用中药扶正固本御邪治疗。药物治疗以补肺益气、固表御风、消风化痰为基本法则。临证多以玉屏风散为主方加减。方中重用炙黄芪为君，补肺益气固护体表；白术为臣，健脾益气以资化源；防风佐使，走表而助黄芪益气御风。且其中炙黄芪、防风同用，

炙黄芪得防风则不虑其固邪、防风得炙黄芪则不虑其散表，为散中寓补、补中兼疏之剂。现代研究表明，炙黄芪、白术增强免疫功能，防风有抗过敏作用，三药还均有一定的抗炎作用，所以，对于减少外感、过敏有较好的"屏风"效应。

临证常在玉屏风散基础上加味用药。如汗多易感加煅龙骨、煅牡蛎固表敛汗；恶风、多汗、汗出身凉加桂枝、白芍、甘草调和营卫；体弱乏力加党参（重者用生晒参）、茯苓、甘草健脾益气；口干苔少加南沙参（重者用西洋参）、麦冬、黄精养阴润肺；鼻塞喷嚏加苍耳子、辛夷、细辛宣窍祛风；皮肤瘙痒加地肤子、蒺藜祛风止痒；咽痒喉干加蝉蜕、胖大海利咽生津；咽喉有痰加胆南星、浙贝母消风化痰；脘胀痞满加枳实、莱菔子理气和中；食欲不振加焦山楂、焦六神曲消食助运。同时，若是患儿胃纳尚可，常再加乌梅、五味子、甘草等酸甘化阴敛肺之品，以助敛伏风、御外风、抗异气之功。

风咳与哮喘同属"风病"，是儿科顽症之一，其伏风内潜是发时难解、止后易复的内因。临证体会，不仅要在发病时给予较长疗程宣肃肺气、消风止咳治疗以求缓解，而且应当在咳嗽缓解后继续坚持补肺固表、益气养阴、平内风御外风治疗以改善体质而减少再发。风咳一类风病，有其易感基因，这也可以认为就是其伏风内潜的先天禀赋体质风因。现代研究已经表明，虽然易感基因与生俱来不可改变，但是基因的表达是可以调控的。中药治疗不仅仅着眼于见咳止咳，而同时注重发时祛风、平时御风，将消风法贯穿于治疗的始终，就是基于发时治标、平时治本、标本兼治的理念，用于临床，确有效验。

（五）金敏汤用于风咳发作期的临床观察

为了观察金敏汤用于风咳发作期的有效性、安全性，博士生薛飞等于2017年10月～2018年10月临床治疗观察了150例患儿。病例来自山东省烟台市中医院、烟台市毓璜顶医院。

咳嗽变异性哮喘诊断标准，按照"中华医学会儿科学分会呼吸学组"2016年修订的《儿童支气管哮喘诊断与防治指南·咳嗽变异性哮喘（CVA）的诊断》。中医诊断标准，参考《中医儿科临床诊疗指南·小儿咳嗽变异性哮喘（2016）》。中医风束肺络证证候诊断标准：干咳，少痰或咯少许黏痰，恶风、鼻痒、喷嚏或皮肤瘙痒，舌质红，苔薄白，脉浮。

入选病例年龄 1 岁到 14 岁，性别不限。病例排除标准：①合并心、肺、脑并发症如心肌炎、脑膜炎、支气管肺炎、血糖异常、白细胞总数 $\geq 10 \times 10^9/L$ 及其他严重疾病者。②已知或可能对试验药物及其成分过敏者。③不能口服中药汤剂者。④经医师判断容易失访者。脱落病例标准、剔除病例标准略。

本项试验中共纳入研究病例 160 例，试验组 105 例、对照组 55 例，运用 SAS 统计软件随机化分组。其中山东省烟台市中医院儿科 100 例，3：1 随机分组，试验组 75 例、对照组 25 例；烟台市毓璜顶医院 60 例，1：1 随机分组，试验组 30 例、对照组 30 例。

治疗方法：①试验组以金敏汤为主方，由研究医师处方后医院药剂科加工成煎剂袋装给患儿服用。②对照组用盐酸丙卡特罗片口服，$1^+\sim 6$ 岁每次 $12.5\,\mu g$，$6^+\sim 14$ 岁每次 $25\,\mu g$，均 1 日 2 次。两组患儿均以 14 日为疗程。

试验组与对照组在试验期间均不得使用其他治疗性药物，但如出现下列情况时，可给予对症处理：①体温超过 38.5℃者，给予口服布洛芬混悬液 1～3 岁 4mL/次、4～6 岁 5mL/次、7～9 岁 8mL/次、10～14 岁 10mL/次；②合并细菌感染者可加用相应的抗生素。

中医证候计分标准略。中医证候轻重度分级量化标准：证候积分轻度 ≤ 6 分，中度 > 6 分且 ≤ 12 分，重度 > 12 分。

疗效判断标准：①临床痊愈：临床症状、体征消失，证候积分减少 ≥ 95％。②显效：症状、体征大部分改善，证候积分减少 ≥ 75％、< 95％。③有效：症状、体征有所好转，证候积分减少 ≥ 35％、< 75％。④无效：症状、体征无明显改善甚或加重，证候积分 < 35％。注：计算公式（尼莫地平法）:[（治疗前积分－治疗后积分）÷ 治疗前积分]×100％。

统计方法：所有统计计算均用 SPSS16.0 版本，对主要观察指标（中医病证愈显率）的统计处理，采用非劣性检验。对于定量资料的年龄、病程、症状、证候积分和等，采用 t 检验或卡方检验。对于定性资料的评价，采用卡方检验。$P < 0.05$ 为有显著性差异，$P > 0.05$ 为差异无统计学意义。

统计结果：入选病例 160 例。其中脱落 4 例（观察时间不满 14 天）、剔除 6 例

（未按规定服药），均为试验组、对照组各半。符合方案集 150 例，试验组 100 例、对照组 50 例。两组基线特征包括人口学资料、病程、病情、合并疾病及用药、疗前主症咳嗽及证候积分等，试验组和对照组之间差异均无统计学意义，$P > 0.05$，具有可比性。

疗效分析：总疗效比较分析：见表 2-1。

表 2-1　两组治疗风咳总疗效比较表　　　　　单位：例

组别	临床控制	显效	有效	无效	X^2	P
试验组	52（52%）	32（32%）	14（14%）	2（2%）	19.537	0.000
对照组	8（16%）	24（48%）	17（34%）	1（2%）		

经统计学处理，两组总疗效比较：X^2=19.537，$P < 0.01$；临床愈显率评价：X^2=28.650，$P < 0.01$。治疗总积分：$t = -4.103$，$P < 0.01$。提示试验组与对照组在总疗效、临床愈显率、治疗总积分等方面均存在显著性差异，试验组显著优于对照组。主症咳嗽止咳时间即咳嗽完全停止后 24 小时不再反复的时间，两组比较，$t = -4.774$，$P < 0.01$，提示试验组疗效明显优于对照组。次要证候两组用药前后均有明显改善，但试验组在改善患儿咽痒、咳痰、喷嚏、大便等方面明显优于对照组，$P < 0.05$。部分病例肺功能指标（FEV，PEFR，FVC）检测，两组治疗后均较治疗前有明显改善，$P < 0.05$；两组间比较无显著性差异，$P > 0.05$。

安全性指标（血常规，尿常规，大便常规，ALT，BUN，CK-MB，心电图）两组治疗前后均基本正常，无统计学意义，$P > 0.05$；不良反应发生率两组各 1 例，均为轻度不良反应，两组比较无统计学意义，$P > 0.05$。说明金敏汤及盐酸丙卡特罗片均可安全用于治疗风咳。

六　小儿哮喘三期分证论治

　　哮喘是目前儿科临床最常见的疾病之一，其发病率及死亡率皆有逐年上升的趋势。如何减轻患儿的哮喘发作及其对于患儿家庭和社会经济所造成的影响，是儿科工作者的重要课题。《素问·通评虚实论》已经有"乳子中风热，喘鸣肩息者"的记载，宋·王执中《针灸资生经》立"哮喘"之名，历代儿科著作对于本病多有论述。余多年临床观察，对于小儿哮喘的病因病机、辨证论治，在继承前人学说的基础上，有必要进一步深化认识，以求提高临床诊治水平。特提出风痰夙因、三期辨证、消风豁痰论治的观点。

（一）风痰内伏是夙因

　　小儿哮喘是反复发作、难以根治的顽疾，历代医籍论述颇丰。如《幼幼新书·卷十六》所说："齁齁……此根终久成残患，少有名方得断踪。"而其致病之因，秦景明《症因脉治·哮病论》云："哮病之因，痰饮留伏，结成窠臼，潜伏于内。一偶有七情之犯，饮食之伤，或外有时令之风寒，束其肌表，则哮喘之症作矣。"则提出了痰饮留伏的内因，其痰饮的产生，历来认为与肺气通调、脾气运化、肾气主水三脏功能失职、水津失布相关。

　　历久以来，肺、脾、肾功能失职、痰饮留伏成为中医学对于哮喘之所以成为夙疾病因的基本认识。但是，这一理论观点还不能全面解释小儿哮喘多有家族过敏史、发作时多有风证表现和常并发多种其他过敏性疾病的临床特点。

　　追寻病史，哮喘患儿多有家族过敏史，也就是说与先天禀赋有异相关，现代小儿体质研究中我们已经将其命名为特禀质。同时，哮喘患儿常常并发有鼻鼽、风咳、湿疹、荨麻疹、皮肤瘙痒症等各种过敏性疾病，我现统称之为"风病"。为何称为风病，因为这类疾病的主要临床表现，如鼻痒、鼻塞、喷嚏、流涕、咽痒、呛咳、哮鸣、气喘、肤起风团、皮肤瘙痒等，均与风邪致病的特点相关。但是，传统风病主要分为外风和内风两类，其与特禀质之间并无联系。因而有必要从中医病机理论对之作出新的认识。

近年来，我提出了儿科的"伏风"理论，即"来自先天禀赋，平时深伏体内，一有外风侵袭，或者某气、某味、某物所触，则随之被引动而发为风病之伏风。"以为能补前人之不逮，更加深化我们对于各类风病病机证候学的认识。

以伏风理论认识小儿哮喘的病机，并非否定前人关于"痰饮留伏"的论述，而只是根据小儿哮喘的病因特点，对其补充与完善。因而，我认为：小儿哮喘之所以反复发作、难以根治，病机关键在于肺、脾、肾（气、阴、阳）不足，风痰内伏。伏风与痰饮相合，平时深潜体内，疏之不散、息之难平，乃由于禀受于父母之先天，因而成为多种风病屡发之凤根。此种先天禀赋，因为家族体质有异，形成特禀质，即今所谓过敏性体质，对多种他人触之无碍的外风、气味、花粉、皮毛、饮食等物，一有所触则宿疾复发。

每个患儿的特禀体质有差别，所以，引动伏风发病的诱因也不尽相同。同样的吸入或食入或皮肤接触的各种发物，并非所有特禀质小儿皆会造成哮喘急性发作，说明哮喘患儿自有其特应性体质的内因。余多年临证总结认为：禀赋有异、风痰内伏，是小儿哮喘反复发作的凤因，若加上外来"贼风"所犯，两风相合，风痰壅阻肺络，肺气清宣、肃降功能失司，则是小儿哮喘急性发作的病因病机。

（二）三期辨证为纲领

关于哮喘的临床分期，《丹溪治法心要·喘》说："凡久喘，未发以扶正气为要，已发以攻邪为主。"分为"未发、已发"两期论治，自此演化为发作期、缓解期的划分而为众所引用。

从儿科临床实践来看，发作期、缓解期确可区分出典型的已发、未发分别为实证、虚证的不同阶段临床特征和病机特点，有指导分别从攻邪、扶正为主治疗的实用价值。但是，进一步深入观察，小儿哮喘的证候并不是非实即虚、非虚即实这样简单。临床上在发作期经治疗后哮喘减而未曾完全平复，静则气息平和动则喘鸣发作，迁延而不能持续缓解者并非少见。这部分患儿的病机为风痰内着留恋不解，而肺脾肾脏虚象已现，因而应当属于虚实夹杂的证候。由此我提出：小儿哮喘应当分为发作期、迁延期、缓解期三期论治，其迁延期就是指这处于发作期、缓解期之间的时期。

小儿哮喘三期的划分，固然有发病后时间长短的区别，但其主要划分依据则是各阶段不同的病机特点，发作期为实证，迁延期为虚实夹杂证，缓解期为虚证。进一步分证，则根据病因病机的不同，发作期分为风寒束肺证、痰热阻肺证、外寒内热证；迁延期分为风痰恋肺肺脾气虚证、风痰恋肺肾气亏虚证；缓解期分为肺脾气虚证、脾肾阳虚证、肺肾阴虚证。

小儿哮喘病机复杂，证候多样，辨别证候当从时令、地区、体质、病程、诱发病因、望闻问切四诊，以及必要的听诊及理化检查等综合判断。近年来，我提出了小儿哮喘的分期辨证如下。

1. 发作期 ①风寒束肺证：常起病于冒受风寒，骤然发病，气喘咳嗽，喉间哮鸣，痰稀色白、多泡沫，形寒肢冷，鼻塞，流清涕，面色淡白，唇青，舌质淡红，苔白滑或薄白，脉浮紧，指纹红。②痰热阻肺证：冒受风热或风寒化热而作，咳嗽喘息，声高息涌，喉间哮吼痰鸣，痰黄黏稠难咯，胸膈满闷，身热，面赤，鼻塞流黄浊涕，口干，咽红，尿黄，便秘，舌质红，苔黄，脉滑数，指纹紫。③外寒内热证：卫表风寒未解，肺经郁热证象已现，喘促气急，咳嗽痰鸣，咯痰黏稠色黄，胸闷，鼻塞喷嚏，流清涕，或有恶寒发热，面赤口渴，夜卧不安，大便干结，小便黄赤，舌质红，苔薄白或黄，脉滑数或浮紧，指纹浮红或沉紫。

2. 迁延期 ①风痰恋肺、肺脾气虚证：急性期经治疗后，咳喘减而未平，静时不发，活动则喘鸣发作，面色少华，易于出汗，易罹感冒，晨起及吹风后易作喷嚏、流涕，神疲纳呆，大便稀溏，舌质淡，苔薄白或白腻，脉弱，指纹淡滞。②风痰恋肺、肾气亏虚证：急性期经治疗后，气喘、喉间哮鸣减轻而时作未止，动则喘甚，气促胸闷，咳嗽，喉中痰鸣，痰多质稀、色白、易咯，面色欠华，畏寒肢冷，神疲纳呆，小便清长，舌质淡，苔薄白或白腻，脉细弱或沉迟，指纹淡滞。

3. 缓解期 ①肺脾气虚证：发作已经缓解，但反复感冒，且易因感冒而再发，气短自汗，神疲懒言，形瘦纳差，面白少华或萎黄，咳嗽无力，便溏，舌质淡胖，苔薄白，脉细软，指纹淡。②脾肾阳虚证：典型发作缓解，但动则喘促，咳嗽无力，气短心悸，面色苍白，形寒肢冷，脚软无力，腹胀纳差，大便溏泄，夜尿次频清长，发育迟缓，舌质淡，苔薄白，脉细弱，指纹淡。③肺肾阴虚证：反复发作暂时缓解，面色潮红，形体消瘦，潮热盗汗，口咽干燥，手足心热，气喘乏力，咳嗽时作，干咳或咯痰不爽，便秘，舌红少津，苔花剥，脉细数，指纹淡红。

（三）消风豁痰贯始终

哮喘一病，以风痰留伏为久病难愈之凤因，虽然临床证候分别为三期，但总需时时以消风豁痰治疗为本。

1. 发作期治疗

发作期常由外风引动内伏风痰，乃两风相合，夹有寒、热之邪，壅塞气道，以致呼气不畅而"长出气"。治当疏散外风、平伏内风，兼平寒热，同时豁痰以条畅肺气。如何豁痰？又有燥湿化痰与涤痰降气两法，前者为使其痰从内消，故可宣发肺气以止咳，后者为引痰下驱，同时能肃降肺气以平喘。当然，还要结合证候的寒热属性，分别使用温化寒痰与清化痰热之法。

发作期治疗当师仲景方，以消风圣药麻黄为君，既散外风、又平伏风，多用蜜炙麻黄，风寒束表者可用生麻黄，配伍解表、豁痰、平喘、止咳药物。①风寒束肺证治以温肺散寒，涤痰定喘，取小青龙汤合三子养亲汤加减。常用麻黄、桂枝宣肺散寒；细辛、干姜、半夏温肺化饮；苏子、白芥子、莱菔子降气涤痰。白芍配桂枝，有解表和营，缓急解痉平喘之功；五味子与细辛相伍，一酸一辛，一收一散，共达敛肺平喘之力。咳嗽甚者，加紫菀、款冬花、旋覆花化痰止咳；哮吼甚者，加射干、地龙、僵蚕解痉祛痰平喘；鼻塞鼻痒喷嚏流涕者，加辛夷、苍耳子、川芎消风宣窍。若外寒不甚，寒饮阻肺者，可用射干麻黄汤加减。②痰热阻肺证治以清肺涤痰，平喘止咳，以麻黄杏仁甘草石膏汤合苏葶丸加减。常用蜜炙麻黄、杏仁、前胡宣肺止咳；石膏、黄芩清肺解热；葶苈子、苏子、桑白皮泻肺平喘；射干、瓜蒌皮、枳壳降气化痰。喘急者，加地龙清热解痉，涤痰平喘；痰多者，加胆南星、竹沥豁痰降气；咳甚者，加炙百部、炙款冬花宣肺止咳；热重者，加栀子、虎杖、鱼腥草清热解毒；咽喉红肿者，加虎杖、山豆根、板蓝根解毒利咽；便秘者，加瓜蒌子、枳实、大黄降逆通腑。若表证不著，喘息咳嗽，痰鸣，痰色微黄，也可选定喘汤加减，方中麻黄、银杏、黄芩等配伍，有肃肺、敛肺、清热、平喘之功。③外寒内热证治以解表清里，定喘止咳，取大青龙汤加减。常用麻黄、桂枝、白芍散寒解表和营；细辛、五味子、半夏、生姜蠲饮平喘；重用石膏、黄芩清泄肺热；生甘草和中；葶苈子、苏子、射干、紫菀化痰平喘。热重者，加栀子、贯众清其肺热；咳喘哮吼甚者，加桑白皮、地龙泻肺清热化痰；痰热明显者，加胆南星、黛蛤散、竹沥清化痰热。

2. 迁延期治疗

迁延期哮喘证候似解未解，往往静则气息平稳动则喘鸣发作，为风痰恋肺，仍需消外风、平伏风，调肺气，豁痰饮。但此时虚象已现，多表现为肺脾气虚，或为肾气亏虚，故多汗易感而易诱发哮鸣、中气不足而肺气不充、肾不纳气令动则喘息。应祛邪与扶正兼施，攘外与安内并行，同时补肺固表、补中益气、补肾纳气，方能使哮喘缓解。

迁延期仍需据其风痰证候，予消风豁痰肃其余邪，同时应按肺、脾、肾气之亏虚分别施补，即补泻兼施、分证论治。①风痰恋肺、肺脾气虚证，治以消风化痰、补益肺脾，常取射干麻黄汤合人参五味子汤加减。常用炙麻黄、细辛消风宣肺；陈皮、半夏、炙款冬花燥湿化痰；炙黄芪、党参（人参）、五味子补气敛肺；茯苓、白术、甘草益气健脾；僵蚕、地龙祛风化痰。喘鸣时作者，加苏子、葶苈子涤痰平喘；喷嚏频作者，加辛夷、苍耳子消风宣窍；汗多者，加碧桃干、浮小麦敛肺止汗；痰多色黄者，加浙贝母、胆南星清肺化痰；纳呆者，加焦山楂、焦六神曲消食助运；便溏者，加炒扁豆、炒山药化湿健脾。②风痰恋肺、肾气亏虚证，治以泻肺祛痰、补肾纳气。偏于上盛者用苏子降气汤加减。常用苏子、杏仁、前胡、半夏降气化痰；厚朴、陈皮理气燥湿化痰；肉桂温肾纳气，以行水饮；配当归活血调营；紫菀、款冬花温润化痰平喘。痰液不多者可加人参、五味子益气敛肺。偏于下虚者用都气丸合射干麻黄汤加减。常用山茱萸、熟地黄、补骨脂益肾培元；炒山药、茯苓健脾益气；款冬花、紫菀温润化痰；半夏、细辛、五味子化饮平喘；蜜炙麻黄、射干宣肺祛痰平喘。动则气短难续，加胡桃肉、紫石英、诃子、蛤蚧摄纳补肾；畏寒肢冷，加制附片、淫羊藿温肾散寒；畏寒腹满者，加椒目、厚朴温中除满；痰多色白，屡吐不绝者，加白果、芡实补肾健脾化痰；发热咯痰黄稠，加黄芩、冬瓜子、虎杖清泄肺热。

3. 缓解期治疗

缓解期历来从肺脾肾虚认证，余以为当结合气阴阳虚损论治，因而分证为肺脾气虚、脾肾阳虚、肺肾阴虚。缓解期以肺脾气虚证最多见，在小儿哮喘发作的诱因中外感因素为第一位的临床调查结果也说明固护卫表在缓解期治疗中的重要性。肾气亏虚证较多见于先天不足、长期后天失调，因而生长发育迟缓，或者因哮喘久病失治而经年反复发作的患儿，以往此证患儿最为多见，随着儿童先后天保健措施的加强，肾虚证有减少的趋势，但仍不可忽略。肾为气之根，补肾培本、纳气归元是哮喘缓解期的重要治法之一。

缓解期按肺虚、脾虚、肾虚，气虚、阳虚、阴虚分辨而合并证治。①肺脾气虚证治以补肺固表、健脾益气，方取玉屏风散合人参五味子汤加减。常用炙黄芪、炒白术、防风益气固表；人参、五味子补气敛肺；茯苓、甘草健脾补气；半夏、橘红化痰止咳。汗出甚者，加煅龙骨、煅牡蛎固涩止汗；常有喷嚏流涕者，加辛夷、乌梅、鱼脑石宣窍敛肺；咽痒者，加蝉蜕、木蝴蝶、僵蚕消风利咽；痰多者，加胆南星、浙贝母、地龙消风化痰；纳谷不香者，加焦六神曲、炒谷芽、焦山楂消食助运；腹胀者，加莱菔子、枳壳、槟榔理气降气；便溏者，加炒山药、炒扁豆健脾化湿。②脾肾阳虚证治以健脾温肾、固摄纳气，方取金匮肾气丸加减。常用附子、肉桂、淫羊藿温补肾阳；熟地黄、山茱萸、杜仲补益肝肾；怀山药、茯苓健脾；胡桃肉、五味子、银杏敛气固摄。虚喘明显者，加蛤蚧、冬虫夏草补肾纳气；咳嗽者，加款冬花、紫菀止咳化痰；夜尿多者，加益智仁、菟丝子、补骨脂补肾固摄。③肺肾阴虚证治以养阴清热、补益肺肾，方取麦味地黄丸加减。常用麦冬、百合润养肺阴；五味子、山茱萸益肾敛肺；熟地黄、枸杞子、怀山药、紫河车补益肾阴；牡丹皮内清虚热；茯苓健脾益气。盗汗甚者，加知母、黄柏养阴清热；呛咳不爽者，加百部、南沙参、炙款冬花润肺止咳；潮热者，加鳖甲、地骨皮清其虚热。

七　肺炎喘嗽从热、郁、痰、瘀论治

肺炎喘嗽是儿科住院患儿中最多见的疾病，我们在长期的临床实践和承担两项国家科技攻关计划项目等课题的过程中，研究了本病的发生发展规律，总结提出了从热、郁、痰、瘀论治的学术观点。

（一）肺炎喘嗽病机热、郁、痰、瘀证候分析

在"十五"国家科技攻关计划项目"小儿肺炎中医证治规律研究"中，通过四中心 480 例住院患儿的调查分析，我们总结出小儿肺炎喘嗽诊断、辨证的主要指标如下。

主症：发热，咳嗽，咯痰痰鸣，气喘，肺部听诊，X 线全胸片，病原学检查。

次症：恶寒，出汗，发绀，面色，精神，口渴，食欲减低，恶心呕吐，大便异常，小便异常，四肢温凉，舌质舌苔，指纹（脉象）。

分析本病的病因病机，认为小儿肺炎喘嗽病因以风温袭肺为主，病机围绕热、郁、痰、瘀的相互影响与转化，邪热壅阻，痰阻肺络，肺气郁闭，气滞血瘀，即热、郁、痰、瘀是其病机关键。本病初起，风温病邪自鼻口而入，侵犯气道，肺卫失宣，令肺气郁遏，气郁不畅，痰热相生，阻于肺络，宣发肃降失职，便为肺气郁闭，气闭络阻，心阳受损，血脉壅滞，瘀血停积，重者甚至可致心阳虚衰。气为阳，热为阳邪，热致气郁，两阳相会，愈燃愈烈，故热越炽则郁越盛，郁愈重则热愈旺。若为温邪致病，阻滞气机，产生郁热多为无形；若热炼津液成痰或兼夹其他有形邪气（如水湿、积滞、燥屎、瘀血等）则其所致郁热、郁结为有形邪结，造成肺气清宣肃降功能失职，轻者为郁、重则为闭。其中又以痰浊壅阻肺络、气机郁滞生瘀，造成肺气宣肃失司而为郁为闭最为常见。所以，小儿肺炎喘嗽的发生发展，乃是热、郁、痰、瘀病机演变的结果，由此也就造成了小儿肺炎喘嗽的临床证候初为风热郁肺、

风寒郁肺，其后痰热闭肺证最为常见。

再从肺炎喘嗽常见临床证候来看，也可以分为四大类：①热证：发热，恶风或恶寒，额头、尺肤灼热，无汗或多汗，面色潮红，唇干，口渴，时有烦闹，烦躁不宁，舌质红，舌苔黄，指纹紫，脉数。②郁证：咳嗽偶作、阵作、频作，呛咳，咳嗽引发呕吐，气粗、气促、气喘，喘憋，鼻翼扇动，胸高胁满，听诊肺部呼吸音粗糙、干啰音、湿啰音。③痰证：时有痰声，喉中痰嘶、痰吼，咯吐痰液，大便夹黏液，听诊肺部痰鸣音，舌苔腻，脉滑数。④瘀证：唇绀、指绀、面绀，胁下痞块，胸部刺痛，或有鼻衄、齿衄、咯痰带血，舌质紫、绛，指纹紫滞，脉细涩或结代，血氧饱和度降低。这四大类证证候并非分别孤立出现，相互之间可以重见，且常常并见，尤其是热证、痰证、郁证三者，四证间有着密切的关联。

（二）应用关联规则方法数据挖掘肺炎喘嗽热、郁、痰、瘀病机分析

为了客观分析基于症状体征表现的肺炎喘嗽病机证候特点，我们利用"十五"国家攻关计划课题临床研究形成的数据库，以 visual basic 6.0 为开发工具，windows XP 为操作系统，Microsoft Office Excel 2003 为数据库服务器环境，开发了关联规则数据挖掘平台，设定支持度门限值 35% 及置信度门限值 40% 进行运算，对 277 例肺炎喘嗽住院病例症状体征理化检查的有关资料作了关联规则运算。

1. 频繁项集

对 277 例共 77 项症状体征进行频繁项集扫描，共有 8 次循环，找出 2701 项频繁项集，支持度大于 90% 的 3 项、介于 88%～80% 的 12 项。见表 2-2。

表 2-2　277 例小儿肺炎症状体征频繁项集表（部分）

频繁项集（证候）	相关病机	支持度（%）	频次	扫描序次
肺部呼吸音粗糙	郁	96	267	0
舌质红	热	91	251	0
气促	郁	90	250	0
多痰	痰	88	244	0
气促——肺部呼吸音粗糙	郁	87	241	1

频繁项集（证候）	相关病机	支持度（%）	频次	扫描序次
肺部呼吸音粗糙 =〉舌质红	郁与热	87	241	1
发热	热	86	239	0
多痰 =〉肺部呼吸音粗糙	痰与郁	85	235	1
发热 =〉肺部呼吸音粗糙	热与郁	84	233	1
每咳数声	郁	83	231	0
气促 =〉舌质红	郁与热	83	231	1
食量减少	郁	82	227	0
每咳数声 =〉肺部呼吸音粗糙	郁	81	223	1
多痰 =〉舌质红	痰与热	81	225	1
气促 =〉肺部呼吸音粗糙 =〉舌质红	郁与热	80	222	2
发热 =〉多痰	热与痰	76	211	1
多痰 =〉气促 =〉舌质红	痰与热与郁	74	206	2
发热 =〉多痰 =〉肺部呼吸音粗糙	热与痰与郁	74	205	2
唇绀	瘀	53	147	0
气促 =〉唇绀	郁与瘀	51	141	1
多痰 =〉唇绀	痰与瘀	50	138	1
唇绀 =〉舌质红	瘀与热	50	138	1
气促 =〉唇绀 =〉舌质红	郁与瘀与热	48	134	2
多痰 =〉唇绀 =〉舌质红	痰与瘀与热	47	129	2
发热 =〉肺部呼吸音粗糙 =〉唇绀	热与郁与瘀	46	128	2
多痰 =〉气促 =〉肺部呼吸音粗糙 =〉唇绀 =〉舌质红	痰与郁与瘀与热	44	122	4
发热 =〉多痰 =〉气促 =〉唇绀	热与痰与郁与瘀	43	118	3

从表2-2可知，在所有症状体征中，最频繁出现的是肺部呼吸音粗糙（含肺部啰音）、舌质红和气促，其支持度分别为96%、91%、90%。其次为多痰、气促

和肺部呼吸音粗糙、肺部呼吸音粗糙和舌质红、发热、多痰和肺部呼吸音粗糙、发热和肺部呼吸音粗糙、每咳数声、气促和舌质红、食量减少、每咳数声和肺部呼吸音粗糙、多痰和舌质红、气促和肺部呼吸音粗糙及舌质红，它们的支持度介于88%～80%。其余症状体征的支持度小于80%。唇绀、气促与唇绀、多痰与唇绀、唇绀和舌质红、气促和唇绀及舌质红、多痰和唇绀及舌质红、发热和肺部呼吸音粗糙及唇绀、多痰与气促和肺部呼吸音粗糙及唇绀及舌质红、发热与多痰和气促及唇绀的支持度介于53%～43%。显示与热、郁、痰、瘀相关的症状体征频繁和交互出现，并且热、郁、痰相关症状体征的支持度大于与瘀有关的症状体征。

2. 相关项集的支持度与置信度

运算结果共获得关联规则10697条，最高支持度87%，最高置信度100%。见表2-3。

表 2-3　277 例小儿肺炎症状体征相关项集的支持度与置信度表（部分）

关联（证候与病机）	支持度（%）	置信度（%）
发热＝〉肺部呼吸音粗糙（热与郁）	84	97.48
发热＝〉气促（热与郁）	78	90.37
发热＝〉多痰（热与痰）	76	88.28
发热＝〉唇绀（热与瘀）	47	53.97
发热＝〉多痰、气促、唇绀（热与痰、郁、瘀）	43	49.37
气促＝〉舌质红（郁与热）	83	92.40
气促＝〉多痰（郁与痰）	79	87.20
气促＝〉发热（郁与热）	78	86.40
气促＝〉发热、舌质红（郁与热）	72	80.00
气促＝〉多痰、肺部呼吸音粗糙、舌质红（郁与痰、热）	71	79.20
气促＝〉唇绀（郁与瘀）	51	56.40
气促＝〉多痰、唇绀（郁与痰、瘀）	48	52.80
多痰＝〉肺部呼吸音粗糙（痰与郁）	85	96.31
多痰＝〉舌质红（痰与热）	81	92.21

关联（证候与病机）	支持度（%）	置信度（%）
多痰 =〉气促（痰与郁）	79	89.34
多痰 =〉唇绀（痰与瘀）	50	56.55
多痰 =〉唇绀、舌质红（痰与瘀、热）	47	52.86
多痰 =〉发热、气促、唇绀（痰与热、郁、瘀）	43	48.36
唇绀 =〉肺部呼吸音粗糙（瘀与郁）	52	97.95
唇绀 =〉气促（瘀与郁）	51	95.91
唇绀 =〉多痰（瘀与痰）	50	93.87
唇绀 =〉舌质红（瘀与热）	50	93.87
唇绀 =〉多痰、气促、舌质红（瘀与痰、郁、热）	45	85.03
唇绀 =〉发热、多痰、气促（瘀与热、痰、郁）	43	80.27

从表 2-3 可知，发热与肺部呼吸音粗糙、发热与多痰、气促与舌质红、气促与发热及舌质红、气促与多痰、肺部呼吸音粗糙及舌质红、气促与多痰及唇绀、多痰与肺部呼吸音粗糙、多痰与舌质红、唇绀与肺部呼吸音粗糙、唇绀与多痰、气促及舌质红同时出现的支持度分别是 84%、76%、83%、72%、71%、48%、85%、81%、52%、45%。其置信度显示，当发热时有 97.48% 的概率出现肺部呼吸音粗糙、88.28% 的概率出现多痰。当气促时有 92.40% 的概率出现舌质红、80.00% 的概率出现发热和舌质红、79.20% 的概率出现多痰与肺部呼吸音粗糙及舌质红、52.80% 的概率出现多痰与唇绀。当多痰时有 96.31% 的概率出现肺部呼吸音粗糙、92.21% 的概率出现舌质红。当唇绀时有 97.95% 的概率出现肺部呼吸音粗糙、85.03% 的概率出现多痰与气促及舌质红。发热与气促同时出现的支持度是 78%，当发热时 90.37% 的概率出现气促；而当气促时 86.40% 的概率出现发热。发热与唇绀或多痰与唇绀及舌质红同时出现的支持度均是 47%，但当发热时 53.97% 的概率出现唇绀；多痰时有 52.86 的概率会出现唇绀与舌质红。多痰与发热、气促及唇绀同时出现的支持度均为 43%，当多痰时 48.36% 的概率出现发热、气促及唇绀；而唇绀时 80.27% 的概率出现发热、多痰及气促。气促与多痰同时出现的支持度是 79%，多痰时 89.34% 的概率出现气

促，而气促时 87.20% 的概率出现多痰。多痰与唇绀或唇绀与舌质红同时出现的支持度均是 50%，当多痰时 56.55% 的概率出现唇绀，而唇绀时 93.87% 的概率出现多痰、93.87% 的概率出现舌质红。显示与热、郁、痰病机相关的症状体征同时出现的概率明显高于它们与瘀血相关的症状体征同时出现的概率。

3. 数据挖掘结果分析

关联规则是数据挖掘领域中最为常用和成熟的方法之一，它的基本过程是通过找出所有频繁项集（指满足最小支持度阈值的所有项集），并从中提取所有高置信度的规则。关联规则一般用百分数表示，如：事项 $A=\rangle$ 事项 B[支持度 x%，置信度 $=y$%]。其中支持度定义为数据库中同时包含 A 和 B 的事务占总事务数的最小百分比。置信度定义为同时包含 A 和 B 的事务占只包含 A 的事物的百分比。

从本次研究结果发现，在 2701 条频繁项集中，支持度大于 80% 的各项，如肺部呼吸音粗糙、舌质红、气促，多痰、发热、每咳数声、食量减少、气促或多痰或发热或每咳数声或舌质红与肺部呼吸音粗糙并见、气促或多痰或气促和肺部呼吸音粗糙与舌质红并见（见表 2-2）等为小儿肺炎中最常见的症状体征，分析其病机病理多与热、郁、痰有关，或形成热与郁、热与痰、郁与痰、热郁痰并见的改变。唇绀的支持度为 53%、气促或多痰或舌质红与唇绀并见的支持度均大于 50%（见表 2-2），显示在小儿肺炎中也存在一定的瘀血或热与瘀、郁与瘀、痰与瘀的病机病理改变。同时，从表 2-3 可以看出，如以发热、气促、多痰、唇绀为热、郁、痰、瘀病机病理的代表性症状体征，这四者之间存在广泛的关联，通过它们的置信度显示，可知它们的关联具有一定的可信度，并且，在热与郁与痰的关联中置信度大于有瘀血病机病理的关联，说明在小儿肺炎中热、郁、痰、瘀可作为基本病机的概括，尤其前三者更为常见，瘀者相对较少；热、郁、痰、瘀四者在一定程度上单独出现或关联表现。

（三）清热、解郁、涤痰、化瘀法治疗小儿肺炎喘嗽的临床实践

在以上对小儿肺炎喘嗽热、郁、痰、瘀病机认识和数据挖掘证候分析的基础上，依据辨证论治的原则，我们提出了对于小儿肺炎喘嗽清热、解郁、涤痰、化瘀的治法，临床辨证治疗，还要依其证候热、郁、痰、瘀之轻重缓急确定四法应用之多少。

在临床和科研工作中，我们针对占肺炎喘嗽大多数的风热郁肺证、痰热闭肺证（我们的 480 例研究资料两证分别占总数的 16.25%、75.00%）病机特点和临床经验，研制江苏省中医院院内制剂清肺口服液，通过江苏省社会发展计划项目、"十五"国家科技攻关计划项目两期 507 例小儿病毒性肺炎痰热闭肺证临床研究结果，清肺口服液试验组疗效显著优于利巴韦林注射液对照组，表明清热、解郁、涤痰、化瘀法是小儿病毒性肺炎痰热闭肺证的有效治疗方法，清肺口服液是有效的中药制剂。临床研究报告详见本书第四章"临床总结"内"清肺口服液治疗小儿病毒性肺炎痰热闭肺证 507 例临床研究"。

八　运脾学说的理论探析及临床运用

现代儿科运脾学说的提出来源于江育仁教授提出的"脾健贵在运不在补"的学术论点。关于运脾的学术内涵，通过多年的理论和临床研究，获得了不断深化的认识。

（一）运脾学说的理论基础

江育仁教授在 1979 年 11 月出版的《脾胃学说及其临床应用》一书中发表了"调理脾胃在儿科临床上的指导意义"一文，其中有一段为"脾健贵在运不在补"，他说："'脾'常不足是泛指消化、吸收功能的不足；'脾主运化'是脾的生理功能，故有脾以运为健的说法。盖婴幼儿时期'生机蓬勃''脏气清灵''随拨随正'，脾运则水谷精微四布，五经并行，不适当的补脾适以碍脾（当然并不反对在某些疾病中的补脾），这是儿科中应用调理脾胃法的一个特点。"后来，他又进一步阐述了这一观点，指出："'运'，有行、转、旋、动之义，有动而不息之特征。运与化，是脾的主要生理功能，运者运其精微，化者化其水谷，运化水谷精微以敷布全身。对于小儿来说，不仅为其维持生理活动所必需，而且是其生长发育的物质保障。因此，脾胃被称为'后天之本'，正是由其主运化的生理功能所决定的。"提出了扶助运化在小儿脾胃病治疗中的重要意义。

维护脾主运化的生理功能，历来为儿科医家所重视。儿科宗师北宋医家钱乙创立了儿科五脏辨证的理论和实践体系，他特别重视脾胃在小儿生理病理方面的重要性。在《小儿药证直诀·脉证治法》81条中，论及脾胃病变的就有39条，提出了"脾主困"的重要学术思想，认为脾病的证候特点是脾气困遏，运化失职，升降失司。他的脾病主方为益黄散，在《小儿药证直诀》中应用19处，为全书使用频率最高之方。该方名为益黄，却不取补脾益气通套之品，以陈皮、丁香（木香）、青皮理气助运为主，加炮诃子暖胃、甘草和中，广泛用于食不消、吐泻、疳证、慢惊等多种病证，其立方主旨便在于舒展脾气，恢复脾运。钱氏另一脾病名方异功散，与稍早时的《太平惠民和剂局方》四君子汤相比，同用参、苓、术、草，而异功散只增陈皮一味，便使之成为补运兼施之方。近人张山雷在《小儿药证直诀笺正》中称道："此补脾而能流动不滞，陈皮一味果有异功，以视《太平惠民和剂局方》四君子，未免呆笨不灵者，绚是放一异彩。仲阳灵敏，即此可见一斑。"

明代儿科医家万全特别重视调理脾胃，并提出"节戒饮食"是小儿防病的重要手段。《幼科发挥·原病论》说："胃者主纳受，脾者主运化。脾胃壮实，四肢安宁；脾胃虚弱，百病蜂起。故调理脾胃者，医中之王道也；节戒饮食者，却病之良方也。"李中梓在《医宗必读》中阐述了"脾为后天之本"的著名论点，他说："脾何以为后天之本？盖婴儿既生，一日不食则饥，七日不食则胃肠涸绝而死。经云：'安谷者昌，绝谷者亡'。胃气一绝，百药难施。一有此身，必资谷气，谷气入于胃，洒陈于六腑而气至，和调于五脏而血生，而人资之以为生者也，故曰：后天之本在脾。"

清代儿科名医陈复正推崇张洁古将仲景枳术汤易为丸剂，誉之"诚为伤食运化之良方"，并有加藿香、砂仁治不思饮食，加陈皮、法半夏治体肥有痰的变方之设，用于治疗不同的小儿脾胃病。江育仁先生在临床上治疗这类病证多运用此类法则。叶桂以世传之小儿医，一再强调脾升胃降、运化有常的重要性，如"脾宜升运，胃宜通降""脾宜升刚健，胃宜降则和"。吴瑭则提出："古称难治者莫如小儿……其用药也，稍呆则滞，稍重则伤。"反对对小儿用药过于呆补壅滞，或过于克伐伤正，也是针对小儿脾胃娇嫩易受损伤、脏气清灵随拨随应的生理病理特点而提出的重要观点。

补脾养胃和运脾开胃是小儿脾胃病的两大治疗法则。虽然历代医家一向重视脾主运化的生理功能和在儿科中的重要性，但在临床应用中重补轻运却成为惯例。江育仁教授在20世纪70年代末以鲜明的观点提出："脾健不在补贵在运"，适应了当时社会情况的变化和小儿脾胃病的病机特点，在全国中医儿科学术界引起了普遍的重视，得到广泛认同。

（二）脾健贵在运的生理机制

人体是一个不断运动变化，除旧布新的有机整体。脾胃位居中焦，为机体升降出入的枢纽。《素问·经脉别论》说："饮入于胃，游溢精气，上输于脾，脾气散精，上归于肺，通调水道，下输膀胱，水精四布，五经并行。"就阐述了饮食物入胃之后，由脾之运化，分清泌浊，将浊气排出体外，清气输布全身的过程。《素问·太阴阳明论》说："四肢皆禀气于胃，而不得至经，必因于脾，乃得禀也。"《素问·玉机真脏论》说："脾为孤脏，中央土以灌四傍。"都说明了脾主运化的生理功能在维持全身正常生理活动中的重要意义。

脾作为五脏之一，有着主运化、主升清、主统血，以及在志为思、在液为涎、在体合肌肉、主四肢、在窍为口、其华在唇诸多生理功能。但是，全身所有脏腑经脉、筋骨肌肤、气血津液等有形之物质构成和无形之功能维护，均依赖于脾胃生化之水谷精微营养物质的充养，所以，主运化是脾的最为重要的生理功能。

小儿时期的体质特点之一是"脾常不足"。小儿脾常不足的生理特点包括两方面的涵义。一是绝对不足，即小儿出生之后，五脏六腑成而未全，全而未壮，脾胃嫩弱，发育未全，功能未健，"形"和"气"与成人相比均远为不足，年龄越小，这种不足显得越为突出；二是相对不足，因为儿童处于生长发育阶段，他们不仅需要维持机体的正常生理活动，而且需要保证生长发育所必需的营养精微，所以，他们对脾胃运化功能的需求，相对比成人更为迫切。据现代研究，成人每天每千克体重约需补充能量167～209kJ（40～50千卡），在儿童期，则年龄每减小3岁，每千克体重约需增加42kJ（10千卡），婴儿每天每千克体重需420～502kJ（100～120千卡）才能满足生理需要。因此，与机体对营养物质的加倍需求相比，小儿未曾发育健全的脾胃更显得相对不足。小儿脾常不足，运化功能未曾健全，而小儿是否能健康发育成长，与其脾主运化的功能状况有着直接的联系。所以说，脾健则运，脾运则体健，维持小儿脾运功能的正常，不仅能降低小儿脾胃病的发病率，而且是儿童身体健康、正常生长发育的基本保证。

（三）脾健贵在运的病理分析

在生理状况下，运化是脾的主要功能；在病理状况下，运化失健则是脾病的主要病机。

小儿脾胃病的病因很多。因小儿脾胃薄弱，易受损伤，多种病因均易于损脾伤胃。轻者令其受纳、运化失职，或升降失司；重者或久延不愈者则造成脾胃虚弱，纳运无力，甚则病涉他脏及全身，产生种种变端。据我们临床调查分析，目前临床常见的小儿脾胃病病因有：①饮食不节，喂养不当；②先天不足，后天失调；③久病重病，损伤脾胃；④暑湿风寒，困脾伤阳；⑤情志失调，思虑伤脾。例如：我们曾分析 225 例小儿厌食证的病因，以上 5 类病因分别占 50.7%、16.4%、27.6%、4.4%、0.9%。又曾分析 115 例小儿疳证的病因，因饮食喂养因素而发病者占 89.6%。由此可见，饮食不节，喂养不当是小儿脾胃病最重要的病因。

与旧社会常因饮食不足而发病的情况不同，现代小儿的饮食病因，或由于婴儿期未按时添加辅食，断乳后脾胃不能适应普通饮食；或由于母乳缺乏，又未能掌握人工喂养方法；或由于家长不适当地给小儿增添所谓高营养的食品、补品，徒使小儿脾胃负担增加；或由于家长恣意纵儿所好，使之贪吃零食、偏食，饥饱不均伤脾等。这种种病因，便造成目前临床上小儿脾胃病有增无减的状况。

脾胃虚弱和运化失健是小儿脾胃病理的两个主要方面，二者既有联系，又有区别。前者以气血阴阳亏损为主，表现为虚弱不足征象；后者以脾运失职为主，表现为功能失调。当前的情况多由于饮食不节，喂养不当，而造成运化失健的功能失调。因之，以脾运失健为主要病机的小儿脾胃病普遍存在。例如：疳证中的气血虚衰重证干疳发病率大为降低，目前临床上已经少见，以运化功能失调为主的疳气证占了大多数。我们在 1993 ~ 1994 年统计了门诊诊治的 115 例疳证患儿，疳气证 113 例、疳积证 2 例，未见干疳证，便是一个例证。又对 20 世纪 80 年代初门诊诊治的

300例小儿厌食症患儿作了病机证候分析，属脾运失健证者占60.3％，脾胃气虚证34.7％，胃阴不足证5.0％。这些临床调查统计都说明了脾运失健在现代小儿脾胃病发病机理中的重要性。

再从临床常见的小儿脾胃病的证候分析也可以看出，其病理机制无不与脾运胃纳、脾升胃降的功能失职有关。诸如：脾运失健，胃不受纳，造成厌食；食积中焦，运化失司，是为积滞：气机不利，脾胃壅滞，引起腹痛；升降失常，浊气逆上，产生呕吐；脾失升清，合污下流，形成泄泻；脾运失职，气血不充，发生贫血；运化无能，精微不敷，久延成疳等，此皆脾胃常见病变。又有多种他脏病变，如肺卫不固之反复感冒、咳喘，心神失养之心悸、怔忡，阴不制阳、肝风内动之惊风、癫痫，肾精不济、筋骨不坚之五迟、五软等，亦无不与脾运失职，四傍失于灌溉有关。

（四）脾健贵在运的临床意义

小儿脾胃病的病机多与脾气困遏、运化失职有关，欲使脾健，也就当以调和脾胃、扶助运化作为主要的治疗原则。所谓"运脾"，就是要去除影响脾胃的各种病理因素，诸如湿困、食积、气滞等，使胃主受纳、脾主运化的生理功能得以恢复，互相协调，共同完成饮食受纳腐熟、升清降浊、吸收转输的全部过程。"脾健贵在运"正是针对这一治疗宗旨提出的指导原则。

再从小儿生理特点看，脾常不足，也易于为药物所伤。对于小儿用药，偏补则易碍滞气机，峻消则易损脾伤正。治疗小儿疾病，必须掌握证候实质及其转归，时时以维护脾气为要，运脾一法，就是在这种基础上提出的。江育仁教授说："运脾法……属于汗、和、下、消、吐、清、温、补八法中的和法。具有补中寓消，消中有补，补不碍滞，消不伤正者谓之'运'。"从现代小儿脾胃病病因特点看，饮食不足者少，伤于饮食者多。往往由于家长溺爱子女，片面强调加强营养，造成小儿进食的质、量过度，或营养不均衡，滞胃困脾，使运化失职，食欲下降，食而不化，产生厌食、积滞、腹痛、呕吐等病证，这类病证，只能用解其脾困，运其脾气的法则治疗，若不适当地施以补益，则有犯"实其实"之戒，反臻证情加重，即使对于那些已属脾虚胃弱的病证，也应采用补运兼施法治疗，而不可单纯补益，造成补而不受。通过以上分析，我们可以看出，江育仁教授"脾健不在补贵在运"的学术观点，是从当今小儿脾胃病的病因病理特点与小儿体质特点出发，经过对古代医学家有关论述的探讨和多年的临床实践体会，认真揣摩研究凝练，而提出的一种对当今儿科临床具有重要实践指导意义的理论观点，是对小儿脾胃病理论的学术创新。

江育仁教授在运脾治疗中，首重苍术。本品味微苦、气芳香而性温燥，功能醒脾助运，开郁宽中，疏化水湿，正合脾之习性。前人论苍、白二术，黄元御云："白术守而不走，苍术走而不守，故白术善补，苍术善行。其消食纳谷，止呕住泄亦同白术，而泄水开郁，苍术独长。"张隐庵进一步指出："凡欲补脾，则用白术；凡欲运脾，则用苍术；欲补运相兼，则相兼而用……"江育仁教授以苍术为运脾主药，与其他药物配伍，组成多个方剂，或作煎剂便于加减灵活运用，或作散剂、合剂、糖浆、冲剂便于久服，用于多种小儿脾胃病证，取得了较为满意的疗效。以往有人虑及苍术辛烈刚燥，恐有劫阴之忧。叶桂认为："脾为柔脏，惟刚药可以宣阳驱浊。"我们在临床上长期观察，只要不对本已经脾胃阴伤者施以苍术，就没有发现因使用苍术而伤阴耗液者，因此提出只要是脾失健运证，无阴伤见症者，即可放胆用之。

（五）临床常用之运脾治法

1. 燥湿运脾法

用于湿困脾土证。证候表现：胸闷纳呆，脘痞腹胀，口腻不渴，小便短少，大便水泻，舌苔厚腻等。湿浊由来，有外感时令之湿，有内伤生冷瓜果之湿，有脾弱失运而留滞中焦之湿。夏季、长夏多湿气主令，东南地区地势低下而多卑湿，因而本证在这些季节和地区更为常见。脾性喜燥而恶湿。湿性腻滞，湿阻中州则脾气困遏，脾阳失展，运化无权，产生本证。

湿为阴邪，非温燥之品不化。湿浊化，脾运复，则脾健矣。苍术燥湿运脾，宣阳化浊，是为运脾主药。其他如佩兰、藿香、扁豆、大豆黄卷、白豆蔻、厚朴花、半夏、车前子等，皆属常用之品，方如《太平惠民和剂局方》不换金正气散。若湿蕴化热者，又可适当伍以薏苡仁、青蒿、六一散、黄芩之类清化之品。我们在临床使用时，将该药制成合剂、冲剂治疗厌食证，以方便小儿服用。

2. 消食运脾法

用于乳食积滞证。证候表现：脘腹胀满，嗳气酸馊，泛恶厌食，腹痛泄泻，大便腐臭，夹不消化物，时时啼哭，睡眠不宁，舌苔多垢腻，起病前常有乳食不节史。证由乳食过量，壅滞中脘，积而不消形成。小儿脾胃薄弱，乳食不能自调，易于酿成本证，婴幼儿尤为常见。脾性喜运而恶滞。乳食壅积不化，则脾气困遏，浊气失降，清气不升。

乳食为有形之积，非消不去，但小儿脾胃不耐攻伐，治宜在调节饮食同时，予以运脾和胃、消食化积之品。常用药：苍术、山楂、鸡内金、六神曲、谷芽、麦芽等。积重腹胀者暂用莱菔子、槟榔、莪术之类，方如消食之保和丸、消乳之消乳丸。本证若及时治疗，收效较快，故临床多用煎剂，但若兼有脾虚等他证者，则疗程较长，多按资生健脾丸法配伍，制为成药缓服。

3. 理气运脾法

用于气机不利证。证候表现：纳谷呆钝，脘腹胀满，叩之如鼓，嗳气腹痛，得便泄、矢气后胀痛减轻，舌苔薄白。本证由气机壅滞，运行不利产生。临床上本证单独出现者不多，常见与其他证候相兼出现，如湿阻气滞、食积气滞等。脾性喜舒而恶郁。中焦气机不利，则水谷不化，清浊不行，脾气失展。

气滞不行当理气导滞，开郁助运，常取辛香运行之品。常用药：陈皮、木香、枳实、枳壳、槟榔、丁香等，方如木香槟榔丸。若是患儿胃阴不足，恐香燥伤阴，则取药性平和之香橼、佛手以缓运宣通。本法常与其他运脾、补脾、疏肝、理气之法配伍应用，既运行脾气，又利于其他药物之吸收利用，尤防补药呆滞，运用最为广泛。

4. 温阳运脾法

用于脾阳不振证。证候表现：面黄神疲，怯冷乏力，脘腹冷痛，食欲不振，食后饱胀，口泛清涎，大便溏泄，小便清长，舌质淡，苔薄白。病因多由寒凉损伤脾阳，或久病、素禀脾土虚寒。脾性喜温而恶寒。火不暖土，阳气不振，失于蒸腾鼓动，则水谷难以腐热转输。

阳气不振，阴寒内盛，治当温运脾阳，以驱阴寒之气，温运脾阳法属补运兼施，温脾为补，但温药性行通利，与补气、养血、滋阴诸药之呆滞不同，自有温通助运之功。常用药：干姜、炮姜、肉豆蔻、益智仁、砂仁、草豆蔻、附子等。方如附子理中丸。本方证候多属病程迁延或反复发作者，如复发性腹痛、迁延性及慢性泄泻等，须坚持守方服药一段时间，不可见效辄止。

5. 益气助运法

用于脾虚失运证。证候表现：面色少华，形体消瘦，毛发不泽，精神不振，乏力易汗，纳呆厌食，大便不化，易于食后作泻、罹患外感，舌质淡，苔薄白。此证常由厌食、泄泻等病久延不愈，或先天禀赋不足、后天护养失宜形成。其证属虚，当予健脾益气，但小儿运化力弱，忌用壅补，纯补则更碍脾运，而采取补运兼施的益气助运法，使补而不滞，生化有源。

益气助运法一般以四君子汤为基础，与以上理气运脾、燥湿运脾、消食运脾、温阳运脾法合用。方如异功散、资生健脾丸。临证应用时，补多运少或补少运多，采用何种运脾法，均需按辨证情况酌定。

6. 养胃助运法

用于胃阴不足证。证候表现：纳谷呆钝，口干多饮，夜寐不实，大便干结，尿少色黄，手足心热，唇干不润，舌质红而少津，舌苔少或花剥。胃阴不足患儿素体阴虚，也有因热病伤阴，或过食炙煿、炒香食品伤阴者。胃为阳腑，体阳而用阴，阴分不足，胃失濡润，亦不能受纳和腐熟水谷。

胃阴不足治当养胃，但宜清补而不宜腻补，过用滋腻则足以碍脾，因而于清润补养之中又宜佐以助运之品，以行药力。《类证治裁·脾胃》说："治胃阴虚不饥不纳，用清补，如麦冬、沙参、玉竹、杏仁、白芍、石斛、茯神、粳米、麻仁、扁豆子。"指出了清补润养之常用药物。所配伍运脾之品，亦需选用不过于温燥之品，如谷芽、麦芽、山楂、香橼、佛手、怀山药等。

九 孤独症谱系障碍从心脑论治

孤独症谱系障碍又称自闭症（以下简称孤独症），是一类起病于发育早期，以社会交往障碍、交流障碍、兴趣狭窄和行为方式刻板为特征，多数伴有智力发育障碍的神经发育障碍性疾病。临床以性格孤僻、自我封闭、交流交往障碍、少语、无语、喃喃自语、动作刻板重复、兴趣狭窄为主要表现。本病是儿科难治性疾病，近年发病率有增高趋势，引起社会关切。

（一）病位在脑，与心脾肝肾相关

孤独症主要表现为精神行为异常，属于精、气、神功能紊乱的疾病。就脏腑理论分析，其病位在脑与心，与脾、肝、肾亦有相关。

脑为奇恒之腑，为髓之海，《灵枢·海论》说："髓海有余，则轻劲多力，自过其度；髓海不足，则脑转耳鸣，胫酸眩冒，目无所见，懈怠安卧。"《本草纲目·辛夷·发明》云："脑为元神之府。"进一步指出脑是管理神志情性之处。孤独症脑失精明，因而社会沟通和社会交往缺陷，行为异常。

精神行为与五脏皆有关联，如《素问·宣明五气》篇说："五脏所藏：心藏神，肺藏魄，肝藏魂，脾藏意，肾藏志。"其中心所藏之神与本病关系最为密切。《素问·灵兰秘典论》云："心者，君主之官也，神明出焉。"心主神明，若心神失守，则心猿意马，自思自想，自言自语，少言寡语，或有情绪不宁，躁扰尖叫，不易管教。若是痰蒙心窍，则见表情淡漠，言语不清，喃喃自语，目不视人，智能迟缓。脾藏意，即意念，是意识（包含显意识、潜意识）而成信念的精神状态，"意到气到""以意领气"，意念会转化为动机，能支配人体去付诸于行动，脾意失藏，则语言重复，行为孤僻，刻板动作。心脾气虚者又可见神疲乏力，少气懒言，胆怯易惊，夜寐易醒，易于出汗，面色少华，纳差等症。《素问·灵兰秘典论》云："肝者，将军之官也，谋虑出焉。"肝失所主则不能深谋远虑，常见恐惧胆怯或性躁易怒，甚至因肝风妄动而发作癫痫。肾藏精，《素问·灵兰秘典论》云："肾者，作强之官，伎巧出焉。"肾亏精虚髓少者，往往筋骨痿软，精神疲惫，头昏健忘，动作笨拙，智力发育障碍。这些也是孤独症可以见到的证候。

综上所述，从孤独症的常见临床表现社会交往障碍、交流障碍、兴趣狭窄及刻板重复的行为方式，以及部分患儿的智力发育障碍、合并癫痫等表现，分析本病病因病机，可以总结为：由于先后天的各种病理因素，导致脑髓失充、元神失主，以及心脾气阴不足或痰蒙心窍而心神失守，肝失谋虑或心肝火旺而性情异常，肾亏精虚而伎巧难出。

（二）治重心脾，醒脑开窍

孤独症患儿病机多以虚为主，重在心脾气阴亏虚、肾脑精髓不足，又常有虚实夹杂者，其实在痰浊蒙蔽心脑、心肝之火内亢。因此，治疗原则应取补益心脾，醒脑开窍为主法。

本病以心脾两虚、神失所养证最为多见，治以益气养阴、补益心脾。方选归脾汤合养心汤加减，常用药：生晒参（党参）、太子参、茯苓、炒白术、远志、炙黄芪、全当归、麦冬、益智仁、酸枣仁、炙甘草。其中人参一味，早在《神农本草经·上经》就已经记载："主补五脏，安精神，定魂魄，止惊悸，除邪气，明目，开心益智。久服轻身延年。"本人临床经验表明，人参用于孤独症确有安神开心益智的效果。临床所用多取生晒参，取其益气养心，相对作用平和，用量在 3～10g，长期使用者可以与党参间歇服用，配合用药则有炙黄芪、茯苓、炒白术、益智仁、炙甘草等。若兼心脾阴分不足，常用太子参、西洋参、麦冬、黄精等补益气阴。心窍不明，有痰蒙之象，常加石菖蒲、郁金、浙贝母、远志等豁痰开窍醒神。夜寐不宁，性情急躁者，加酸枣仁、柏子仁、珍珠母等宁心安神。

若是患儿生长发育迟缓，反应迟钝、刻板动作、筋骨痿软、动作笨拙者，是肾精脑髓不足，当予补肾填精益髓健脑，取地黄丸加血肉有情之品，如生地黄、熟地黄、枸杞子、山茱萸、怀山药、茯苓、牡丹皮、鹿角霜、龟甲、鳖甲等。如患儿喃喃自语，行为孤僻，目不视人，表情淡漠，神情呆滞，舌苔腻者，是痰浊蒙蔽清窍，治当以豁痰开心醒神为主，取涤痰汤加减，常用石菖蒲、郁金、远志、牡丹皮、胆南星、枳实、人参、茯苓、橘红、法半夏等。如患儿时而不语，时而尖叫，情绪不宁，急躁易怒，少寐不宁者，是心肝火旺之证，当清心平肝降火，取导赤散加减，常用竹叶、生地黄、莲子心、连翘、灯心草、栀子、黄芩、夏枯草、钩藤、甘草等。合并癫痫者按癫痫治疗。

孤独症在目前临床还属于难治之症，需建立信心，坚持长期治疗。中药需久服。同时要鼓励患儿增加人际交往，尤其是家长的耐心教育、日常生活自理能力培训和多与同龄儿童接触交流，并配合康复训练与特殊教育等综合措施，以期假以时日，持之以恒调理后，接近或达到正常同龄儿水平。

十　五脏生风抽动障碍论

抽动障碍（tic disorders）是起病于儿童或青少年时期，以不自主、反复、突发、快速的，重复、无节律性的一个或多个部位运动抽动和/或发声抽动为主要特征的一种神经精神障碍性疾病。本病近年来在儿童发病率不断升高，引起学术界普遍重视。中医学如何认识和辨证治疗本病，见仁见智，尚未统一。笔者认为，本病以抽动为主症，当属于肝系疾病，但与心、肺、脾、肾亦有着密切关系，因而提出五脏生风致抽动障碍的观点。

（一）抽动障碍病机关键是肝风妄动

抽动一词是从法语 tique 演变而来。本病最早为 1825 年 Itard 首先描述，后 1885 年法国医生 Georges Gilles de la Tourette 报道 9 例并做了详细的叙述，故曾将该病命名为 Tourette's 综合征（TS）。我国 1963 年林节首次临床报道 3 例男性典型 TS 患儿，毕可恩则在 1990 年率先报道用中药一贯煎治疗抽动 – 秽语综合征（毕可恩. 一贯煎治疗抽动 – 秽语综合征 [J]. 四川中医，1990，（5）：31.）。

早先中外均无关于本病的记载，但从中医古籍中可以找到相关的论述。宋·钱乙《小儿药证直诀·脉证治法》中说："肝有风：目连劄不搐，得心热则搐。""肝有风甚……凡病或新或久，皆引肝风，风动而上于头目，目属肝，肝风入于目，上下左右如风吹，不轻不重，儿不能任，故目连劄也。""劄"同"扎"。钱氏最早记载了因肝风过甚，上于头目，造成两目连连扎动而非抽搐的证候。从抽动障碍临床表现看，双眼频频眨动是最常见的症状，而肝开窍于目，所以儿科鼻祖钱乙不仅记载了这一以眨眼为主要症状的疾病，而且明确指出其病机为"肝有风甚"。

抽动障碍以运动性抽动和发声性抽动为核心症状。运动性抽动表现为不自主的肌肉抽动，可波及面部、颈部、肩部、躯干及四肢，具体表现为眨眼、挤眉、咧嘴、耸鼻、面肌抽动、仰头、甩头、扭颈、扭肩、甩手、鼓腹等，皆是典型的肝风证象。发声性抽动则表现为异常的发音，如喉中吭吭声、咯咯声、吼叫声、呻吟声、秽语等，其咽喉部肌肉抽动同样可以从肝风解释，当然"言为心之声"、咽喉为肺胃之通道，说明这类症状与心神失主、肺胃气逆也有关。由此可见，作为抽动障碍最重要的临床主症抽动，是肌肉不自主的动作，符合中医学风证的特征，肝主风，本病关键病机为肝风妄动无疑。

（二）心肺脾肾与肝同病生风抽动

1. 肝亢生风窜扰抽动

《素问·至真要大论》说："诸风掉眩，皆属于肝。""掉"有振掉、掉动之意，包含各种不正常的抽动在内。肝体阴而用阳，为风木之脏，主藏血，喜条达而主疏泄，其声为呼，其变动为握，开窍于目。小儿肝常有余，故肝风易动。风为阳邪，易袭阳位，善行而数变。肝风上扰清窍可见眨眼、挤眉、搐鼻、噘嘴等症；风痰痹阻咽喉则有干咯、"吭吭""嗯嗯"等怪声不已；风痰流窜经络则肢体耸动抽动不宁。可见凡全身不自主的异常动作皆可归属于肝风范畴。抽动障碍的基本病机在于肝亢生风，上窜下扰而发病。

2. 肝心同病生风抽动

心为君主之官，主神明，统五志。小儿肝常有余、神气怯弱，肝亢生风发生肢体、五官抽动，心神失主则不能自控动作。因此，抽动障碍之抽动不止不仅与肝有风甚相关，与心神不能自主也有密切关联。抽动障碍患儿常常表现为易于紧张、易于亢奋、急躁易怒等症状，均与心神失常相关。尤其是抽动障碍合并注意缺陷多动障碍的患儿，在抽动障碍的同时，常见有注意力易于分散、活动过度、好冲动、认知障碍和学习困难、睡眠障碍、品行障碍等心理行为障碍表现，更是与心神失主、心神失聪有直接关联。

3. 肝肺同病生风抽动

《素问·灵兰秘典论》曰："肺者，相傅之官，治节出焉。"肺如同宰相，主一身之气，包括人体内外上下的活动，都需要它来调节。鼻为肺窍、喉为气道，抽动障碍的常见症状吸鼻、清嗓、发声障碍，都与肺气宣发肃降功能失职有关。《灵枢·本神》云："肺藏气，气舍魄。"肺魄、肝魂对精神语言活动具有抑制和调节的作用，肺不藏魄则语言失误、肝不藏魂则气亢逆上，可以发生喉中异常发声。另外，临床观察到部分抽动障碍患儿同时患有鼻鼽，二者似为两病，但其主要病机一为肝亢动风、一为伏风内潜，则皆可归属于风证一类。

4.肝脾同病生风抽动

五脏之中，肝脾之间关系最为密切。脾主运化水湿，运化失职则湿不化而生痰，与肝风相结则成风痰。风痰内盛，走肢窜络则发生运动障碍；风痰相结，壅于咽喉则产生发声障碍。又《灵枢·本神》曰："脾藏营，营舍意。"脾意有协调神志之功，脾意失守则意智乱。《灵枢·本神》说："脾愁忧而不解则伤意，意伤则悗乱，四肢不举。"脾意伤则忧思抑郁，四肢不举而肢体颤动。脾气虚则肝气亢，患儿体虚疲劳、焦虑不安时抽动多作，皆与脾气亏虚、脾意失舍、土不制木、肝亢生风有关。

5.肝肾同病生风抽动

乙癸同源，肝属乙木、肾属癸水，在生理状况下肝肾皆以精血为物质基础，在病理状态下则易于出现肾虚水不涵木而虚风内生的病证。部分抽动障碍的患儿与遗传因素有关，可能为常染色体显性遗传，可以归结为先天禀赋不足，肝肾亏虚，精血不充，阴虚阳亢而风动。同时，《灵枢·本神》说："故生之来谓之精，两精相搏谓之神……肾藏精，精舍志。"本病自我控制能力差便是肾志不足的表现。《素问·灵兰秘典论》又说："肾者，作强之官，伎巧出焉。"本病重复、刻板、僵硬的动作，是肾的"作强"功能失职，而认知能力、执行能力差，则与"伎巧"不能出有关。

（三）从五脏辨证论治抽动障碍

抽动障碍病机以肝风为主，兼及五脏功能失职，故治疗当从平肝息风出发，兼分五脏辨证论治。还需注意到，本病病因与情志失调、感受外邪有关，每见到患儿经治疗本已缓解，因七情所伤或外感患病又使证情加重或旧病复发者。所以，在药物治疗的同时，要使患儿调畅情志、减少精神刺激和思想压力，调摄寒温、增强御邪能力，调理与药物治疗相配合，才能收到较好的效果。

1. 平肝息风法

如上所述，虽然抽动障碍的发病与五脏相关，但以《小儿药证直诀·脉证治法》"五脏所主……肝主风。"当然还是应当以平肝息风为基本治疗法则。余根据多年临证经验，自拟治疗本病的基本方风宁汤，其药物组成：钩藤10g（后下），天麻10g，石菖蒲10g，茯苓10g，矾郁金6g，胆南星6g，焙蜈蚣2g，僵蚕6g，蒺藜10g，甘草3g。方中钩藤、天麻、蒺藜平肝息风；蜈蚣、僵蚕、茯苓祛风解痉；石菖蒲、胆南星、郁金豁痰开窍；生甘草缓急制动。诸药合用，息风解痉平肝、豁痰开窍宁心，俾使风平痉解、肝气自平，痰消窍开、心神自宁。

若患儿肝阳内亢，气郁化火，症见：眨眼皱眉，张口咧嘴，扭颈耸肩，发作频繁，抽动有力，口出异声秽语，烦躁易怒，面红目赤，舌红苔黄，脉弦数，可选加夏枯草、石决明、菊花、黄芩、栀子、生地黄，重症者少加龙胆，以清肝平肝疏肝泻火，即轻者清肝达郁汤、重者龙胆泻肝汤意。若患儿抽掣频繁，痉挛强直，是风窜经络，可加用全蝎、地龙、蝉蜕、白芍、牡丹皮等解痉息风，取止痉散方。以频繁眨眼、挤眉为主要表现者，是肝风犯目，加野菊花、密蒙花、蔓荆子、谷精草、石决明清肝息风。

2. 肝心同治法

肝心同病抽动予肝心同治，以风宁汤为基本方加减。兼心气怯弱者，低声秽语，精神倦怠，面色无华，注意力不集中，记忆力差，舌质淡，苔薄白，脉无力，可加党参（生晒参）、益智仁、白术健脾益气；兼阴血亏虚者，悸动不安，汗出较多，睡眠欠佳，舌苔薄或花剥，脉沉细，可加麦冬、天冬、当归、生地黄、酸枣仁、大枣养阴宁心安神；兼心烦躁扰者，精神亢奋，烦闹不安，惊惕不宁，秽语多言，可加淡竹叶、生龙齿、珍珠、生铁落、磁石清心镇惊安神；兼痰蒙心窍者，焦虑烦躁，坐立不安，皱眉眨眼，嘴角抽动，喉中痰鸣，秽语胡言，可加半夏、浙贝母、远志、青礞石等。

3. 肝肺同治法

肝肺同病抽动予肝肺同治，以风宁汤为基本方加减。兼风束肺窍者，频繁搐鼻，鼻痒喷嚏，可加辛夷、苍耳子、五味子消风宣窍；兼肺咽不利者，咽喉作痒，咯咯作声，可加蝉蜕、木蝴蝶、射干利咽消风；兼肺气虚弱者，面色少华，多汗易感，注意力不集中，常做小动作，可加黄芪、白术、防风、茯苓、煅龙骨等补肺固表定魄。

4. 肝脾同治法

肝脾同病抽动予肝脾同治，以风宁汤为基本方加减。偏脾窍失主者，撮口、噘嘴，不时张口，可加升麻、藿香、石膏、栀子泻脾消风，吸腹者再加大腹皮、白芍；偏四肢失主者，肢体抽动明显，可加鸡血藤、木瓜、伸筋草、地龙舒肌柔筋；兼痰浊内蕴者，喉中痰鸣，舌苔白腻，可加法半夏、陈皮、浙贝母、苍术燥湿化痰；兼脾意不舒者，情绪抑郁，漠无兴趣，可加太子参（或生晒参）、茯苓、黄芪、益智仁健脾益智。

5. 肝肾同治法

肝肾同病抽动予肝肾同治，以风宁汤为基本方加减。兼阴虚风动者，面肌、四肢不自主抽动或颤动，耸肩，甩头，多动不安，盗汗，手足心热，大便干，舌质红，苔薄黄，脉弦细，可加生地黄、白芍、枸杞子、菊花、桑椹、龟甲滋肾养肝息风；兼肾窍失主者，两耳颤动，可加熟地黄、枸杞子、山茱萸、菟丝子、五味子补肾消风；兼肾志不舍者，胆怯，冲动，自控力差，可加生地黄、百合、沙苑子、黄精、远志补肾定志。

十一　清瘟解毒法治疗儿童流行性感冒

流行性感冒（influenza，简称流感）是由流感病毒引起的常见急性呼吸道传染病。由于流感病毒易发生变异，给本病疫苗研制带来困难，造成流行性感冒近年在临床不断暴发流行，成为儿科发病率最高的急性传染病，严重危害儿童健康。积累多年诊治儿童流感的临床经验，温习温病学说，认为可以用温病学理论认识本病，确立了清瘟解毒治疗本病的辨证论治方案，用于临床，效果良好。

（一）从瘟疫论流行性感冒

流行性感冒的危害不可小觑，1918～1919 年西班牙型流行性感冒曾经造成全世界约 10 亿人感染，2500～4000 万人死亡。我们将小儿感冒划分为普通感冒和时疫感冒两类，其中时疫感冒就是指流行性感冒。关于时疫的病因，隋·巢元方《诸病源候论·时气病》曾认为："时行病者，是春时应暖而反寒，夏时应热而反冷，秋时应凉而反热，冬时应寒而反温，非其时而有其气，是以一岁之中，病无长少，率相似者，此则时行之气也。"明·吴有性则另有卓见，他在《瘟疫论·原病》中提出："伤寒与中暑，感天地之常气，疫者感天地之疠气。在岁运有多寡，在方隅有厚薄，在四时有盛衰。此气之来，无论老少强弱，触之者即病。"并明确指出瘟疫病因、传播途径及所侵人体部位"邪从口鼻而入……邪越太阳居多，阳明次之，少阳又其次也。邪之所着，有天受，有传染，所感虽殊，其病则一。"吴氏的论述对于我们今天认识和治疗流行性感冒具有指导价值。

吴氏又在《瘟疫论·小儿时疫》中专论小儿时行疫病："今凡遇疫毒流行，大人皆染，小儿岂独不染耶？但所受之邪虽一，因其气血筋骨柔脆，故所现之证为异耳。"说明小儿由于其自身的生理病理特点，疫毒流行时表现的证候会与成人有所不同。我们结合儿童流行性感冒的发病特点，提出对本病病因病机的认识：小儿流行性感冒属于瘟疫一类，病因为时行疫毒，从鼻口而入。首犯于肺，致卫表失和，邪正相争，发生发热恶寒、头身疼痛等疫毒犯于卫表之证。疫毒邪甚，由表入里，传至气分，热毒郁于肺脏，使肺气郁而宣肃失司，则发热不退，咳嗽频作，痰鸣气喘。若是气分热炽阳明，胃热蒸盛，则可见壮热、腹痛、恶心、呕吐、泄泻等症。以上这些不同证候的发生，除与患儿体质因素有关外，更与所感疫邪的性质相关，如近年临床常见的流感病毒 A 型、B 型不同的流行株，以及诸如病毒等，便是不同性质的"疫毒"，虽然同发为流行性感冒，临床表现的证候有明显的区别，治疗也当审证求因、辨证论治。

（二）清瘟解毒论治流行性感冒

我们分析 2017 年至 2018 年初南京地区流行性感冒的临床表现特点，结合长期诊疗经验，提出可以按瘟疫毒邪所犯主要病位（卫、肺、胃）、病机分为三种证候：瘟毒犯表证、瘟毒郁肺证、毒犯肺胃证，在清瘟解毒的总则下按证候分别施治，以经方为基础，加上辨证经验用药，创立了清瘟解表汤、清瘟宣肺汤和清瘟安胃汤。

1. 瘟毒犯表证

病机瘟疫邪毒犯表，腠理开阖失司。症见：发热，恶风寒，面目红赤，头痛，身痛，哭闹不宁，咽红咽痛，咳嗽偶作，无汗或汗出热不解，舌质红，舌苔薄黄，脉浮数，指纹紫滞。治法：清瘟解毒，解表清热。主方：清瘟解表汤：金银花 10g，连翘 10g，薄荷 6g（后下），荆芥 10g，桔梗 6g，牛蒡子 10g，绵马贯众 10g，鸭跖草 12g，拳参 10g，甘草 3g。

2. 瘟毒郁肺证

病机瘟疫邪毒郁肺，肺气宣肃失司。症见：发热不退，咳嗽频作，痰鸣，烦躁不安，咽红，舌质红，舌苔黄腻，脉洪数，指纹紫滞，肺部听诊呼吸音粗，或有干啰音。治法：清瘟解毒，宣肺止咳。主方：清瘟宣肺汤：蜜炙麻黄 3g，苦杏仁 10g，前胡 10g，石膏 20g（先煎），薄荷 6g（后下），黛蛤散 10g（包煎），金银花 10g，绵马贯众 10g，拳参 10g，甘草 3g。

3. 毒犯肺胃证

病机瘟毒犯于肺胃，气机升降失司。症见：发热，腹痛，恶心，呕吐，泄泻，头痛，身痛，舌质红，舌苔黄腻，脉滑数，指纹紫滞。治法：清瘟解毒，清胃止呕。主方：清瘟安胃汤：紫苏叶 10g，薄荷 6g（后下），淡豆豉 10g，葛根 10g，淡竹茹 5g，拳参 10g，黄芩 10g，黄连 3g，焦六神曲 10g，甘草 3g。

以上方药均采用水煎服，每日 1 剂。上述中药用量适于 6 岁以上儿童，一般 3⁺ ～ 6 岁者用 2/3 量、1⁺ ～ 3 岁者用 1/3 ～ 1/2 量。临证时还应根据疾病轻重、证候侧重不同调整用药比例。

流感证候表现多样，除以上三大主症之外，还需要随证加减用药。例如：恶寒重者，加紫苏叶、防风疏风散寒；咽红肿者，加虎杖、土牛膝、蒲公英、玄参清咽解毒；痰热重者，予浙贝母、胆南星、瓜蒌皮、黄芩等清肺化痰；热结便秘者，选生大黄、枳实、槟榔等通腑泄热；鼻塞流涕者，予辛夷、苍耳子、白芷等宣肺通窍；咳喘甚者，酌加葶苈子、紫苏子、广地龙等降逆平喘；伴津伤者，予生地黄、南沙参、麦冬、天冬、玉竹等润肺生津。

（三）清瘟解毒方临床应用观察

记录 2017 年 11 月～ 2018 年 2 月南京地区流感流行期间门诊治疗的 65 例患儿的临床资料，并进行分析。这些病例均符合中华医学会儿科学分会呼吸学组 2015 年《儿童流感诊断与治疗专家共识》中制定的诊断标准 [中华医学会儿科学分会呼吸学组、《中华实用儿科临床杂志》编辑委员会 . 儿童流感诊断与治疗专家共识（2015 年版）[J]. 中华实用儿科临床杂志，2015，30（17）：1296-1303.]。男 34 例、女 31 例，年龄 1 ～ 14 岁，入组时起病病程均在 48 小时之内。按上述证候分类标准，瘟毒犯表证 39 例（60.00%）、瘟毒郁肺证 23 例（35.38%）、毒犯肺胃证 3 例（4.62%），分别辨证采用清瘟解表汤、清瘟宣肺汤和清瘟安胃汤治疗。

治疗前临床表现：全部病例均有发热，腋温峰值 37.5 ～ 40.1℃。体温分布：37.5 ～ 37.9℃者 2 例、38.0 ～ 38.9℃者 36 例、39.0 ～ 39.9℃者 22 例、≥ 40℃者 5 例，38.0℃以上者共 63 例，占 96.92%。其他证候：咳嗽 59 例（90.77%）、鼻塞 27 例（41.54%）、流涕 40 例（61.54%）、喷嚏 26 例（40.00%）、咳痰 31 例（47.69%）、气喘 5 例（7.69%）、咽痛 8 例（12.31%）、咽红 62 例（95.38%）、扁桃体肿大 21 例（32.31%）、精神欠振 15 例（23.08%）、头痛 10 例（15.38%）、腹痛 8 例（12.31%）、呕吐 6 例（9.23%）、纳差 45 例（69.23%）、夜寐欠安 31 例（47.69%）、便秘 14 例（21.54%）、便溏 17 例（26.15%）。舌苔：薄白 17 例（26.15%）、薄黄 29 例（44.62%）、白腻 4 例（6.15%）、黄腻 15 例（23.08%）。合并症：热性惊厥 1 例，支气管哮喘 3 例，室性早搏 1 例。

经治疗后，64 例患儿均退热（腋温＜ 37.0℃），退热时间＜ 1 天 15 例（23.08%）、1 ～ 2 天 24 例（36.92%）、2[+] ～ 3 天 16 例（24.62%）、3[+] ～ 4 天 5 例（7.69%）、4[+] ～ 6 天 4 例（6.15%），其中 3 天之内退热者 55 例占 85.94%。未退热 1 例咳喘加重，经检查诊断为支原体肺炎，转予住院。治疗 3 ～ 5 天其他证候消失率：咳嗽 67.80%、咳痰 22.58%、流涕 35.00%、喷嚏 23.08%、鼻塞 55.56%、气喘 60.00%、咽痛 75.00%、咽红 25.81%、扁桃体肿大 28.57%、精神欠振 86.67%、头痛 90.00%、腹痛 87.50%、呕吐 83.33%、纳差 62.22%、夜寐欠安 58.06%、便秘 50.00%、便溏

58.82%，未消失者经继续治疗症状均逐渐消失。

（四）讨论

流行性感冒具有流行广、起病急、病情重的特点，属于"瘟疫"范畴。本病易在冬末春初发病，古代早有记载，如金代医家张从正《儒门事亲·立诸时气解利禁忌式三》指出："又如正二三月，人气在上，瘟疫大作，必先头痛或骨节疼，与伤寒、时气、冒暑、风湿及中酒之人其状皆相类。"清代余师愚《疫疹一得》创立清瘟败毒饮，开清瘟解毒治疗瘟疫之先河。

2017年底至2018年初，全国多个地区爆发儿童流行性感冒，据中国国家流感中心发布的"流感周报"显示，2017年11月以来，流感流行株以B型（Yamagagata）系所占比例最高，A型流感病毒株亦有逐月上升趋势，南京地区报道还有部分为诺如病毒感染。根据本次流感发病证候特点，我们认为属于中医学瘟疫范畴，主张采用清瘟解毒治法，分瘟毒犯表证、瘟毒郁肺证、毒犯肺胃证三证辨证论治。提出的辨证治疗方案成为江苏省中医药局2018年1月19日发布的《江苏省流行性感冒中医诊疗方案（2018年版）·儿童流行性感冒中医诊疗方案》的主体部分。

本人提出的清瘟解毒三方 – 清瘟解表汤、清瘟宣肺汤和清瘟安胃汤治疗儿童流行性感冒的不同证候，其方源分别出于经方银翘散、麻黄杏仁甘草石膏汤、葛根黄芩黄连汤，再根据自己的临床经验和研究报道，分别加用了清瘟解毒的绵马贯众、拳参、鸭跖草等，以及解表清热利咽、宣肺止咳化痰、解表和中止呕的药物。临床观察65例患儿，其主症发热在2天之内消退者占60.00%、3天之内消退者达85.94%，解除了主要结局指标，随后继续对余症辨证施治，除个别病情发展变化者外，均获得痊愈。说明只要我们以中医学基本理论为指导，按照中医临床思维去认识，从古代医籍中吸取营养，尤其是在中医药治疗具有特色、优势的领域，如外感病的病毒感染性疾病，就能够探索出其辨证论治的规律，取得良好的疗效。

十二　流行性脑脊髓膜炎从卫气营血、肝经邪火论治

流行性脑脊髓膜炎（简称流脑），是由脑膜炎双球菌引起的一种化脓性脑膜炎，临床以发热、头痛、呕吐、颈项强直、皮肤瘀点瘀斑、昏迷惊厥为主要表现，是严重危害儿童健康的急性呼吸道传染病之一。由于感染致病菌的毒力及机体抵抗力的差异，发病后有多种表现，如表现为鼻咽部带菌状态或出现呼吸道炎症，侵入血循环形成败血症，侵入脑脊髓膜形成化脓性脑脊髓膜炎。临证可分为轻型、普通型、爆发型3型，发病急、变化快是其临床特点，必须积极救治。

中医没有流行性脑脊髓膜炎的病名，但在古代温病学文献中，对于流脑的临床表现，有着类似的描述，相近于"春温"，因其传染性强、病情多重，故也属"瘟疫"。其病症发生发展经过基本符合卫、气、营、血的发展规律，但传变迅速。同时，笔者临证体会，本病除符合瘟疫一般特点外，临床主症又表现出肝经邪火、淫热炽盛的特点。由此认为，本病应当结合卫气营血、肝经邪火辨证施以治疗。

（一）卫气营血肝经邪火论病机

流脑病发于冬末春季，病因多由时令不正，瘟疫邪毒自鼻口而入。多病起急骤，传变迅速。病之初起，邪束卫表，可见畏寒、发热、头痛、项强、身痛不适等症。因疫毒邪势蒸盛，往往迅即化火入里，气营两燔，见壮热烦渴，头痛呕吐，目直项强，躁扰不宁，神昏谵语，或作痉病惊风，斑疹显露，舌质红绛，舌苔黄等三焦邪火燔灼之证。少数患儿邪入营血，全身斑疹成片，热炽神昏，颈强反张，抽风频频，口干唇焦，舌质干绛，甚或见到四肢厥冷，脉息微细、呼吸不匀、气息微弱等内闭外脱之危象。

流脑符合温病的一般传变规律，且具备疫病一方受之、邪势盛、传变快、易致闭脱危证的特点，故可归属于瘟疫。但本病与一般瘟疫又有不同之处，其邪火弥漫

三焦之中，以肝经淫热充斥更为显著。患者头痛剧烈，年长儿或成人事后常追诉痛如刀劈，有欲死不能之苦，呕恶频频，其势暴急，有如喷射之状，颈项强直，始觉项强不和，继则强而难以屈曲，谵语妄动，部分患儿更频作抽掣惊风。足厥阴肝经属于肝脏，联络胆腑，向上通过横膈，分布于胁肋，沿喉咙后侧上行进入鼻咽部，连接于目系，向上出于前额，与督脉会于巅顶。流脑常见证候，均与肝经邪火肆虐有关，头痛如劈因肝火上冲巅顶，呕恶如射因肝火横逆迫胃，木动风摇则筋脉挛急故项强甚至角弓反张。如余师愚《疫病篇》指出："疫证循衣摸床撮空，此肝经淫热也。肝属木，木动风摇，风自火出。"因此，从流脑临床特征可见，本病符合温病卫气营血的证候表现，在疾病发展过程中，又具有肝经邪火炽盛的证候特点。

（二）清瘟败毒泻肝清火立治法

流行性脑脊髓膜炎的辨证治疗，通常总按在卫汗之、到气清气、入营透热转气、入血凉血散血的温病治法为例。个人临证体会，本病一旦发病，则传变迅速，卫分证多为时短暂，数小时或1天左右即传入气营，甚至内陷营血。治疗上要熟谙其传变，早用清瘟败毒之品，以遏其邪势，一旦邪火被挫，继而再进清解，克邪安正，可较快转危为安，趋于康复，极少留下恢复期症状及后遗症。若按部就班，因循而贻误证情，病重药轻，则往往邪势枭张，甚至直中内陷，引起内闭外脱等危重变证。所以，本病辨证治疗，应当按在卫清凉解表，及时早用清气，营热并取凉营，入血凉血散血的原则，同时掌握本病肝经邪火炽盛的特点，果断清肝解毒以泻邪火。

1. 邪在卫气早截其势

流感病因，为感受瘟疫时邪。病初，虽与一般外感热病之卫分表证相似，但往往头痛、项强、呕恶等肝经风热征象较为明显，并很快进入气分。若用药过于轻清，则难以遏其邪势。邪在肺卫，主方取银翘散解表清热，同时辅以清肝祛风。金银花、连翘、大青叶清凉解表用量偏大，常加葛根解肌通络；菊花、蔓荆子、钩藤清肝祛风；竹茹、黄芩清肝和胃。诊断明确，证情发展较快者迅速出现邪入气分壮热汗出、头痛如劈证象，应早加石膏、知母、栀子、龙胆类截其邪火，可以消削邪势，感受疫毒较轻者（轻症）则可能就此邪祛正安转愈。

2.气营两燔解毒泻肝

多数流脑患者常于 1 天后便进入气营两燔阶段,邪火充斥肆虐,当以清气凉营,泻火解毒治疗,常取清瘟败毒饮加减。但如余师愚《疫病篇》所说,其"肝经淫热"不可忽视,流脑患者头痛如劈,呕恶频频,项强痉厥,昏谵躁动等症,无不与肝火上炎,肝木犯胃,热盛动风有关。故从疫病气营两燔肝经淫热病机提出治以清气凉营同时清肝泻火,以期折其邪势,用清瘟败毒饮加龙胆。为此,我们对在本病住院患者中最为常见的气营两燔证立龙胆清瘟败毒饮方:龙胆大剂 12g、中剂 8g、小剂3g;生地黄大剂 15g、中剂 12g、小剂 10g;石膏(先煎)大剂 60g、中剂 30g、小剂 15g;石决明(先煎)大剂 30g、中剂 20g、小剂 15g;黄连 3g,知母 10g,黄芩10g,连翘 10g,牡丹皮 10g,赤芍 10g,甘草 4g。

本方以龙胆为君药,《药品化义》云:"胆草专泻肝胆之火,主治目痛、颈痛、两胁疼痛、惊痫邪气、小儿疳积,凡属肝经热邪为患,用之神妙。"证之临床,对流脑肝经邪火充斥确有苦寒直折之功,与清瘟败毒饮合方则清气凉营兼护其阴。本方中主药之大剂、中剂、小剂用量,依患儿病情及年龄而定。剂型取汤剂,昏迷者用鼻饲或灌肠法给药。重症者可 1 日 2 剂,每剂煎 2 次,1 日 4 次给药。

若患者高热谵妄,不论是否便秘,又常配用调胃承气汤,亦宗《温疫论》"注意逐邪,勿拘结粪"之训。火炽风动,频频抽掣者,则配合羚角钩藤汤、紫雪丹之类镇肝息风。

3.血热发斑凉散可安

流脑热入营血,常以神昏、舌绛、动血为主要表现,并可呈现气阳虚衰证候。流脑出血,以肌衄为主,小者为瘀点,大者为瘀斑,可成片密布。斑疹系热盛迫血妄行,兼夹瘀滞,取清营凉血散瘀消斑治疗,有满意的效果。方取清营汤、犀角地黄汤,常用药:水牛角片、生地黄、赤芍、玄参、牡丹皮、丹参、黄连、连翘、麦冬、大青叶、紫草、甘草等。

本病暴发型来势骤急而危,必须以中西医结合抢救,至休克、呼吸衰竭等危症解除后,再以前法治疗。其间内闭外脱证候,中药解毒开闭可用安宫牛黄丸研碎鼻饲,回阳益气救脱常用参附龙牡救逆汤。

（三）临证治验体会

笔者 1968 年在江苏省泰兴县临床期间，适逢当年当地流脑流行，县人民医院传染病房集中收治流脑患者，大部分患者由西医治疗，我所管病房则用中医药治疗，共 12 例，均取得了较为满意的疗效。

12 例患者中，按西医分型，轻型 1 例，普通型 10 例，暴发型（休克型）1 例。全部病例均具备流行病学史、典型临床表现和实验室检查（包括脑脊液检查）结果，得到确诊。按中医辨证，轻型 1 例属邪在卫气、肝经风热证；普通型 10 例均属气营两燔、肝经淫热证；休克型 1 例属邪入营血、血热发斑、内闭外脱证。

临床治疗经过：轻型 1 例予银翘散加葛根、大青叶、蔓荆子、竹茹、玉枢丹等治疗 2 天，第 3 天疫邪入气、肝火上炎，改予龙胆清瘟败毒饮中剂 2 日、小剂 3 日，获得痊愈。休克型 1 例入院时以西医抗休克治疗为主，第 2 天休克纠正后，因全身大片瘀斑，予清营凉血、活血散瘀法治疗 10 余日，右足 4、5 趾瘀黑坏死给手术截除，余症皆愈。

普通型 10 例患者，入院时均见高热头痛，颈项强直，喷射性呕吐，神昏谵妄，皮肤瘀点瘀斑，舌红苔黄，克氏征、布氏征、巴彬氏征等病理反射阳性，部分患儿有惊厥发作、两目红赤、小便癃闭、大便闭结，年幼儿囟门饱满，符合温疫气营两燔、肝经淫热的证候表现。对这部分患者均以龙胆清瘟败毒饮为主方加减治疗，于药后 2～4 日，皆获得高热降、呕吐止、神识清、躁扰宁之效，再以原方减为轻剂，随证加减，继治 4～6 日，住院时间 7～10 日，全部治愈出院。

通过临床实践体会，应用瘟疫病机证治理论指导流脑临床治疗，对住院的多数普通型患者应用清气凉营、泻肝解毒的龙胆清瘟败毒饮，确有良好的疗效。西医对流脑的治疗，以能透过血脑屏障的抗菌药物（当年多用青霉素、磺胺嘧啶）为主，临证观察，中药具有同样的抗菌效果，且能按不同病期、证型及各别的证候表现辨证论治，同中求异，更适合每个患者的证候特点。尤其是当年所治瘟疫发斑大片瘀斑青紫患儿，应用凉血散瘀方后，瘀斑日见缩小消退，令西医师啧啧称奇。由此可见，中医药治疗小儿传染病，不仅在病毒感染性疾病中有特色，对于细菌感染性疾病同样有效，在某些证候中也有着独特的优势。

第三章

审问医话

一　小儿年龄分期古今谈

新的生命产生之后，在其不断生长发育，直至成年的过程中，各个时期的形体精神、生长发育、生理病理、养育保健、疾病防治等有着不同的特点和要求，各期又相互衔接联系。因此，为了儿科的临床实际工作需要，有必要对儿童阶段再按年龄加以分期。关于儿童的年龄分期及与成人的年龄界限，各家说法不一，到现代才渐趋一致。

（一）胎儿期是儿童的起点

中医学认为，天地阴阳，化生万物，男女媾精，结成胚胎，一个新的生命就产生了，胎儿期是人生的第一个阶段。《灵枢·本神》说："故生之来谓之精，两精相搏谓之神。"明·方贤《奇效良方·小儿初生总论》曰："且小儿所禀形质寿命长短者，全在乎精血，二者和而有妊，在母之胎中十月而生。大抵寿夭穷通，聪明愚智，皆以预定，岂能逃乎。"明确胎儿期为十月，而且认为胎儿期是先天之本一生之基，母体一旦受孕，人一生的生老病死也就奠立了基础。"怀胎十月"历代沿用，成为中文常用语言。现代则专门命名为妊娠月，区别于日历中的月份，以 4 周为 1 个妊娠月，胎儿期指从男女之精相合而受孕直至分娩断脐，约 280 天，即十个妊娠月。

对于胎儿期的发育，《备急千金要方·卷二》说："妊娠一月始胚，二月始膏，三月始胞，四月形体成，五月能动，六月筋骨立，七月毛发生，八月脏腑具，九月谷气入胃，十月诸神备，日满即产矣。"形象地讲述了胎儿在母体的孕育成长过程。现代则将胎儿期分为 3 段，与上述基本一致。妊娠早期 12 周为胚胎期，从受精卵细胞至基本形成胎儿。妊娠中期 15 周，胎儿各器官迅速生长，功能也渐趋成熟。妊娠晚期 13 周，胎儿以肌肉发育和脂肪积累为主，体重增加快。至妊娠 10 月，五脏俱备，六腑齐通，形神咸备，则一朝分娩而面世。

中国人历来将出生就算作 1 岁，以后历年累加，现代被称为"虚龄"，而出生时算起的则被称为"实龄"。其实，虚者不虚，实者不实，我国传统的年龄计算方法才是更为准确的。

（二）18 岁后成为成人

关于儿童与成人的年龄界限，最早在《灵枢·卫气失常》中已经提出"十八已上为少，六岁已上为小。"认为 18 岁是儿童阶段的上限，金代医家刘完素等赞同这一意见。但《小儿卫生总微论方·大小论》说"当以十四以下为小儿治""其十五以上者，天癸已行，婚冠既就，则为大人耳。"认为以 14 岁为儿童、15 岁以上就是成人了。现代我国各地所定儿科就诊年龄有 14 岁以下与 18 岁以下的区别，其源就出于自古以来的不同认识。

我们认为，小儿与成人的界限应以天癸至、阴阳和为标志，现代也以性成熟作为小儿走向成年的主要特征。《素问·上古天真论》说："女子七岁，肾气盛，齿更发长；二七而天癸至，任脉通，太冲脉盛，月事以时下，故有子。""丈夫八岁，肾气实，发长齿更；二八，肾气盛，天癸至，精气溢泻，阴阳和，故能有子。"所以，以十八岁作为儿童的年龄上限是更为合理的。

从法律角度讲，依据中华人民共和国《未成年人保护法》和《预防未成年人犯罪法》等的规定，在我国，未成年人是指未满 18 周岁的公民。联合国世界卫生组织（WHO）将未成年人也定义为 0 ~ 17 岁。其规定与《黄帝内经》的观点是一致的，应当以此作为统一认识的依据。

（三）儿童年龄阶段的划分

胎儿期的概念已经明确，出生后至成年的阶段划分则有多种不同说法。明代《幼科发挥·病原论》说："夫小儿者，幼科也。初生者曰婴儿，三岁者曰小儿，十岁者曰童子。"按初生、3 岁、10 岁划分为三期。明代《奇效良方·看小儿三部五脉法》中记载"古云男子七岁曰髫，生其原阳之气；女子八岁曰龀，其阴阳方成。故未满髫龀之年，呼为纯阳，若髫龀满后呼为童儿，始可看脉。""髫"本意是小孩下垂的头发，"龀"为脱乳牙换长恒牙之意，其时"阴阳方成""髫龀满后呼为童儿"相当于现代学龄期。《寿世保元·小儿形色论》说："夫小儿，半周两岁为婴儿，三四岁为孩儿，五六岁为小儿，七八岁为髫龀，九岁为童子，十岁为稚子矣。"更将小儿时期分为 6 个阶段。

古代对于小儿时期的阶段划分说法不一。但提出了初生、3 岁、7 岁，直至女子二七、男子二八的重要时间节点。现代则在前人基础上，提出了多数认同的以下年龄分期方法：胎儿期：母体受孕直至分娩断脐。新生儿期：自出生后脐带结扎，至生后 28 天。婴儿期：出生 28 天后至 1 周岁。幼儿期：1 周岁后至 3 周岁。学龄前期：3 周岁后至入小学前（6～7 岁）。学龄期：自入小学（6～7 岁）起，到青春期开始前（女 12 岁，男 13 岁）。青春期：一般女孩自 11～12 岁到 17～18 岁，男孩自 13～14 岁到 18～20 岁。

综上所述，关于儿童年龄的界限及其阶段划分，源于《黄帝内经》，经历代研讨，才形成了现代比较统一的认识。

二　胎养胎教育先天

我国古代不仅将胎儿期列为人生的第一阶段，而且历来重视这一阶段形成的先天禀赋对于一生的深远影响。如何养胎护胎？在历代古籍之中有大量的记载，其中不少在世界医学领域都堪称独具先见之明。

（一）胎养胎教的起源

据西汉《大戴礼记》《列女传》等古籍记载，距今 3000 年前周朝已经有了"胎教"的记录。周文王之母太妊妊娠时注重精神调摄，生下周文王，自幼聪慧，教一而知百，在位五十年，活至九十七岁，奠定了灭商兴周的大业。《列女传·胎教论》说："古者妇人妊子，寝不侧，坐不边，立不跸，不食邪味……目不视邪色，耳不闻淫声，夜则令鼓诵诗道正事。如此则生子形容端正，才过人矣。"总结了胎教的要义：姿势端正，饮食有节，精神内守，以诗书礼乐修身养性、陶冶情操，这样生出的孩子才能形容端正，才智过人。

如果妊娠期间不重视胎教又会怎样呢？《素问·奇病论》说："帝曰：人生而有病颠疾者，病名曰何？安所得之？岐伯曰：病名为胎病，此得之在母腹中时，其母有所大惊，气上而不下，精气并居，故令子发为颠疾也。"便提出孕妇若受到强烈的精神刺激，可以损伤胎儿，使其发生先天性颠疾。

"胎教"和"胎病"是先天因素影响后天的正反两方面的实例，我国传统的养胎护胎学说就是在此基础上发展起来的。

（二）母子一体紧关联

胎儿寄生于母体之内，依赖母体的气血供养，才能发育成长，同时，母体也因胎儿的存在，发生一系列妊娠生理变化。所以，妊娠妇女是孕妇和胎儿的统一体，母子一体，休戚相关，决定了二者非比寻常的密切关系，如《幼幼集成·护胎》说："胎婴在腹，与母同呼吸，共安危。而母之饥饱劳逸，喜怒忧惊，食饮寒温，起居慎肆，莫不相为休戚。"

胎儿的健康孕育成长，依赖于孕妇的孕期保健，古人称之为胎养胎教。《博集方论·未生》说；"然儿在腹中，必借母气血所养，故母热子热，母寒子寒，母惊子惊，母弱子弱，所以有胎热、胎寒、胎惊、胎弱之证。"便明确指出母体病理因素是胎病的直接病因。

这种儿童养育、疾病预防必须从先天做起的学术观点，经历代医家充实其说，便产生了中医学胎养胎教的胎儿保健学。

（三）胎养胎教育先天

胎养胎教学说内涵丰富，观点先进，总结归纳，可以分为以下六个主要方面。

1. 精神调摄

"文王胎教"开创了中医胎儿保健学，其要领就是孕妇精神调摄是保障胎儿健康、促进胎儿精神发育的关键。

《备急千金要方·妇人方·养胎》要求孕妇"调心神，和情性，节嗜欲，庶事清净。"孕妇必须保持良好的精神状态，心态平和，调和情性，清心寡欲，要避免精神刺激，不过于思虑，不妄加喜怒，更要防止惊恐，免遭七情过度的伤害，这样才能保证孕妇平静地度过妊娠期，胎儿在良好的先天环境中孕育成长。

太妊还每天观礼听乐，用柔和的音乐来放松心情，陶冶自己的情怀，也使得腹中的姬昌获得了先天的胎教。现代研究表明，胎儿后期已经具备了听觉和感知的能力，所以，他能够随着音乐的节奏而胎动，也能够促进他的脑发育，留下先天的记忆。英国心理学家调查发现，孕妇若有严重的紧张、焦虑，孩子成长后情绪常不稳定，易激惹，注意缺陷多动障碍便与其母在孕期情绪波动和心理困扰密切相关。

2. 饮食调节

孕妇饮食适宜，则化为母体之气血，滋育胎儿形精根本；饮食失忌，胎儿感之，则致胎疾。《达生编·饮食》指出：孕妇"饮食宜淡泊不宜肥浓，宜轻清不宜重浊，宜甘平不宜辛热。"如过食辛辣炙煿之物发为胎热、喜食生冷过度发为胎寒、嗜食甘肥而致胎肥、饮食不足或过于偏嗜而致胎怯等，皆为儿从母气之故。

孕妇饮食应当多样化，质、量俱丰而不偏嗜，营养全面、均衡而不过度。北齐名医徐之才还提出了逐月养胎法，强调从妊娠的第一个月起，孕妇就应注意饮食清淡，营养丰富，不要进食可能加重妊娠反应的食品；妊娠 3 个月后，胎儿生长迅速，孕妇要加强营养，增加主食和动物性食物的摄入；妊娠 7 ～ 9 个月更要摄取充足的营养丰富的食物，以保证胎儿成熟所需。

饮食调养还讲究辨体质而施食，孕妇素体阴虚火旺者宜于清淡，阳虚气弱者宜于温补，脾胃虚弱者宜于调理脾胃以助生化之源。古人还特别强调孕妇要戒却烟酒，如《备急千金要方·妇人方·养胎》指出："妊娠……饮酒，令子心淫情乱，不畏羞耻。"认为饮酒所伤可以造成先天性痴呆。1967 年 Lemoine 氏报道：酗酒父母所生育的 127 例畸形胎儿出现生长缺陷、异常面容和精神性运动迟钝，这种病后来被命名为"胎儿酒精综合征"。

3. 劳逸结合

妊娠之后时时活动，孕妇才能气顺血和，胎儿得到母血滋养，分娩顺畅。若过多睡卧或过于劳作，皆可使气血不充，及至分娩易致难产，胎儿受气不足易患胎怯。所以，妊娠期间，孕妇应动静相随，劳逸结合。

适度的活动能使孕妇气血流畅，有利于胎儿正常生长发育及顺利分娩。南宋陈文中《小儿病源方论·小儿胎禀》说："怀孕妇人……饱则恣意坐卧，不劳力，不运动，所以腹中之日胎受软弱。"明代万全《万氏妇人科·胎前》说："妇人受胎之后，常宜行动往来，使血气通流，百脉和畅，自无难产。若好逸恶劳，好静恶动，贪卧养娇，则气停血滞，临产多难。"

当然，孕妇也不可过劳，过劳则动伤气血，不利胎元培育。孕妇切勿负重、高举、蹦跳、闪挫、登高、冒险等，不能从事繁重的体力劳动和剧烈的体育运动，以免耗伤气血，损伤胎元，甚至引起流产或早产。

孕妇的活动与休息在妊娠的不同时期有所侧重。一般说来，妊娠 1～3 个月应适当静养，谨防劳伤，以稳固其胎。4～7 个月可增加活动量，以促进气血流行，适应胎儿迅速生长的需要。妊娠后期只能做较轻的工作。足月之后，以静为主，安待分娩，每天可安排一定时间的散步。分娩前两周应停止工作。

4. 起居有常

孕妇的生活起居要有规律，要减轻工作量，每天按时饮食与休息。要注意冷暖，适应四时气温变化，及时增减衣服。孕妇妊娠之时气血聚以养胎，母体常处于气血相对不足的状态，腠理疏泄而多汗，夏日易于受暑，着凉易于感寒，都容易患病。要注意居处环境卫生，保持空气新鲜，少去公共场所，减少污染空气的侵袭，以免发生感染性疾病；减少噪声损害，以免影响胎儿的听觉器官等发育。

孕妇要防止跌扑损伤，以免冲任不固，可能招致胎漏而流产，或胎动不安而早产，也可能使小儿患胎惊、胎痫等胎病。

孕妇妊娠之后宜与丈夫分室而居。《景岳全书·妇人规·妊娠寡欲》说："妊娠之妇，大宜寡欲，其在妇人多所不知，其在男子，而亦多有不知者，近乎愚矣。凡胎元之强弱，产育之难易及产后崩淋经脉之病，无不悉由乎此。"已认识到妊娠期谨慎房事是预防胎病、妇产疾病的重要措施。特别是在妊娠早期、晚期应当禁忌房事，妊娠前 3 个月同房易致流产，妊娠最后 3 个月同房可能造成早产，再者男女交接，情欲相火之毒可蕴为小儿之胎毒，生后易患热病。

5. 慎防外感

妇女怀孕之后，气血聚于冲任，机体相对气虚而卫外不固，易被外邪所侵，引起各种外感疾病。妊娠罹患时行疾病很容易伤及胎儿，公元 610 年隋代巢元方《诸病源候论·妇人妊娠病诸候》就已指出："非其节而有其气，一气之至，无人不伤，长少虽殊，病皆相似者，多夹于毒。言此时普行此气，故云时气也。妊娠遇之，重者伤胎也。"书中列举妊娠期间若是患伤寒、时气、温病、热病，不仅伤害孕妇，而且会损胎、伤胎，影响胎儿的正常生长发育，甚至造成流产、早产及先天性畸形等。

国外 1941 年澳大利亚眼科医生 Gregg 氏报告：孕妇妊娠早期感染风疹，可致新生儿先天性白内障。他的报道引起关注，继而发现妊娠早期风疹病毒感染还可以造成先天性耳聋、先天性心脏缺损、小头畸形及智力发育障碍等。随后的报道进一步发现：巨细胞、单纯疱疹、流行性感冒、腮腺炎、水痘、天花、肝炎、脊髓灰质炎、柯萨奇 B 等十多种病毒对早期的胚胎形成、器官分化都极为不利，皆可以导致胎儿畸形或流产。现代对于孕妇预防传染病已经受到普遍的重视。

6. 避其毒药

《素问·六元正纪大论》说："黄帝问曰：妇人重身，毒之何如？岐伯曰：有故无殒，亦无殒也。帝曰：愿闻其故何谓也？岐伯曰：大积大聚，其可犯也，衰其大半而止，过者死。"已明确指出，孕妇有病应当治疗用药，但是，应注意衰其大半而止，切不可用药过量。同时，孕妇即使需要用药时，也要避免使用毒性药物，如《备急千金要方·妇人方上》所说："怀胎妊而夹病者，避其毒药耳。"

关于可能伤害胎儿的药物，早在《神农本草经》中就已记载水银、牛膝、瞿麦、地胆、石蚕、𪚥鼠六种药可堕胎。历代关于妊娠禁忌中药记载颇多，我在 1994 年出版的《儿科新知》中就将其归纳为三类：①毒性药类，如乌头、附子、天雄、南星、野葛、大戟、芫花、斑蝥、地胆、水银、轻粉、硇砂、铅粉、砒石、硫黄、雄黄、蜈蚣等。②破血药类，如水蛭、虻虫、干漆、麝香、蟹爪、瞿麦、桃仁、红花、益母草等。③攻逐药类，如牵牛、巴豆、皂荚、冬葵子、藜芦等。

现代各种化学合成药物在临床应用广泛，其影响胎儿发育，甚至致畸、致突变、致癌的作用更为引人关注。20 世纪 60 年代的反应停造成数以万计海豹肢体畸形胎儿出生的惨剧曾震惊世界。现在已经明确可能损伤胎儿的化学合成药物有许多，尤其是抗生素如四环素、链霉素、卡那霉素，抗疟药如奎宁、氯喹、乙胺嘧啶，激素如己烯雌酚、黄体酮、睾酮、可的松，激素拮抗剂如丙硫氧嘧啶、甲巯咪唑，抗肿瘤药如氨甲蝶呤、环磷酰胺、苯丁酸氮芥，抗凝血药如肝素、双香豆素、阿司匹林、水杨酸，抗惊厥药如盐酸氯丙嗪、苯妥英钠、丙咪嗪等等，孕妇都要尽量避免使用。

三　过爱小儿反害小儿说

舐犊之情，人皆有之，父母爱子，焉有不慈者呼！然过于溺爱，"慈母败子"，古人虽有明训，而今几成弊俗，尚未引为警觉。前贤张子和尝谓"过爱小儿，反害小儿"，历数贫家之育子，虽薄于富家，而成全小儿，反出于富家之右。今之溺儿者，较古代无不及而有过之，岂无害乎？

父母唯恐其儿之寒，厚衣重被，无患其多，未及严冬，已裘衣层叠，暖气早开。令儿营阴失守津液消烁，卫阳失使腠理不密，肺脏愈加娇弱，偶冒风寒，则受戕残，患感冒、咳嗽、肺炎喘嗽、哮喘者多。

父母唯恐其儿之饥，乳哺无时，饮食无节，贪吃零食，饮食偏嗜，或过食甘甜令儿中满，或过食肥腻壅阻中州，更有甚者，滥食巧克力、蜂乳、桂圆、人参等。无虚施补，附赘悬疣，反致损脾伤胃，后天益显不足，升降失司，纳运无权，厌食、积滞、呕吐、泄泻、疳证诸证丛生。

父母唯恐其儿之伤，深居简出，闭户塞牖，少见风日，不经日晒。譬如阴地草木，软脆萎弱难长；不沐清风，气味污浊，易为外邪所侵。故而易罹时行疾病，或生长发育缓慢，产生五迟、五软之证。

父母唯恐其儿之劳，饭喂入口，衣着其身，四体不勤，百般依赖，不务劳力，不作锻炼，无所事事，无所用心。致儿体质孱弱，性情懦怯，心身脆弱，生活难以自立，铸成多病之躯。

父母唯恐其儿所欲不遂，恣意纵儿所好，娇生惯养，隐恶扬善，不加之言教，不约其所为，但施宠爱，苟且姑息。璞玉不琢，毁于自然，微渐不杜，蚁穴溃堤，待小儿劣性已成，则难以救药矣！

苏联教育家马卡连科指出："父母对自己子女的爱不够，子女就会感到痛苦。但是，过分的溺爱虽然是一种伟大的情感，却会使子女遭到毁灭。"我国古代教育家、医学家也都反对对孩子娇生惯养。战国时，赵国的左师触龙对太后说："父母之爱子，则为之计深远。"今之溺儿者，非不知溺之危害也，明知故犯，害儿害己，遗患未来，甚至祸及社会。为医者医病医心，不可不反复陈词，晓之以理。育儿之道，衣勿过暖，食勿过饱，多见风日，劳动其身，"爱子之意不可无，纵儿之心不可有"，诚斯言也。

四　温阳四法的临床应用

儿科温阳学说自南宋陈文中以来，代有发挥。但是，儿科临床的常见病种从古至今有很大的变化，怎样继承发扬温阳学派的学术精粹，造福于当今儿童，是一个值得研究的课题。现仅就温阳法在现代儿科临床的应用，谈谈个人体会。

（一）温暖卫阳

《灵枢·本脏》说："卫气者，所以温分肉、充皮肤、肥腠理、司开阖者也……卫气和，则分肉解利，皮肤调柔，腠理致密矣。"明确了卫阳的生理功能就是温暖肌肤、充实腠理，主司开阖，是人体抵御外邪入侵的免疫屏障。《素问·阴阳应象大论》说："阴在内，阳之守也；阳在外，阴之使也。"说的是卫阳使于外、营阴守于内，阴阳相燮才能营卫和调。若是卫阳不足，则肌肤失煦，卫表失固，营卫不和，足太阳膀胱经枢机不利，发生反复呼吸道感染、汗证等病证，治以温卫和营而调和营卫，可以桂枝汤及其变方应对。用外感风伤卫、寒伤营之经方桂枝汤转而治疗卫表阳气不足诸证，是吾师江育仁教授的一大创见。

1. 温卫固表治汗证　汗为阴津所化，营阴内守，卫阳固表，则微汗润肤；若卫阳失护，营阴失守，则不分寤寐，常自汗出，重者多汗淋漓，沾湿衣衫，即《伤寒论·辨太阳病脉证并治》所言："病常自汗出者……以卫气不共营气谐和故尔。"其多汗的产生，是由于卫阳失煦，腠理不固，因而营阴外泄。治疗以调和营卫为基本法则，即温卫阳、敛营阴、固腠理。常用方桂枝龙骨牡蛎汤，药用桂枝、白芍、炙甘草、生姜、大枣、煅龙骨、煅牡蛎。兼肺脾气虚加炙黄芪、党参、白术益气助卫；营阴亏耗加南沙参、麦冬、黄精养阴和营；汗出过多加浮小麦、煅龟甲、五味子固表敛汗。

2. 温卫和营治复感　反复呼吸道感染儿童肺卫不固，极易为风、寒、暑、湿、热及疫邪所感，外邪自皮毛或口鼻而入，均与卫阳不足、表失固护有关。患儿常表现为恶风畏寒，汗出不温，肌肤不暖，反复外感。必须温其卫阳、充其卫气、敛其营阴，使之卫护于外、营守于内，营卫调和，才能使患儿御邪能力增强，预防和减少发病。主方取黄芪桂枝五物汤。常用桂枝鼓舞卫阳、芍药和营敛阴，一散一收，调和营卫；生姜、大枣佐桂、芍以和营卫；炙黄芪、炙甘草益气通阳。冬令肢寒畏冷加细辛、当归以通经活血；肺虚气短加党参（人参）、茯苓以培土生金；汗出过多加煅龙骨、煅牡蛎固表敛汗；营阴耗伤加西洋参、黄精补肺益阴；鼻痒喷嚏加辛夷、五味子消风宣窍。

3. 温阳化气治久热　儿科常有一些患儿发热经久不退，经各种理化检查无异常发现，西医难以诊断、治疗无效，转求中医。笔者随江育仁教授学习期间，曾见到江老用温卫和营治愈高热一月不退患儿者，体会到甘温除热并不仅在于补中益气一法。长期发热患儿中，不少虽然发热不退，但精神尚可，汗出不温，汗出而热势不减，符合卫阳不足、营阴外泄病机，则可从调和营卫、温阳化气证治。方取黄芪桂枝五物汤，药用炙黄芪、桂枝、白芍、炙甘草、生姜、大枣。若病在夏季，苔腻、脘痞、纳差，是夹有暑湿，加藿香、佩兰、苍术、薏苡仁、荷叶；倦怠乏力加党参、白术、茯苓；口渴欲饮加西洋参、石斛、北沙参；汗多加碧桃干、浮小麦、煅牡蛎。往往能收到意想不到的效果。

（二）温振心阳法

《温病条辨·杂说》谓："伤寒一书，始终以救阳气为主。"提出在外感疾病中要慎防阳气虚衰而注重温振心阳。其中在儿科，尤以肺炎喘嗽等急性热病中出现心阳虚衰较为常见。正如前贤所论，但凡温热病中之心阳虚衰变证，决不可待阳气虚衰之证毕现方才抢救，又不可无视正邪关系，拘于热病唯用寒药，再予寒凉伤阳落井下石。热病心阳虚衰在目前临床虽已少见，但一旦发生则属危症，必须早期发现，急施温里回阳，方可挽回生机，然后徐图却邪。心阳虚衰常见证候：面色苍白，唇指发绀，心悸动数，呼吸浅促，四肢不温，汗出肢凉，神萎淡漠，虚烦不宁，小便减少，舌质淡紫，脉疾数、细弱欲绝，指纹紫滞，伴心音低钝、心率加快、肝脏增大等。本证多见于外感热病之中正气不支之时，常见到高热骤降、皮疹骤退，而神情突然由烦躁不安转为萎靡淡漠；或者慢性久病，心悸、疳证、泄泻等重症患儿，则是证情渐渐加重，由气虚转为阳虚，以至阴竭阳衰，而见阳亡虚脱危象。病至此时，均属危重，亟待救治。

温振心阳，需及早施用，一旦心阳不支端倪初现，需及时采取措施。基本方为参附汤，常用生晒参、制附片煎煮后不拘时缓缓灌服，也可用参附注射液静脉滴注（新生儿、婴幼儿勿用）。若阳气欲脱，当加用龙骨、牡蛎潜阳固脱；兼阴津耗竭，又当同时用挽阴之品，如生脉散，方中之参可改用西洋参，也可用生脉注射液静脉滴注。若辨证为阴盛阳衰，又可按《伤寒论》少阴病治法，取白通汤加味，以干姜、附片、葱白加味通阳消阴。

（三）温运脾阳

小儿后天以脾胃为本，饮食入胃，游溢精气，上输于脾，脾气散精，上归于肺，这就是脾主运化的生理功能。而脾运功能的正常，则依赖于脾阳的温煦和推动。若脾阳不振，则运化无力；若脾阳虚衰，则后天失主。而当今小儿，嗜食寒凉生冷食物者多，滥用中西苦寒药物者众，每每克伐脾阳，使脾升胃降功能失职，酿生诸疾。脾阳不振证候：面色萎黄无华，脘腹疼痛，喜热喜按，食欲不振，倦怠无力，手足不温，大便稀溏，舌质淡，苔薄白，脉沉细或细弱等。

1. 温运脾阳治泄泻　《灵枢·论疾诊尺》说过："婴儿病……大便赤瓣，飧泄，脉小者，手足寒，难已；飧泄，脉少，手足温，泄易已。"就已指出了阳气对于泄泻预后的重要性。脾主运化，喜燥恶湿；湿为阴邪，脾为阴土，同气相召，故湿邪最易困遏脾阳，导致运化失职，水湿下趋大肠而致泄泻迁延。一般认为脾虚泄以脾气虚弱为主，倡用参苓白术散治疗。余在临床体会，凡泄泻迁延者，均有不同程度脾阳受损的表现，健脾温阳较单纯健脾益气取效增快。若是见到病程迁延，大便次数虽然有减而仍多、便质稀薄，只要无发热、便下热臭气秽等明显热象，即使暂无阳虚表现，也可适当加用温运脾阳之品。早用补益脾阳，还可以阻止病情向脾肾阳虚证发展。温运脾阳的基本方为理中丸，常用药党参、炮姜、炒白术、煨益智仁、砂仁、肉豆蔻、炙甘草等，必要时加用制附片。气虚显著用生晒参，加茯苓、炒山药、芡实；兼阴伤口渴加麦冬、生地黄；便质稀薄加苍术、炒扁豆、车前子；婴儿大便夹不消化乳块加炒麦芽、炒谷芽、砂仁；食欲不振加鸡内金、焦山楂、陈皮。本证在婴儿多见，为服药方便，也可用配方颗粒，常嘱家长每剂分为 6 份，分 2 天，1 日 3 次冲服。

2. 温脾建中治胃炎　目前临床上小儿胃炎，包括 Hp 相关性胃炎日见增多。余对本病提出以寒、热辨证，分为脾胃虚寒、胃热气滞、脾虚胃热三种主要证型，以温脾建中、清胃理气、温脾清胃为治疗大法。其脾胃虚寒证多为胃痛日久，由实转虚，脾阳受损，或为素体脾阳不振。症见：胃痛隐隐，喜温喜按，空腹痛重，得食则减，时呕清水，纳少，神疲，四肢欠温，大便溏薄，舌质淡，苔薄白，脉沉缓。治以温脾建中，理气止痛，常予黄芪建中汤加减：炙黄芪、桂枝、白芍、炙甘草、制香附、吴茱萸、公丁香等。脾胃虚寒较甚加高良姜、益智仁、砂仁；脾虚纳少加白术、茯苓、陈皮、炒谷芽、鸡内金；夹有食积，便干者加槟榔、莱菔子、焦山楂、焦六神曲消食导滞；脘痛气滞明显加紫苏梗、木香、延胡索理气活血止痛。

3. 温脾理气治腹痛　小儿腹痛病因多样，但若除外肠痛、泄泻、蛔厥、石淋等腹部病症，或感冒、肺炎、悬饮、紫癜等腹外病症，多数则为中焦气机不利所致之功能性腹痛。而中焦气滞之产生，在儿科有虚实之分，其实者以食积停滞居多，而虚者则以脾阳不振为主。《小儿卫生总微论方·心腹痛》说："小儿心腹痛者，由于脏腑虚而寒冷之所相干，邪气与脏气相搏，上下冲击，上则为心痛、下则为腹痛。"对于病因不明的腹痛，历来多从脾气虚寒认识，其证腹痛绵绵，时作时止，痛处喜温喜按，面白少华，精神倦怠，手足清冷，大便稀溏，唇舌淡白，脉沉缓。治以温脾理气，取小建中汤、良附丸加减。常用药：桂枝、白芍、炙甘草、干姜、高良姜、制香附、木香、吴茱萸等。兼食滞嗳气加旋覆花、莱菔子、枳实、焦山楂、焦六神曲；呕吐清涎加丁香、益智仁。

（四）温壮肾阳

肾阳即元阳，受之于先天，充盛于后天，为一身之基，小儿生长发育之本。肾阳虚证或因于先天禀赋阳气虚弱，或由于后天疾病药物损伤阳气，造成肾阳所主所司功能失常。其证候表现：生长发育不良，面色㿠白，形寒肢冷，久泻或五更泄泻，或面浮肢肿、小便不利，或尿频、遗尿，或久喘、心悸，舌淡胖嫩，苔白滑，脉沉迟、无力等。温壮肾阳常用方有金匮肾气丸、右归丸、保元汤等。本法在临床有广泛的应用，仅举以下三例，可见对于西医学无有效治法之某些疾病，若用之恰当，可以彰显中医药之优势。

1. 温壮元阳治胎怯　胎怯，指初生胎禀怯弱之证。自《小儿药证直诀》始，古代儿科医籍对本病有不少论述，但现代关于本病的研究报道却甚为鲜见。我们在20世纪90年代对此进行了系统的临床和实验研究，认为胎怯总因先天未充而患，因而初生便见形体瘦小，肌肉瘠薄，面无精光，身无血色，目无精彩，啼哭无力，吮乳口软，毛发黄少等一系列虚弱证象。胎怯证候有五脏不足偏重之分，但总以肾脾两虚为主，又以禀赋薄弱、阳气未充为本。余在临床多以补肾温阳充髓之补肾地黄丸（熟地黄、牛膝、鹿茸、山茱萸、山药、牡丹皮、茯苓、泽泻）和健脾益气养血之调元散（山药、人参、白术、白芍药、白茯苓、茯神、当归、熟地黄、黄芪、炙甘草、川芎）辨证治疗胎怯。其中健脾侧重补脾气、温脾阳，如黄芪、人参、白术、甘草、茯苓之类；补肾以益精为本，如熟地黄、枸杞子、山药、山茱萸、菟丝子、紫河车等，又必须温肾阳以壮元气，如肉苁蓉、巴戟天、杜仲、淫羊藿、制附子、鹿茸等。实际用药，需取药简力宏之品。曾简练其方，系统对照、治疗观察100例患儿，并经远期随访，确能增强体质、增长体重，促进患儿追赶正常儿童的生长发育水平。

2. 温肾固脬治遗尿　遗尿多与肾和膀胱的功能失调有关，以小儿年龄渐长而阳气未盛，肾阳亏虚、膀胱虚寒多见。其证病程长，小便清长，遗尿次频，舌淡胖，兼有面白疲乏、肢冷自汗、大便溏薄、反复感冒等。治当温补下元，固摄膀胱。常取五子衍宗丸加减，药用菟丝子、覆盆子、枸杞子、制附子、肉苁蓉、巴戟天、益智仁、鸡内金、桑螵蛸、五味子等，并可配伍少量炙麻黄宣阳醒神。

3. 温阳缩泉治尿频　小儿尿频，主要指尿液检查排除尿路感染之神经性尿频。神经性尿频表现为日间尿次频数，其病多属虚证，且以脾肾阳虚为主。临床多反复发作，病程较长，以小便频数、失禁，体弱神疲，面白少华，便溏溲清，手足不温，舌淡边有齿痕，脉沉细无力为特征。肾主水，膀胱为州都之官，脾肾阳虚而冷气乘之，故不能制其水。治疗多以温阳缩泉法为主，常用缩泉丸加味，取益智仁、乌药、怀山药、茯苓、炙黄芪、党参、补骨脂、官桂等温补脾肾，加桑螵蛸、龙骨、牡蛎等补肾兼固涩小便。

五　治肺十法

《素问·五脏生成》说："诸气者，皆属于肺。"肺主气除表现于宗气的生成外，更体现在对气体出入、气机升降的调节，是为相傅之官的"治节"功能。肺气的出入主体内外清气、浊气的交换，肺气的升降则主体内外气机的运行。就肺脏而言，宣发功能令气机向上、向外，肃降功能令气机向下、向内，呼吸出入、腠理开阖，吐故纳新，使人体之气与自然之气协调融合。

小儿肺脏娇嫩，肺气与成人相比绝对不足，与其自身蓬勃生长发育的需求又相对不足，因而易因外感、内伤而患病，使肺系疾病成为儿科最为常见的一类疾病。肺系疾病有寒热、虚实之分，而其病机则主要体现于各种病理因素导致清宣、肃降功能的失职。治疗肺系疾病，当刻意其气、阴之虚，寒、热之变，痰、瘀之积，以恢复清宣、肃降功能为要务。由此总结列举治肺十法。

1. 宣肺法

肺为清虚之脏，其位最高，为五脏六腑之华盖，主清宣升发。小儿藩篱不固，腠理疏松，易为六淫外邪侵袭而致肺气郁遏、肌表失疏，肺卫失宣。故宣肺散邪为治疗小儿感冒、咳嗽，以及其他多种疾病初起犯肺最常用的治法。宣肺法用以疏散肺卫之表邪，适用于风邪夹寒、热、暑、湿、燥诸邪初犯，卫表不和、肺气失宣证。

症见：恶寒发热，头身疼痛，鼻塞流涕，咽痛，咳嗽，苔薄，脉浮等。吴瑭谓"治上焦如羽非轻不举。"宜取味辛性升浮之品以驱散表邪、宣发肺气。

肺经风寒证治以解表宣肺散寒，轻证予香苏葱豉汤（香附、紫苏叶、陈皮、甘草、葱白、豆豉），重证用麻黄汤（麻黄、桂枝、杏仁、甘草）加减。肺经风热证治以解表宣肺清热，轻证用桑菊饮（桑叶、菊花、桔梗、杏仁、连翘、薄荷、芦根、甘草），重证用银翘散（金银花、连翘、桔梗、薄荷、淡豆豉、竹叶、荆芥、牛蒡子、甘草、芦根）加减。风暑证治以清暑宣肺，取新加香薷饮（香薷、金银花、鲜扁豆花、厚朴、连翘）加减。风湿证治以祛风除湿，取羌活胜湿汤（羌活、独活、藁本、防风、炙甘草、川芎、蔓荆子）加减。风燥证治以疏风宣肺润燥，偏凉燥取杏苏散（杏仁、紫苏叶、陈皮、半夏、生姜、枳壳、桔梗、前胡、茯苓、甘草、大枣），偏温燥取桑杏汤（桑叶、杏仁、沙参、浙贝母、淡豆豉、栀子、梨皮）加减。

需要注意的是，宣肺法的寒、温药物常配合运用，如银翘散中用荆芥，香苏葱豉汤中用淡豆豉，新加香薷饮中金银花、连翘与香薷、厚朴合用等皆属于此法。其肺气被郁腠理闭塞者，如仅用寒凉药物难以宣达，辛温药物宣发肺气开泄腠理之力较胜，切不可以为邪气即热毒而忌用辛温之品。

2. 肃肺法

肺气以清肃、下降为顺，既不可壅滞，也不能上逆。或因外邪侵袭，或因痰饮留滞使肺的肃降功能失常，导致肺气失降和水道不利的病理变化称为肺失肃降。儿科肺失肃降证多见为实证，例如：邪气壅肺，肺气郁而呼吸不利，或致肺气失降而上逆，出现咳嗽胸闷、甚则喘息难卧；或者因各种原因致肺失肃降水道通调失职，水湿停聚，出现小便不利、水肿、痰饮等症；或者因为肺失肃降导致大肠腑气不通，出现腹胀、便秘等症。

肺气失于肃降而上逆产生的证候，当以肃肺法治疗。若是风寒或风热犯肺，肺气郁遏，气不化津，凝聚成痰，痰阻气道，清肃失令，肺气上逆者，当肃肺降逆止咳平喘。证属痰饮壅肺、肺气上逆者治以肃肺涤痰、降逆止咳，方选三拗汤加味，药用炙麻黄、杏仁、白前、枳实、紫苏子、莱菔子、法半夏、炙甘草等；证属痰热阻肺、肺气上逆者治以肃肺清热、涤痰止咳，方选泻白散加味，药用桑白皮、地骨皮、前胡、款冬花、葶苈子、瓜蒌皮、胆南星、黄芩、一枝黄花、枇杷叶等；重症痰热壅阻于肺，气逆呛咳不止、喘息难平者，治以泻肺清热平喘，方选麻黄杏仁甘草石膏汤合苏葶丸加味，药用炙麻黄、杏仁、前胡、紫菀、石膏、葶苈子、苏子、地龙、黄芩、虎杖、甘草等。若是肺气失降，大肠传导失职者，在上为咳喘痰壅，在下见便秘难行，方选宣白承气汤、苏子降气汤加减，用药如紫苏子、杏仁、前胡、全瓜蒌、枳实、槟榔、紫菀、莱菔子、虎杖、大黄等。若是因肺失肃降，通调无权，水道不行，则当肃肺降气利水，方选麻黄连翘赤小豆汤加味，药用麻黄、苏叶、防己、连翘、金银花、猪苓、泽泻、车前子、赤小豆等。

3. 清肺法

清肺法清泻肺中之实热，适用于肺经实热证。其症可见高热，面赤唇红，咳嗽气急，痰黄浊或有腥臭味，胸痛，口干咽燥，舌质红，舌苔黄，脉数。治宜清泻肺热。清肺方以《小儿药证直诀》泻白散桑白皮、地骨皮、甘草为基本方。咽喉肿痛加桔梗、金银花、虎杖、蒲公英、芦根；热重加薄荷、连翘、石膏、鸭跖草；咳剧痰黄稠加杏仁、前胡、天竺黄、黄芩、鱼腥草；喘促痰黄浊加炙麻黄、石膏、葶苈子、苏子、虎杖、金荞麦等。个人经验还可以结合病原学检查结果选药，如呼吸系统细菌感染多选金银花、蒲公英、败酱草、鱼腥草，病毒感染可选择贯众、蚤休、虎杖、板蓝根等，现代报道多种入肺经清热解毒药如黄芩、金银花具有抗菌、抗病毒的双重作用，我们临床应用时还是应当在辨证论治的前提下加以选择。

4. 温肺法

温肺法是祛除外感寒邪、温化肺中寒饮的治法。外感风寒所致感冒、咳嗽治法前已论述，肺中寒饮则多见于哮喘。哮喘患儿受寒饮冷或阳虚不运，寒饮壅肺，宣肃失司，咳逆喘满、痰鸣哮吼而不能卧，吐出清稀白沫样痰量多，甚则面浮肢肿，背寒腰痛，舌苔白滑或白腻，脉滑。治宜温肺化饮，方选小青龙汤、苓甘五味姜辛汤。药用炙麻黄、桂枝、细辛、生姜、半夏、干姜、茯苓、猪苓、黄芪、陈皮、五味子等。若饮邪壅盛，可配合泻肺，取三子养亲汤以泻肺逐饮。待痰饮去除，再以温肺化饮法调之，用四君子汤加黄芪、细辛、干姜、陈皮、肉桂等，此即"病痰饮者当以温药和之"之意。

5. 泻肺法

泻肺法是泻肺降气、逐痰定喘的治法。适用于肺气壅实，饮留胸胁，痰涎壅盛之咳喘痰多或痰涌，喉中痰吼，哮鸣气促，倚息不得卧，胸胁胀满，头面浮肿，小便不利，舌苔腻，脉滑数。用药多取质重性沉降之子、皮、石类，依寒、热证候选方用药。方如清气化痰丸、苏葶丸、三子养亲汤，药选枳实、陈皮、杏仁、胆南星、半夏、葶苈子、紫苏子、莱菔子、桑白皮、大黄、代赭石等。

6. 化痰法

化痰法是针对痰饮贮肺，肺络壅阻证候，以燥湿化痰、泻肺涤痰的治法。其轻者证以咳嗽痰多为主，治以燥湿化痰冀其痰浊内消而咳嗽自平，方用二陈汤、苓桂术甘汤加减，燥湿化痰用半夏、陈皮、茯苓、桂枝、白术、苏梗等；清热化痰用浙贝母、天竺黄、姜竹茹、薏苡仁、射干、瓜蒌皮等。其重者证以痰吼喘鸣为主，治以泻肺涤痰使其痰浊下泄而兼降气平喘之功，即泻肺涤痰之法，痰浊壅盛用三子养亲汤加减，如紫苏子、白芥子、莱菔子、枳实、旋覆花等；痰热内阻用苏葶丸加味，如葶苈子、紫苏子、桑白皮、胆南星、猴枣散等；痰壅腑实用滚痰丸加减，如大黄、决明子、风化硝、瓜蒌子、礞石等。

7. 顺气法

顺气法为顺畅肺气，恢复其宣发、肃降功能的治法。肺气失宣者症见鼻塞鼻痒，喷嚏流涕，咳声不扬，治以宣肺利窍止咳，方如川芎茶调散、桑菊饮，药用川芎、防风、荆芥、桑叶、菊花、辛夷、苍耳子、桔梗等。肺气失肃者症见呛咳气逆，喘息痰鸣，治以肃肺降气平喘，方如三拗汤、苏子降气汤，药用炙麻黄、杏仁、前胡、苏子、半夏、桑白皮、款冬花、枳实等；其气急喘促难平者，又常加用解痉平喘之品，如细辛、地龙、胆南星、僵蚕、钩藤等。

8. 润肺法

润肺法是滋润肺脏津液的治法，用于肺燥证。其症见口干舌燥，干咳无痰或痰少黏腻难咯，咽痒声嘶，或有低热，舌红少苔者。其口干咽痒者治以润肺利咽，用泻白散、增液汤加减，药用桑白皮、地骨皮、生地黄、玄参、麦冬、胖大海、木蝴蝶、蝉蜕、芦根等。干咳无痰者治以润肺止咳，用桑杏汤、沙参麦冬汤加减，药用桑叶、杏仁、南沙参、麦冬、百合、天冬、玉竹、川贝母、梨皮等；兼肺经燥热者选加黄芩、栀子、地骨皮、天花粉、枇杷叶等。若是平时经常口干舌燥，屡犯干咳难愈者，可用西洋参、南沙参、麦冬、百合、百部、黄精、生地黄、阿胶、蜂蜜等润肺养阴以调理。

9. 补肺法

补肺法主要为补肺气法和养肺阴法两法，用于治疗肺气阴不足的证候。补肺气法用于肺气亏虚证，症见：面色少华，畏风易感，声音低怯，倦怠懒言，自汗盗汗，动则气短，舌质淡，苔薄白，脉弱。治以补益肺气，方取玉屏风散加味。药用蜜炙黄芪、炒白术、防风，汗多加煅龙骨、煅牡蛎、浮小麦；气短加党参、茯苓、炙甘草；畏寒肢凉加桂枝、白芍、炙甘草。养肺阴法用于肺阴不足证，症见：口干咽燥，形体消瘦，手足心热，或午后颧红，潮热盗汗，干咳无痰，皮肤不润，舌红少苔或花剥，脉细数。治以滋阴润肺，方取沙参麦冬汤加减。药用南沙参、麦冬、天冬、玉竹、玄参、生地黄、桑叶、白芍、梨皮、罗汉果等，阴伤重加西洋参、北沙参、黄精；干咳无痰加百部、百合、五味子；潮热颧红加知母、地骨皮、白薇；咽红咽痒加桑白皮、蝉蜕、牛蒡子；兼气虚加蜜炙黄芪、太子参、茯苓。

10. 敛肺法

敛肺法即收敛耗散之肺气的治法。适用于久咳久喘肺气耗散证，以及肾气亏虚不能纳气之证。症见：气短气促乏力，活动或咳喘时气息喘促加重，咳甚汗出、尿溅诸证。治以补气敛肺，方取生脉散加味，药用人参（党参）、麦冬、五味子。喘急加炙乌梅、白芍、甘草、诃子；久喘难平加蛤蚧、核桃仁、黄精、紫河车；兼腰膝酸软加山茱萸、川牛膝、杜仲、续断。

以上治法中，宣肺法适用于表实证，驱邪外出，药宜清轻不宜重浊；肃肺、清肺、泻肺法均适用于里实证。需要注意的是，以上治肺十法之间有着广泛的联系，例如：清肺常与肃肺、泻肺、润肺合用；清肺、温肺常与化痰合用；补肺常与敛肺合用，润肺与养肺阴同类等。治疗小儿咳嗽不仅限于上述十法，还有其他治法如通络活血法、攻逐痰涎法、清肝安肺法、消伏风法等也有所应用。临床总当思辨证候，灵活施治。

六　小儿久泻治疗八法

小儿久泻，指病程延长至 2 周甚至 2 月以上的迁延性、慢性泄泻。久泻不止，多因正虚而水湿不化，以往多认为以脾气亏虚为主，取健脾益气化湿之参苓白术散为主方。余以为，泄泻之所以迁延不愈，不仅在于脾气虚，更要重视脾阳虚，因湿为阴邪，非温不化，不必待肾阳虚衰之象毕露，就应当早用温运脾阳之品，可以缩短疗程，取得更好的效果。由此立小儿久泻治疗八法，而以温振脾阳运脾化湿为首要治法。

1. 温振脾阳法

用于脾胃虚寒证。脾喜温恶寒，脾阳亏虚蒸腾鼓动无力，可见大便溏泻或色淡不化，胃常隐痛，空腹痛重，肠鸣辘辘，喜温喜按，口淡不渴，形寒肢冷，舌淡苔白，脉沉缓。脾为太阴湿土，得阳方运，故对于久泻患儿运用温振脾阳之法可暖脾温胃振奋中阳。立方温运颗粒治疗脾阳不振之久泻，常用药物如党参、炮姜、煨益智仁、砂仁、苍术、茯苓、炒麦芽等。若患儿大便清冷，增加温脾之品如肉豆蔻、吴茱萸；若有由脾及肾之征象可加炮附子。

2. 燥湿运脾法

用于湿困脾阳证。小儿因外感时令寒湿，或内伤生冷瓜果，湿困中焦，损伤中阳，运化失职，水湿下流，泄泻迁延。临证可见胸闷纳呆，泛恶呕吐，脘痞腹胀，腹痛阵作，口腻不渴，小便短少，大便泄泻，舌苔厚腻等。常用局方不换金正气散为主方。其中以燥湿运脾之要药苍术为君，取其性温燥，醒脾助运，疏化水湿之功，另加佩兰、藿香、厚朴花、扁豆花、白豆蔻、姜半夏、陈皮等。

3. 温补肾阳法

用于肾阳亏虚证。泄泻迁延日久不愈，尤其是在素体阳气薄弱者，极易由脾阳虚而至肾阳虚。临床症见久泻不止，便质稀薄，澄澈清冷，完谷不化，或见脱肛，形寒肢冷，面色㿠白，精神萎靡，寐时露睛，食入即吐，舌淡苔白，脉象细弱。肾阳为阳气之根，肾阳亏虚者脾阳温运无权，无以温化水湿水谷故久泻不止。临床常用附子理中汤合四神丸加减。常用药党参、干姜、吴茱萸、肉豆蔻、附子、补骨脂、炒白术、炙甘草。脱肛者，加黄芪、炙升麻以升提阳气；久泻不止者，加赤石脂、石榴皮温涩止泻；四肢清冷，加肉桂温肾助阳。

4. 消食运脾法

用于食滞伤脾证。小儿饮食不节，或家长喂养不当，食滞伤脾，阻滞胃肠，以至传化失司。临床症见：不思乳食，腹痛肠鸣，嗳气酸馊，食后脘胀，泄下粪便臭如败卵，常夹杂奶瓣或食物残渣，泻后痛减，舌苔垢浊或厚腻，脉滑。脾性喜运恶滞，乳食停滞于胃脘，碍阻脾气，失其运达之能，消除乳食积滞，方可舒展脾气。常用保和丸加减。药用六神曲、鸡内金消积，莱菔子、陈皮行气，山楂、莪术消积兼散瘀滞，苍术、薏苡仁燥湿运脾，炒麦芽、炒谷芽消食助运。食积化热，加连翘、黄芩清解郁热；腹胀腹痛，加枳实、木香行气消积。

5. 理气运脾法

用于中焦气滞证。脾主健运，须气机条达。因食积、湿滞或受寒，阻滞气机，则脾气郁遏，运行不利。临证可见：纳食呆钝，脘腹作胀，叩之如鼓，腹部胀痛，泻后痛减。脾喜舒而恶郁，治宜理气运脾。方如木香槟榔丸。常用陈皮、木香、丁香、枳实、槟榔、香附、莱菔子等。理气之法配伍在扶正补气等方剂中，能行气滞，舒脾气，使补而不滞。

6. 补脾益气法

用于脾气虚弱证。小儿脾常不足，若脾气虚弱，化生内湿，清气不升，并行于下，则生泄泻。症见：食少纳呆，形体消瘦，倦怠乏力，食后即泻，大便溏薄，夹不消化物，舌淡胖边有齿印，苔薄白，脉无力，指纹淡等症。脾气已虚，运化无力，不可纯补阻碍气机，当取补脾益气之品，配伍化湿、行气之剂，补运兼施。可取七味白术散加减。药用人参（党参）、茯苓、苍术、炒白术、藿香、薏苡仁、木香、炒山药、炒扁豆、陈皮等。诸药合用，共奏健脾益气化湿止泻之功。

7. 益胃养阴法

用于脾胃阴虚证。若泄泻日久，津液耗伤，脾胃阴虚，肠腑湿热不清，泄泻不止，重者可发展为气阴两伤或阴竭阳脱证。临床可见大便次数增多，便溏而无黏液，泻后不爽，口干烦热，形神委顿，口干唇燥，舌质红干，舌苔薄黄，指纹淡紫或淡白，脉细数，重者皮肤干燥、囟门目眶凹陷。及时护阴对于小儿泄泻的预后极其重要，留得一分津液便有一分生机。方用益胃散为主。药用北沙参、麦冬、玉竹、石斛、生地黄、白术、葛根、乌梅等，湿热未清者加黄连。

8. 抑木补土法

用于肝旺乘脾证。《素问·气交变大论》曰：岁木太过为"飧泄，食减。"小儿肝阳亢旺，或肝郁不舒者，乘于脾土，导致脾阳失展，气机不利，水湿水谷不化而泄泻屡发不止。临床表现为大便溏泻，胸胁胀闷，嗳气食少，每因抑郁或恼怒激动则泄泻加重，腹中攻窜作痛，矢气频作，舌淡红，脉细弦。治疗要在柔肝之体、舒肝之用以和中土。治以痛泻要方合四逆散加减：黄连、黄芩、柴胡、陈皮、白芍、枳实、白术、防风、党参、麦芽等。

七　专家意见集成小儿癫痫病名

小儿癫痫，历来有多个病名，如痫、痫症、痫证、痫疾、痫病、癫痫、羊痫风等，迄未统一。在 2016 年"中医儿科临床诊疗指南·癫痫"修订项目研制过程中，专家们产生了不同意见。为了统一认识，规范病名，我们按照循证性临床诊疗指南编制技术方法的要求，采用古今文献检索搜集证据，再经过两轮行业专家问卷调查的方法，形成了专家共识，确定采用"癫痫"病名。这种病名规范形成的技术方法，可供相关研究参考。

1. 第一轮专家问卷调查

按照从事中医儿科学专业 15 年以上、正高职称、对于儿科肝系疾病有一定研究等要求，在全国范围内遴选了 60 位专家。由中医儿科临床诊疗指南专家指导组根据前阶段项目工作组的"文献研究总结"，提出了本次专家问卷调查的目的、要求，设计问卷，列出了痫、痫症、痫证、痫疾、痫病、癫痫、羊痫风 7 个病名，并要求专家们还可以自主提供其他可供选择的病名，向专家们发出了第一轮专家调查问卷，请他们按照 0 分（不同意）、1 分（同意）的评分方法写出答卷。半个月内，收到了 50 位专家回复。经统计学处理，专家积极系数为 83%。再按均数（$\bar{x}$）> 0.5、等级和（S）> 25、不重要百分比（R）< 50% 的要求筛选，根据此次答卷分析结果，在所给的 7 个选项中没有任何一项达到此要求。

2. 第二轮专家问卷调查

为了继续开展下一步工作，我们选择了第一轮专家调查答卷统计结果得分相对较高的 3 个病名痫证、痫病、癫痫作为病名选项，列举了已有相关证据（古代文献、现代文献、前期专家讨论的主要意见），形成了第二轮调查问卷。将第二轮专家调查问卷提交给第一轮专家调查问卷给予回复的 50 位专家，请他们再次作出选择（表 3-1 中"意见"一栏每位专家只能选择一个病名打"√"）。

表 3-1　痫证、痫病、癫痫病名征求意见表

病名		痫证	痫病	癫痫
证据	古代文献	①《活幼心书·痫证二十》。②《医宗金鉴·幼科心法要诀·痫证门》。③《医家四要·痫证》。④《幼幼集成·痫证》；⑤《类证治裁·痫证》	《济生方·痫病》	①《景岳全书·小儿则·癫痫》。②《三因极一病证方论·癫痫方论》。③《东医宝鉴·癫痫》。④《医学正传·癫痫》。⑤《医学纲目·癫痫》。⑥《临证指南医案·癫痫》
	现代文献	《中医儿科学·痫证》五版教材（上海科技出版社）	①中华人民共和国国家标准分类代码 GB/TI5657-1995《中医病证分类与代码》（TCD）中"小儿痫病"。②全国科学技术名词审定委员会公布《中医药学名词》内"13.041 小儿痫病 infantile epilepsy"。③《中医儿科常见病诊疗指南·癫痫（修订）》项目工作组的"癫痫文献研究总结"所检索到的中医、中西医结合临床治疗性杂志报道 377 篇中有 3 篇采用"痫病"病名	①《中医儿科常见病诊疗指南·癫痫》2012 年版。②中华医学会《临床诊疗指南·小儿内科分册》等西医指南等书均沿用中医病名"癫痫"。③《中医儿科常见病诊疗指南·癫痫（修订）》项目工作组的"癫痫文献研究总结"所检索到的中医、中西医结合临床治疗性杂志报道 377 篇中有 374 篇采用"癫痫"病名。④《实用中医儿科学·癫痫》，《中医药学高级丛书·中医儿科学·癫痫》，《现代中医儿科学·癫痫》。⑤《中医儿科学·癫痫》六版教材（上海科技出版社），《中医儿科学·癫痫》七、八、九版教材（中国中医药出版社版）

续表

病名	痫证	痫病	癫痫
部分专家讨论意见	①中医学的癫痫根据其所描述仅指西医学癫痫强直－阵挛性发作。②中医学认为癫、痫是两个病。③中医学病名历来有多个称为"证"者。"证"也可再划分亚证，因而"痫证"下再分类"风痫"证、"惊痫"证也是可以的	①现代文献的等级依次应当是标准、指南、临床报道、权威性学术著作、教材。本病前两条现代文献是重要文献。②考虑临床病例归档的实际要求，以采用国家标准《中医病证分类与代码》"痫病"更为实用。③中医学的"证"常用于"证型"，如用"痫证"，与"风痫"证、"惊痫"证等不易区分。④中医内科著作、教材多用"痫病"，采用本名可内、儿科统一	①现代中医儿科临床报道、著作、教科书多用"癫痫"，其内容已包括许多强直－阵挛性发作以外的类型。也就是中西医"癫痫"病名内涵均较最初扩大。②本次指南如采用"癫痫"病名，建议将原"相当于西医学癫痫强直－阵挛性发作"改为"主要指西医学癫痫强直－阵挛性发作"。③前列"古代文献""癫痫"论述均仅指《五十二病方》等书的"痫"，并非后代某些著作拆分的癫、痫两个病
意见			

根据 50 份答卷统计，在痫证、痫病、癫痫三个选项中，选择癫痫的专家 26 位。按照循证性临床诊疗指南编制技术规范，专家意见集成时，应取均数（$\bar{x}$）＞ 0.5，等级和（S）＞ 25，不重要百分比（R）＜ 50% 的选项，所以，通过第二轮专家问卷调查，确定取"癫痫"为本病病名。

八　肾病综合征治水十法

肾病综合征是一组由多种病因引起的临床证候群，以大量蛋白尿、低蛋白血症、高胆固醇血症及不同程度的水肿为主要特征。肾病综合征是儿科临床常见的肾脏疾病，属于中医学水肿病范畴。肾病虽成人、小儿皆有，但由于小儿的生理、病理特点，其发病原因、临床表现和病理转归也就与成人有所不同。临床运用治水法则，需时时顾及小儿体质特点和本病病机演变的规律。

肾病综合征以虚为主，多属于中医学阴水范畴，亦可见本虚标实、虚实夹杂，常迁延反复，缠绵难愈，西医常用肾上腺皮质类固醇制剂及免疫抑制剂治疗本病。长期使用激素及环磷酰胺等免疫抑制剂，往往形成疾病自身的症状与药物副作用的症状相混，使证情更为复杂。对于这类患儿，应将这两方面的症状，即四诊所得客观资料加以综合分析、辨证。中、西药配用得当，能够增强和巩固疗效，减轻西药的副作用。现仅就本病的中医治法，谈谈个人临床体会。

1. 宣肺利水法

用于风水相搏证。此证多见于肾病综合征起病之初或治疗过程中再感风邪之时。小儿肺脏娇嫩，藩篱疏薄，易感外邪，若患儿肺卫不固，更易冒受风邪，风遏水阻，肺失通调，则成"风水肿"证。肾病综合征多属于阴水，但此种阳水亦有所见。其肿起于眼睑颜面，小便短少，或有寒热表证未解。《幼科发挥·肿病》云："凡肿自上起者，皆因于风，治在肺，宜发散之，所谓开鬼门者是也。"

宣肺利水法旨在疏风发汗，使水随汗泄，兼具宣上通下之功。主方为麻黄连翘赤小豆汤。麻黄为方中主药，若偏风寒，表实无汗，用生麻黄，取其峻透；有汗或伴咳喘，用炙麻黄，取其缓宣。少数患儿头晕头痛，面赤心烦，血压高者，为风阳上扰之象，麻黄辛温助阳，须少用或不用，如欲取汗，可以浮萍代之。外感风寒未解，咽部不红者，常加防风、防己、苏叶、桂枝疏风散寒；风热侵袭，乳蛾肿痛，在小儿更为常见，宜用金银花、连翘、桔梗、蒲公英、土牛膝、荔枝草等散热清咽；里热炽盛，有汗而热不解，烦躁口渴，配伍石膏，取越婢汤意；咳嗽痰多，气息喘急者，加桑白皮、葶苈子、射干、杏仁、车前子等肃肺化痰，降气行水。

2. 清热利湿法

用于湿热下注证。湿热内蕴，留注膀胱，可见尿频、尿急、尿道口灼热、口黏口苦、口干而不欲饮、小溲黄赤短少、舌苔黄腻等症，如《小儿药证直诀·脉证治法》谓之："肿病：肾热传于膀胱，膀胱热盛。"亦有时值夏令，湿热蕴阻中州者，如《幼科要略·胀》所说："夏季湿热郁蒸，脾胃气弱，水谷之气不运，湿着内蕴为热，渐至浮肿腹胀，小便不利。"肾病综合征之湿热下注证常见于水湿蕴郁化热或并发尿路感染之时。

清利下焦湿热以四妙丸为主方，兼心经热盛，口渴心烦，小溲赤涩，舌尖红者，合导赤散。还可加用荔枝草、半边莲、白花蛇舌草、石韦、车前子、蒲公英等，增强清利之功。暑湿蕴阻中州者，芳化与利湿同用，如藿朴夏苓汤。有些肾功能不全患儿见到湿热浊气内结，中脘痞满，恶心呕吐等证，常取小陷胸汤加竹茹、枳实消痞除满降逆，无泄泻者配调胃承气汤通腑泄浊，有一定效果。

3. 健脾利湿法

用于脾虚水泛证。脾主运化水湿，《幼幼集成·肿满证治》说："夫肿满之证，悉由脾胃之虚也。脾土喜燥而恶湿，因中气素弱，脾虚无火，故水湿得以乘之。"此证多见于肾病综合征初期或者恢复期的患儿。症见面色少华，神疲乏力，纳少便溏，肢体浮肿，小便短少，舌质淡，苔白滑等，治当健脾益气，温阳化湿。

五苓散为健脾利湿主方。若头面四肢悉肿，甚者阴囊亦肿如水泡，配以五皮饮、玉米须、陈葫芦类，则利水消肿更胜。湿为阴邪，非温不化，凡无热象，小便清者，用桂枝、姜皮、黄芪等温通阳气，有助于气行水去。若水湿困遏中焦，脘胀胸闷，泛恶嗳气，舌苔白腻，则用胃苓丸，燥湿、利水并进。肾病综合征恢复期，水肿多不著，以脾虚气弱为主，可以参苓白术散为主方；肺脾气虚，易罹外感者，伍以玉屏风散补气固表。曾有大剂量黄芪、党参消尿蛋白有效之报道，临床使用，可供辨证属脾气虚弱者参考。

4. 温肾利水法

用于肾阳虚衰证。水肿病在肺脾肾三脏，而肾主一身之水，三焦气化皆赖肾阳蒸煦。肾病综合征病程迁延，症见全身肿胀，按之如泥，面㿠神疲，腰酸肢冷，舌淡而润者，为肾阳虚衰，气不化水，如《幼科发挥·肿病》所谓："大肿不消，肾虚不纳水也。"

温肾利水，有《伤寒论》真武汤、《幼科发挥》安肾丸（川乌、桂心、白茯苓、白术、石斛、白蒺藜、巴戟天、苁蓉、故纸、桃仁、萆薢），皆为脾肾两顾之法。若肿胀未去，阴阳俱亏，口干舌红，又须阴阳并补，宜金匮肾气丸治之。附子峻补元阳、益火消阴，为治疗肾病综合征肾阳虚衰证要药。

5. 活血化瘀法

用于血瘀水停证。水病及血，久病入络，瘀血内停，是水肿不消的原因之一。西医学认为肾病综合征存在高凝倾向，应用激素治疗者尤易发生，与中医学的血瘀证相仿。血瘀是导致肾病发病及缠绵难愈的又一重要病理因素。肾病以水肿为主要表现，而水与血、气本不相离，如《金匮要略·水气病脉证并治》："血不利，则为水。"《血证论·阴阳水火气血论》说："水火气血，固是对子，然亦互相维系。故水病则累血……瘀血化水，亦发水肿，是血病而兼水也。"可见水病可致血病，而血瘀亦可导致水肿。水肿可致气滞，而气滞则血瘀；反过来，血瘀又可致气滞，气化不利而加重水肿。可见，血、气、水三者是相互影响的，而血瘀可存在于肾病整个病程之中。概括肾病血瘀的病因病理有：精不化气而化水，水停则气阻，气滞则血瘀；阳气虚衰，无力推动血液运行，血行瘀阻，或气不摄血，血从下溢，离经之血留而不去，或脾肾阳虚，失去温煦之能，日久寒凝血滞，均可导致血瘀；病久不愈，深而入络，致脉络瘀阻；阴虚生火，灼伤血络，血溢脉外，停于脏腑之间而成瘀；阴虚津亏、热盛血耗，使血液浓稠，流行不畅而致瘀；因虚或长期应用激素使卫外不固，易感外邪，外邪入侵，客于经络，使脉络不和、血涩不通，亦可成瘀。可见，形成血瘀的病理环节很多。

有不少报道提出：加用活血化瘀药物，能够改善微循环，增加肾血流量，有助于消除尿蛋白，恢复肾功能。应用指征一般为面色晦暗，肌肤不泽甚至甲错，唇色紫暗，舌边瘀斑者。若无明显瘀血征象，但病程较长者，亦可在主方中酌伍活血化瘀之品以通肾络，有助于提高疗效。

王清任少腹逐瘀汤为温肾去寒，化瘀活血良方，兼下元虚冷者常用之。肾病常用之活血化瘀药物：益母草、马鞭草、泽兰、红花、桃仁、赤芍、牡丹皮、丹参、牛膝等，可结合辨证选加配伍。肾病综合征胆固醇过高者，多从痰瘀阻滞立论，常用药如法半夏、胆南星、瓜蒌、丹参、泽泻、僵蚕、生山楂等。

6. 攻逐利水法

用于浮肿腹胀，形气俱实之证。症见周身浮肿，肚腹膨胀，口渴气粗，小便癃闭，大便秘结等，攻逐水湿从二便而下，即"去菀陈莝"之法。取方如《幼科发挥》商陆胃苓丸、《幼科心法要诀》舟车神佑丸。运用此法，审证必属邪实正盛，"病肿气壮能食者，宜此治之。"（《幼科发挥·肿病》）且常与健脾渗利之品同用，得大便泄、小便利后快，衰肿半而止。或偶用一、二次，作为配治。小儿形气未充，用之不当，元气下陷，反成坏证。

肾病综合征多属阴水虚证，但亦有体气尚盛，或复感外邪，表现实证征象者。临床若辨证准确，运用得当，可以取得良好效果。

7. 滋阴降火法

久用泼尼松、地塞米松等激素，出现阴虚火旺之证，如面圆而赤，头晕，心烦，口干，食欲亢进，手足心热，舌质绛红，脉来弦细而数，血压升高等。出现这种证候，可用中药滋阴降火法补其不足，纠其偏颇。常用知柏地黄丸、二至丸加减出入；风阳上扰，头晕耳鸣者，则用杞菊地黄丸加夏枯草、钩藤、白芍、决明子等；如面赤舌红，烦闹不安，火象较著，还可配以黄芩、龙胆清泄肝火。

8. 益气温阳法

使用免疫抑制剂者，常会出现面色㿠白，形体虚浮，倦怠乏力，舌淡苔薄，血象降低（尤以白细胞下降明显）等气血不足之象。使用激素者，减至半量之后也会见到此种证象。治当益气养血，取归脾丸方，常用药：党参、黄芪、黄精、当归、熟地黄、鸡血藤、茯苓、红枣等。如见到面㿠神疲，形寒肢冷，小便清，大便溏，苔白润等证，为气阳不足，还要增以温阳之品，如炮姜、补骨脂、制附片、淫羊藿等。温阳之品有促进受抑肾上腺皮质功能恢复的功能，激素递减过程中渐增益气温阳之品，有利于激素的撤除和疗效的巩固。

9. 清热解毒法

使用激素及免疫抑制剂者，机体免疫功能低下，易于感染，感染又会使病情反复或加重。应注意患儿的咽部、皮肤、耳部等，发现感染，及时采用清热解毒法先治其标，或标本兼顾，加以控制。外感风热，乳蛾肿痛最为常见，可用银翘散加蒲公英、土牛膝、败酱草等清热利咽；皮肤疮疖，用五味消毒饮合外治药物。表热疏解之后，往往湿热留连下焦，若见小溲黄赤，舌苔黄腻，仿前清热利湿法治之，合并尿频尿痛者，取八正散治疗。

10. 雷公藤治法

以往单纯使用辨证中药治疗肾病综合征，对症状改善有一定作用，消除尿蛋白的效果则欠理想。20世纪80年代以来，雷公藤的临床应用，提高了降低或消除尿蛋白的效果，我们用它与辨证中药配合治疗儿童肾病综合征，并曾使用雷公藤、鸡血藤、甘草组成的肾炎合剂，缓解率明显提高。该药对原发性肾病综合征及过敏性紫癜、红斑狼疮继发肾病，以尿蛋白增高为主者效果良好，对肾炎型肾病效果较差。据报道，该药的药理作用主要通过降低肾小球滤过膜的通透性而减少尿蛋白的漏出，实验研究还提示它具有较强的抗炎、免疫抑制及足细胞保护作用。

　　雷公藤的毒副作用有胃肠道反应、肝肾功能损害、心悸及心电图异常、白细胞下降、皮疹、性腺损害（主要对青春期儿童）等。使用时需注意：①加工时将内、外皮均剥净。②每日剂量生药最大量不超过 15g，如入汤剂，应先煎 1 小时。③注意上述可能出现的毒副作用，一旦发现及时停药。即使没有明显的反应出现，也应定期检查血象（1 次 /1 周）和肝肾功能（1 次 /2 ～ 4 周）等。只要注意到这些方面，雷公藤毒副反应的发生率并不高。应用雷公藤后，一般 3 ～ 14 天尿蛋白下降，转为微量至阴性后，巩固 2 ～ 4 周再减量，疗程需 3 ～ 6 个月，过早停药，易于反复。近年来的研究表明，黄葵胶囊对于消除肾脏病蛋白尿也有着良好的效果。

　　以上水肿治法，前四法为治水常法，活血化瘀、攻逐利水、清热解毒、益气温阳、滋阴降火为配治之法，雷公藤则为现代研究新法。《内经》治水法则，"开鬼门"多用于急性阶段，"去菀陈莝"非治疗常法，只可一时取用，惟"洁净府"为治水正法，使用各种治法时皆常配用，正所谓"治湿不利小便，非其治也"。

第四章

临床总结

一 清肺口服液治疗小儿病毒性肺炎痰热闭肺证 507 例临床研究

病毒性肺炎是小儿肺炎中的常见类型，近 20 多年来我们对中医药治疗小儿病毒性肺炎开展了多项临床和实验研究，证实了中医药治疗的有效性、安全性，并且从细胞、基因、代谢组学等多方面探讨了其疗效机理。本文报道我们以开肺化痰、解毒活血立法，研制清肺口服液，用于治疗小儿病毒性肺炎痰热闭肺证，开展两期多中心随机对照临床研究的结果。

（一）立法组方制剂

根据我们对小儿病毒性肺炎证候学研究的结果，在其常见证候中，以痰热闭肺证最为多见，占我们调查病例总数 480 例的 75%。为此，我们重点开展了中医药治疗小儿病毒性肺炎痰热闭肺证的临床研究。分析本证的病机在于风温邪毒由表入里，热与痰结，壅阻肺络，以致肺气闭郁，宣肃失司。针对其病机，应予开肺宣闭、化痰解毒治疗，因其气闭则血行不畅，血不行则气不通达，故又配伍活血之品。处方以《伤寒论》麻黄杏仁甘草石膏汤合《金匮要略》葶苈大枣泻肺汤为基础，结合临床经验加减，研制成江苏省中医院院内制剂清肺口服液，1997 年获得院内制剂批准文号"宁卫制 1997 第 330 号"。

清肺口服液由蜜炙麻黄、苦杏仁、前胡、石膏、蜜桑白皮、葶苈子、拳参、炒僵蚕、虎杖、丹参组成。方中蜜炙麻黄兼具宣肺、肃肺，止咳平喘之功，仲景在治疗咳喘病多个名方中用为君药；配伍苦杏仁、前胡宣肺止咳，石膏、拳参清宣肺热，炒僵蚕化痰解痉，蜜桑白皮、葶苈子泻肺涤痰平喘，虎杖、丹参解毒活血，组合成方。制为口服液应用。

（二）一期临床试验

一期临床研究 1996 年由江苏省科委"江苏省社会发展计划"立项，在省内 3 个中心进行临床观察。

1. 资料与方法

（1）诊断辨证标准

1）中医诊断标准：符合国家中医药管理局 1994 年发布的《中医病证诊断疗效标准·中医儿科病证诊断疗效标准》内的肺炎喘嗽诊断依据。

2）中医辨证标准：符合国家中医药管理局 1994 年发布的《中医病证诊断疗效标准·中医儿科病证诊断疗效标准》内的肺炎喘嗽痰热闭肺证证候分类标准：壮热烦躁，喉间痰鸣，痰稠色黄，气促喘憋，鼻翼扇动，或见口唇青紫，舌质红，苔黄腻，脉滑数（或指纹紫滞）。

3）西医诊断标准：参照《诸福棠实用儿科学》第 6 版中支气管肺炎临床诊断依据，并且符合：①血常规：白细胞计数可减少、正常或稍增，增高者不高于 $12 \times 10^9/L$。②C 反应蛋白正常或稍增，增高者不高于 25mg/L。③取鼻咽部分泌物，用 APAAP 桥联酶标法，测定脱落细胞中的病毒抗原（呼吸道合胞病毒，腺病毒 3、7，流感 A，流感 B，副流感 1、3，副流感 2），可为阳性。

4）试验病例标准：①纳入病例标准：符合以上诊断辨证标准，年龄在 3 个月至 6 岁，住院治疗者。②排除病例标准（包括不适应证或剔除标准）：合并肺部其他严重原发性疾病者，合并有心、肝、肾和造血系统等严重原发性疾病，精神病患儿。未按规定用药，无法判定疗效或资料不全等影响疗效或安全性判断者。

（2）入选病例资料：以 1∶1 比例计算机产生随机号，分配给常州市中医院儿科、盐城市中医院儿科，每组再按 1∶1 比例随机分配为试验组、对照组；江苏省中医院儿科另作开放试验。3 个中心同时开始和结束试验。

按照以上诊断辨证标准，实际入选病例 147 例：江苏省中医院儿科 60 例，常州市中医院儿科 54 例，盐城市中医院儿科 33 例。另脱落病例 23 例，常州市中医院儿科 1 例，盐城市中医院儿科 22 例，脱落原因均为受试者自动退出。入选病例中试验组 104 例、对照组 43 例。试验组与对照组两组患儿的性别、年龄构成、试验前病程分布、病情分级均无统计学意义（$P > 0.05$）。试验前两组在体温分布、主要临床症状、肺部啰音、血白细胞、鼻咽部分泌物病毒学检测、肺部 X 线摄片等方面，均无统计学意义（$P > 0.05$）。

（3）试验观察方法：试验组每个患儿均口服清肺口服液，4 ～ 12 个月每次 10mL、1^+ ～ 3 岁每次 20mL、3^+ ～ 6 岁每次 30mL，均 1 日 3 次。

对照组用利巴韦林注射液，按 10 ～ 15mg/（kg·d），用 0.9% 氯化钠注射液或 5% 葡萄糖注射液稀释成每 1mL 含 1mg 的溶液后静脉缓慢滴注。

两组在观察期间除上述治疗外，不使用其他抗病毒、抗菌药物。

每个疗程为 1 周，每个患儿观察 2 个疗程。

按主要临床表现列出评分标准（见表 4-1），对每个病例根据临床检查结果，给予评分。

表 4-1　主要临床表现评分标准

临床表现	3 分	2 分	1 分	0 分
发热	≥ 39.5℃	38.5℃ ~39.4℃	37.5℃ ~38.4℃	≤ 37.4℃
咳嗽	频作	时作	偶作	无
咯痰	黄稠量多	色黄量少	小量黏痰	无
气喘	气喘鼻扇	气喘明显	稍有作喘	无
发绀	唇甲发绀，需吸氧	轻度		无
肺部听诊	两肺干湿啰音	一侧肺部湿啰音	干啰音，少许湿啰音	无
舌象	舌红或绛，苔黄少津	舌红苔腻、黄/白	舌尖红，苔薄黄	舌稍红，苔薄白
X 线全胸片	两侧肺部炎性病灶	一侧肺部炎性病灶	肺纹理粗	正常
呼吸道病毒抗原			阳性	阴性

（4）疗效评定标准：根据上述评分标准，在治疗前后分别进行评分。按积分减少 ＝[（治疗前积分－治疗后积分）÷ 治疗前积分]×100％（尼莫地平法）计算：总积分减少，痊愈 ≥ 0.8；显效 ≥ 0.667，＜ 0.8；进步 ≥ 0.333，＜ 0.667；无效 ＜ 0.333。

2. 试验结果

（1）总疗效分析：见表4-2。

表4-2　两组总疗效比较表　　　　　单位：例

组别	例数	痊愈	显效	有效	无效	痊愈率（%）	愈显率（%）	有效率（%）
试验组	104	83	13	6	2	79.8	92.3	98.1
对照组	43	26	7	6	4	60.5	76.7	90.7

Ridit 检验：R1=0.4689，R2=0.5752，u=1.961，$P < 0.05$。

分析：试验组与对照组比较，总疗效有统计学意义，试验组显著优于对照组。

（2）主要临床表现比较：见表4-3、4-4。

表4-3　两组发热病例体温恢复正常时间比较表　　　　　单位：日

组别	例数	体温恢复正常时间（$\overline{X} \pm S$）	t	P
试验组	65	2.62 ± 1.69	2.97	< 0.01
对照组	26	3.69 ± 1.76		

两组比较，发热病例在体温恢复正常时间方面有统计学意义，试验组显著优于对照组。

表4-4　两组咳嗽、气喘、肺部啰音消失情况比较表　　　　　单位：例

消失天数	咳嗽		气喘		肺部啰音	
	试验组	对照组	试验组	对照组	试验组	对照组
	104	**43**	**63**	**33**	**100**	**41**
1d	0	0	19	1	1	0
1^+~3d	2	0	22	11	1	0
3^+~7d	36	17	17	12	67	24
7^+~14d	36	8	2	3	19	4
未消失	30	17	3	6	12	13
$\overline{X} \pm S$	7.43 ± 2.35	6.38 ± 2.43	2.75 ± 1.87	3.85 ± 1.89	6.56 ± 2.50	5.66 ± 1.52

两组比较：在咳嗽消失例数方面，两组无统计学意义（X^2=1.59，$P > 0.05$）；在咳嗽消失病例消失天数方面，两组无统计学意义（t =1.94，$P > 0.05$）。在气喘消失例数方面，试验组优于对照组（X^2=13.91，$P < 0.001$）；在气喘消失病例消失天数方面，试验组优于对照组（t =0.23，$P < 0.05$）。在肺部啰音消失例数方面，试验组优于对照组（X^2=7.74，$P < 0.01$）；肺部啰音消失病例在消失天数方面两组无统计学意义（t =1.84，$P > 0.05$）。肺部 X 线片异常病例治疗后恢复正常情况，两组比较无统计学意义（$P > 0.05$）。

（3）安全性评价：①毒副反应：本次临床试验过程中，104 例患儿服用清肺口服液，在服药期间均未出现毒副反应。②实验室指标观察：试验组在治疗前后分别查血常规、尿常规、大便常规 104 例，肝功能（ALT）、肾功能（UREA）101 例，心电图 104 例，以上各项指标治疗后与治疗前比较均未见明显异常改变。

（三）二期临床研究

二期临床研究 2001 年由"十五"国家科技攻关计划"小儿肺炎中医证治规律研究"立项，在全国 4 个中心进行临床观察。

1. 资料与方法

（1）诊断辨证标准：中医诊断标准、辨证标准、西医诊断标准、试验病例标准同一期临床研究。

（2）入选病例资料：按照以上诊断辨证标准，实际入选病例 360 例。按电脑随机化 2 : 1 分为试验组和对照组。采用中心分层区组随机化方法，为确保各中心试验组和对照组的病例数相同，按中心进行分层，借助 SAS 统计分析系统产生 360 例受试者所接受处理（试验药和对照药）的随机安排，即列出流水号为 001 ～ 360 所对应的治疗分配。江苏省中医院、天津中医学院第一附属医院、湖南中医学院第一附属医院、南京军区南京总医院每一中心分配 90 例相互衔接的连续编号药品。每个单位观察 90 例，试验组 60 例、对照组 30 例。

由牵头单位电脑建立随机密码表，清肺口服液及其安慰剂由江苏省中医院生产，批号 020322，根据随机分配表和盲法原则包装，向各参研单位提供，同时提供随机分配表。

（3）试验观察方法：试验组每个患儿均口服清肺口服液，用法用量同一期临床研究，同时加用不含抗病毒抗菌药物的澄清静滴液（1/3 张），每日 1 次。

对照组均用利巴韦林注射液，用法用量同一期临床研究，同时加用不含药物成分的口服液安慰剂，用法用量同清肺口服液。

10 日为 1 个疗程，观察时间为 1 个疗程。疗程结束时痊愈患儿不少于 1/2 病例停药观察 5 天。

按主要临床表现列出评分标准见表 4-5、4-6。对每个病例根据临床检查结果给予评分。

表 4-5 主症评分标准表

主症	正常 0 分	轻度 2 分	中度 4 分	重度 6 分
发热（口温）	< 37.5℃	37.5～38.4℃	38.5～39.4℃	> 39.4℃
咳嗽	无	时有，单声咳	阵作，每咳数声	频咳，连声咳
咯痰痰鸣	无	时有痰声，少量黏痰	喉中痰鸣，咯痰黄黏	喉中痰吼，黄黏痰多
气促	无	偶有	明显	需吸氧
鼻扇	无	偶有	明显	重，张口抬肩
肺部呼吸音	清晰	粗糙，可闻干啰音	一侧中、细湿啰音	两侧中、细湿啰音
胸片	正常	肺纹理增多紊乱	一侧肺部炎性病灶	两侧肺部炎性病灶

表 4-6 次症评分标准表

次症	正常 0 分	轻度 1 分	重度 2 分
恶寒	无	恶风	恶寒
发绀	无	唇绀	唇指发绀
面色	正常	少华	潮红、淡白
精神	正常	烦躁	神疲乏力
出汗	正常	微汗	汗多湿衣
口渴	无	轻度	干渴多饮

次症	正常 0 分	轻度 1 分	重度 2 分
食欲	正常	纳差	不思进食
恶心呕吐	无	恶心	呕吐
大便	正常	便干	大便稀溏
小便	正常	黄少	
四肢	正常	欠温	
舌质	正常	质红或质淡	
舌苔	正常	薄黄、黄腻或花剥	
指纹（脉象）	正常	指纹淡红、紫滞、浮红、浮紫、淡紫，或脉浮、紧、数、细、滑	
病毒检测	阴性	阳性（1 种）	阳性（≥2 种）

（4）疗效评定标准：参照国家中医药管理局 1994 年发布的《中医病证诊断疗效标准·中医儿科病证诊断疗效标准》内肺炎喘嗽的疗效评定标准和《中医新药临床研究的指导原则》的标准制定如下：

痊愈：症状体征基本消失，主症积分为 0，总积分减少 ≥ 0.8。疗前呼吸道病毒检测阳性者转为阴性。（上述指标中若有 1 项未达标者，评为显效）。

显效：症状体征大多消失，主症积分减少 ≥ 2/3（0.667）。

进步：症状体征减轻，主症积分减少 ≥ 1/3（0.333）但 < 2/3（0.667）。

无效：症状体征无明显变化或加重，主症积分减少 < 1/3（0.333）。

注：积分减少 = [（治疗前积分—治疗后积分）÷ 治疗前积分]×100%（尼莫地平法）

（5）安全性评价标准

1 级：安全，无任何不良反应。

2 级：比较安全，如有不良反应，不需做任何处理可继续给药。

3 级：有安全性问题，有中等程度的不良反应，做处理后可继续给药。

4 级：因不良反应中止试验。

2. 试验结果

（1）统计分析方法：描述性统计分析，定性指标以频数表，百分率或构成比描述；定量指标以均数，标准差，或中位数、下四分位数（Q_1）、上四分位数（Q_3）描述。

两组对比分析，定性资料采用卡方检验，Fisher 精确概率法，Wilcoxon 秩和检验，CMH χ^2 检验。定量资料符合正态分布用 t 检验（组间进行方差齐性检验，以 0.05 作为检验水准，方差不齐时选用 Satterthwaite 方法进行校正的 t 检验），不符合正态分布用 Wilcoxon 秩和检验，Wilcoxon 符号秩和检验。假设检验统一使用双侧检验，给出检验统计量及其对应的 P 值，以 $P \leqslant 0.05$ 作为有统计学意义。

（2）入组病例情况：试验入组 360 例。脱落 14 例（试验组 9 例、对照组 5 例），脱落率 3.89%，脱落原因有依从性差、缺乏疗效、受试者自动退出等。剔除 0 例。符合方案集 346 例，全分析集 350 例，安全集 358 例。

两组在试验前年龄构成、身高、体重、体温、呼吸、静息心率、咳嗽、咯痰痰鸣、气促、鼻扇、肺部湿啰音、肺部 X 线摄片炎性病灶、恶寒、发绀、面色异常、出汗异常、精神异常、口渴、食欲异常、恶心呕吐、大便异常、小便异常、四肢、起病病程、呼吸道病毒分离阳性率等组间对照均无统计学意义（$P > 0.05$）。主症积分、次症积分、总积分治疗前组间对照均无显著性差异（$P > 0.05$）。按试验方案，两组分别有 42、22 例因高热（$> 39℃$）合用了对乙酰氨基酚，但两组合并用药率无统计学意义（$P > 0.05$）。两组受试者治疗依从性良好率均为 100%。

（3）主要观察指标结果分析：对两组阳性症状体征治疗后的消失率进行生存分析，试验组在咳嗽、咯痰痰鸣、气促、鼻扇、肺部湿啰音消失、出汗、食欲异常改变的好转方面均优于对照组，有统计学意义（$P < 0.01$）。试验组在恶寒、发绀、小便异常、四肢异常的好转方面均优于对照组，有统计学意义（$P < 0.05$）。试验组和对照组比较，在发热、面色、精神异常、口渴、恶心呕吐、大便异常改变的好转方面均无统计学意义（$P > 0.05$）。

两组在临床理化检查指标变化方面，试验组肺部 X 线异常病例恢复率明显优于对照组，有统计学意义（$P < 0.05$）。呼吸道病毒检测阳性病例转阴率两组相比无统计学意义（$P > 0.05$）。

（4）两组总疗效分析：两组治疗后与治疗前相比主、次症积分和总积分下降值的组内差异有统计学意义（$P < 0.05$）。两组治疗后与治疗前相比主、次症积分和总积分下降值的组间差异有统计学意义（$P < 0.01$）。

两组综合疗效的比较：符合方案集试验组疗效、痊愈率和痊愈显效率均优于对照组，有统计学意义（$P < 0.001$），见表4-7。全分析集试验组疗效、痊愈率和痊愈显效率均优于对照组，有统计学意义（$P < 0.0001$），见表4-8。

表4-7　两组综合疗效的比较（符合方案集）　　　　　　单位：例

项目		痊愈（%）	显效（%）	进步（%）	无效（%）
试验组	231	119（51.52）	88（38.1）	22（9.52）	2（0.87）
对照组	115	33（28.7）	52（45.22）	27（23.48）	3（2.61）
两组疗效比较	Z	4.6297			
	P	< 0.0001			
两组痊愈率比较	P	< 0.0001			
两组痊愈显效率比较	P	< 0.0002			

表4-8　两组综合疗效的比较（全分析集）　　　　　　单位：例

项目		痊愈（%）	显效（%）	进步（%）	无效（%）
试验组	233	119（51.07）	88（37.77）	22（9.44）	4（1.72）
对照组	117	33（28.21）	52（44.44）	27（23.08）	5（4.27）
两组疗效比较	Z	4.6297			
	P	< 0.0001			
两组痊愈率比较	P	< 0.0001			
两组痊愈显效率比较	P	< 0.0002			

两组痊愈受试者随访情况，复发率均为0。

（5）两组安全性指标及不良事件分析：两组治疗前后血常规、尿常规、大便常规、肝肾功能、心电图检查均未见有临床意义的变化。两组临床不良事件均为0。两组全部病例安全性评价均为1级。

（四）讨论

小儿肺炎是儿科常见病，世界卫生组织将该病列为全球 3 种重要的儿科疾病之一，我国将小儿肺炎作为儿科重点防治的 4 种疾病之一。病毒性肺炎是小儿肺炎的常见类型。中医药治疗小儿病毒性肺炎已有不少文献报道，疗效肯定。笔者经过长期临床观察研究，认为小儿病毒性肺炎的病因，内因为正气虚弱、卫外不固，外因为外感风热邪毒。痰热壅阻、肺气闭郁是本病的主要病机。因此，其主要治法应为清化痰热、宣肺开闭，同时根据本病病因风热邪毒及在病程中多兼有瘀血征象，佐以解毒活血之法。

为了研究小儿病毒性肺炎的临床特点和中医学辨证论治规律，笔者进行了临床研究分析。研究结果，小儿病毒性肺炎的病原依次为呼吸道合胞病毒（RSV），流感病毒 B，流感病毒 A，腺病毒 3、7，副流感病毒 1、3，副流感病毒 2。中医学病因属于外感风温邪毒。据其主要临床表现，病机多属痰热闭肺，证候分类依次为痰热闭肺证、风热郁肺证、肺脾气虚证、阴虚肺热证、风寒郁肺证，其中痰热闭肺证占75%，是住院患儿中最为常见的证型。

笔者针对本病病机特点选药组方，经制剂研究，研制成清肺口服液。一期用清肺口服液治疗小儿病毒性肺炎痰热闭肺证 104 例，同时用利巴韦林注射液治疗 43 例作为对照组，进行临床对照试验。结果表明，试验组疗效显著优于对照组（$P < 0.05$）。试验组在体温恢复正常时间、气喘消失例数和消失时间、肺部啰音消失例数方面均明显优于对照组。临床及实验观察初步显示清肺口服液无明显毒副作用，是有效安全的中药制剂。继而二期由全国 4 个协作单位共同完成了 360 例清肺口服液与利巴韦林注射液的随机对照试验，采用了更严密的临床研究设计，符合方案集与全分析集的统计分析结果，均表明试验组疗效显著优于对照组（$P < 0.001$）。主要研究成果写入了《中医儿科常见病诊疗指南·肺炎喘嗽》。

本文两期 507 例临床研究结果表明：开肺化痰、解毒活血是小儿病毒性肺炎痰热闭肺证的有效治疗方法，清肺口服液是一种治疗小儿病毒性肺炎痰热闭肺证的有效而安全的药物。

二　基于证候动态变化的病毒性肺炎疗效评价方法研究

中医药治疗病毒性肺炎具有优势，已为大量临床研究资料证实。建立一种更能体现中医药辨证治疗优势的疗效评价方法，是关系到中医药治疗本病优化治疗方案筛选的关键措施。我们在承担的 2004 年"十五"国家科技攻关计划项目"中医药治疗病毒性肺炎疗效评价方法研究"中，通过临床研究，对病毒性肺炎的常见证候进行了动态分析，形成了基于证候动态变化的新的能彰显中医药治疗特色的疾病疗效评价方法。

（一）临床研究方法

1. 一般资料

本次临床研究在五个中心进行：01 天津中医药大学第一附属医院，02 首都医科大学附属北京儿童医院，03 南京中医药大学附属医院，04 广东省中医院，05 河南中医学院第一附属医院。以鼻咽部分泌物呼吸道合胞病毒（RSV）免疫荧光法检测阳性的肺炎住院患儿为研究对象。共入组符合方案集 297 例，区组随机分配为中药试验组 148 例、西药对照组 149 例。观察疗程为 10 天。

2. 基本治疗方法

试验组用清开灵注射液，3 月～1 岁 10mL、1^+～3 岁 15mL，加入 10% 葡萄糖注射液中静滴，1 日 1 次。口服药物分证治疗：痰热闭肺证用儿童清肺口服液，每次 10mL，1 日 3 次；风热郁肺证用小儿咳喘灵口服液，3 月～2 岁每次 5mL、2^+～3 岁每次 7.5mL，1 日 3 次。

对照组用利巴韦林注射液，10mg/kg·d，加入 10% 葡萄糖注射液中静滴，1 日 2 次分用。同时口服复方愈创木酚磺酸钾口服液，3～6 月每次 2.5mL、6 月$^+$～3 岁每次 5mL，1 日 3 次。

（二）临床研究结果

在文献研究和专家问卷调查基础上，确定本病证候研究主要指标为气促、咳嗽、痰壅、发热，恶寒、发绀、面色、精神异常、口渴、食欲食量异常、恶心呕吐、出汗、舌象、脉率。就各项证候疗效作生存分析。见表4-9、4-10、4-11、4-12、4-13、4-14、4-15、4-16、4-17、4-18、4-19、4-20、4-21、4-22。

1. 气促

表4-9　气促病例生存分析　　　　　　单位：例

组别	例数	第1天	第2天	第3天	第4天	第5天	第6天	第7天	第8天	第9天	第10天
试验组	125	13	31	50	73	91	100	106	114	114	114
%	100.00	10.40	24.80	40.00	58.40	72.80	80.00	84.80	91.20	91.20	91.20
对照组	117	9	25	38	51	68	78	89	107	107	107
%	100.00	7.69	21.37	32.48	43.59	58.12	66.67	76.07	91.45	91.45	91.45

分析：log-Rank χ^2=3.0642，P=0.0800。两组患儿气促消失时间差异无统计学意义。

2. 咳嗽

表4-10　咳嗽病例生存分析　　　　　　单位：例

组别	例数	第1天	第2天	第3天	第4天	第5天	第6天	第7天	第8天	第9天	第10天
试验组	148	0	0	1	2	5	9	23	37	60	87
%	100.00	0.00	0.00	0.68	1.35	3.38	6.08	15.54	25.00	40.54	58.78
对照组	149	0	0	0	1	6	8	15	24	41	58
%	100.00	0.00	0.00	0.00	0.67	4.03	5.37	10.07	16.11	27.52	38.93

分析：log-Rank χ^2=10.9365，P=0.0009。两组患儿咳嗽消失时间差异有高度统计学意义，试验组起效时间显著早于对照组。

3. 痰壅

表 4-11　痰壅病例生存分析　　　　单位：例

组别	例数	第1天	第2天	第3天	第4天	第5天	第6天	第7天	第8天	第9天	第10天
试验组	148	0	1	5	8	18	33	52	76	95	95
%	100.00	0.00	0.68	3.38	5.41	12.16	22.30	35.14	51.35	64.19	64.19
对照组	148	0	0	3	5	15	25	37	48	72	72
%	100.00	0.00	0.00	2.03	3.38	10.14	16.89	25.00	32.43	48.65	48.65

分析：log-Rank χ^2=8.2144，P=0.0042。两组患儿痰壅消失时间差异有高度统计学意义，试验组起效时间显著早于对照组。

4. 发热

表 4-12　发热病例生存分析　　　　单位：例

组别	例数	第1天	第2天	第3天	第4天	第5天	第6天	第7天	第8天	第9天	第10天
试验组	102	39	63	74	86	92	94	96	100	100	100
%	100.00	38.24	61.76	72.55	84.31	90.20	92.16	94.12	98.04	98.04	98.04
对照组	91	18	35	51	64	72	78	82	85	85	85
%	100.00	19.78	38.46	56.04	70.33	79.12	85.71	90.11	93.41	93.41	93.41

分析：log-Rank χ^2=8.5963，P=0.0034。两组发热患儿体温恢复正常时间差异有高度统计学意义，试验组起效时间显著早于对照组。

5. 恶寒

表 4-13　恶寒病例生存分析　　　　单位：例

组别	例数	第1天	第2天	第3天	第4天	第5天	第6天	第7天	第8天	第9天	第10天
试验组	24	8	16	20	23	23	23	23	24	24	24
%	100.00	33.33	66.67	83.33	95.83	95.83	95.83	95.83	100.00	100.00	100.00
对照组	23	12	20	23	23	23	23	23	23	23	23
%	100.00	52.17	86.96	100.00	100.00	100.00	100.00	100.00	100.00	100.00	100.00

分析：log-Rank χ^2=4.4695，P=0.0345。两组患儿恶寒消失时间差异有统计学意义，对照组起效时间显著早于试验组。

6. 发绀

表 4-14　发绀病例生存分析　　　　　单位：例

组别	例数	第1天	第2天	第3天	第4天	第5天	第6天	第7天	第8天	第9天	第10天
试验组	54	20	48	52	52	54	54	54	54	54	54
%	100.00	37.04	88.89	96.30	96.30	100.00	100.00	100.00	100.00	100.00	100.00
对照组	48	10	35	40	44	47	48	48	48	48	48
%	100.00	20.83	72.92	83.33	91.67	97.92	100.00	100.00	100.00	100.00	100.00

分析：log-Rank χ^2=5.7161，P=0.0168。两组患儿发绀消失时间差异有统计学意义，试验组起效时间显著早于对照组。

7. 面色

表 4-15　面色异常病例生存分析　　　　　单位：例

组别	例数	第1天	第2天	第3天	第4天	第5天	第6天	第7天	第8天	第9天	第10天
试验组	91	12	22	34	48	60	69	77	83	89	89
%	100.00	13.19	24.18	37.36	52.75	65.93	75.82	84.62	91.21	97.80	97.80
对照组	81	5	18	28	35	40	46	48	52	56	56
%	100.00	6.17	22.22	34.57	43.21	49.38	56.79	59.26	64.20	69.14	69.14

分析：log-Rank χ^2=17.0249，$P < 0.0001$。两组患儿面色异常恢复正常时间差异有统计学意义，试验组起效时间显著早于对照组。

8. 精神异常

表 4-16　精神异常病例生存分析　　　　　单位：例

组别	例数	第1天	第2天	第3天	第4天	第5天	第6天	第7天	第8天	第9天	第10天
试验组	106	14	28	29	30	30	31	32	32	32	32
%	100.00	13.21	26.42	27.36	28.30	28.30	29.25	30.19	30.19	30.19	30.19
对照组	84	9	17	19	20	20	20	21	21	21	21
%	100.00	10.71	20.24	22.62	23.81	23.81	23.81	25.00	25.00	25.00	25.00

分析：log-Rank χ^2=0.6343，P=0.4258。两组患儿精神异常恢复正常时间差异无统计学意义。

9. 口渴

表 4-17　口渴病例生存分析　　　　单位：例

组别	例数	第1天	第2天	第3天	第4天	第5天	第6天	第7天	第8天	第9天	第10天
试验组	76	14	47	60	72	75	76	76	76	76	76
%	100.00	18.42	61.84	78.95	94.72	98.68	100.00	100.00	100.00	100.00	100.00
对照组	78	11	32	49	64	71	75	77	77	78	78
%	100.00	14.10	41.03	62.82	82.05	91.03	96.15	98.72	98.72	100.00	100.00

分析：log-Rank χ^2=7.9883，P=0.0047。两组患儿口渴消失时间差异有统计学意义，试验组起效时间显著早于对照组。

10. 食欲食量

表 4-18　食欲食量病例生存分析　　　　单位：例

组别	例数	第1天	第2天	第3天	第4天	第5天	第6天	第7天	第8天	第9天	第10天
试验组	121	6	17	32	47	68	79	88	99	107	107
%	100.00	4.96	14.05	26.45	38.84	56.20	65.29	72.73	81.82	88.43	88.43
对照组	125	3	17	33	49	63	72	82	86	94	94
%	100.00	2.40	13.60	26.40	39.20	50.40	57.60	65.60	68.80	75.20	75.20

分析：log-Rank χ^2=3.9787，P=0.0461。两组患儿食欲食量下降恢复正常时间差异有统计学意义，试验组起效时间显著早于对照组。

11. 恶心呕吐

表 4-19　恶心呕吐病例生存分析　　　　单位：例

组别	例数	第1天	第2天	第3天	第4天	第5天	第6天	第7天	第8天	第9天	第10天
试验组	35	15	29	30	33	34	34	34	35	35	35
%	100.00	42.86	82.86	85.71	94.29	97.14	97.14	97.14	100.00	100.00	100.00
对照组	27	14	19	23	24	24	25	26	26	27	27
%	100.00	51.85	70.37	85.19	88.89	88.89	92.59	96.30	96.30	100.00	100.00

分析：log-Rank χ^2=0.1951，P=0.6587。两组患儿恶心呕吐消失时间差异无统计学意义。

12. 汗出

表 4-20 汗出病例生存分析　　　　　　　　　　　　　单位：例

组别	例数	第1天	第2天	第3天	第4天	第5天	第6天	第7天	第8天	第9天	第10天
试验组	67	16	24	29	33	39	42	50	61	66	67
%	100.00	23.88	35.82	43.28	49.25	58.21	62.69	74.63	91.04	98.51	100.00
对照组	37	27	22	19	22	22	23	24	27	34	37
%	100.00	27.03	40.54	51.35	59.84	59.84	62.16	64.86	72.97	91.89	100.00

分析：log-Rank χ^2=1.5721，P=0.2099。两组患儿汗出恢复正常时间差异无统计学意义。

13. 舌象

表 4-21 舌象异常病例生存分析　　　　　　　　　　　单位：例

组别	例数	第1天	第2天	第3天	第4天	第5天	第6天	第7天	第8天	第9天	第10天
试验组	141	2	7	14	23	41	61	91	109	122	122
%	100.00	1.42	4.96	9.93	16.31	29.08	43.26	64.54	77.30	86.52	86.52
对照组	138	1	5	11	20	30	37	54	73	93	93
%	100.00	7.25	3.62	7.97	14.49	21.74	26.81	39.13	52.90	67.39	67.39

分析：log-Rank χ^2=18.5853，P= < 0.0001。两组患儿舌象恢复正常时间差异有高度统计学意义，试验组起效时间显著早于对照组。

14. 脉率

表 4-22 脉率异常疗效生存分析　　　　　　　　　　　单位：例

组别	例数	第1天	第2天	第3天	第4天	第5天	第6天	第7天	第8天	第9天	第10天
试验组	100.00	22	28	33	43	55	72	80	86	86	86
%	100.00	22.00	28.000	33.00	43.00	55.00	72.00	80.00	86.00	86.00	86.00
对照组	95	11	20	27	35	46	53	59	68	68	68
%	100.00	11.58	21.05	28.42	36.84	48.42	55.79	62.11	71.58	71.58	71.58

分析：log-Rank χ^2=5.7002，P=0.0170。两组患儿脉率恢复正常时间差异有统计学意义，试验组起效时间显著早于对照组。

（三）基于证候动态变化的疾病疗效评价方法

对本项研究中以上证候评价指标生存分析结果进行分析，虽然有的指标的结局相似，但其起效时间却不同，如果只在疗程结束后进行证候评价，则不能客观反映出治疗效果的动态变化。例如发热的消退情况，虽然第七天起两组消失率相近，两组间比较无显著性差异，但试验组在前六天尤其是前三天的效应却显著早于对照组。说明对证候疗效的评价不应仅在疗程结束后进行，应动态观察其变化，才能更客观反映治疗方案的疗效。为此，我们对评价病毒性肺炎的主要证候指标进行了动态分析，按起效时间的不同分级和评分，形成了基于证候动态变化的新的疗效评价方法。

1. 基于起效时间的证候变化评分方法

气促（正常每分钟呼吸次数：3月～1岁40～30次；1^+～3岁30～25次；3^+～7岁25～20次；7^+～14岁20～18次）：9分，≤2天呼吸平稳，呼吸频率在正常值范围内；6分，3～4天呼吸平稳，呼吸频率在正常值范围内；3分，5～8天呼吸平稳，呼吸频率在正常值范围内；0分，8天后呼吸平稳，呼吸频率在正常值范围内。

咳嗽：6分，≤6天消失；4分，7～8天消失；2分，9～10天消失；0分，10天仍未消失。

痰壅：6分，≤4天消失；4分，5～7天消失；2分，8～9天消失；0分，9天仍未消失。

发热（正常值肛温＜37.8℃）：6分，≤1天恢复正常；4分，2～3天恢复正常；2分，4～5天恢复正常；0分，5天仍未恢复正常。

恶寒（恶风，恶寒，见风蜷缩，蜷缩母怀等）：2分，≤1天消失；1分，2～3天消失；0分，3天仍未消失。

发绀（唇绀，指绀，全身发绀，血氧饱和度≤90%）：2分，≤1天消失；1分，2天消失；0分，2天仍未消失。

面色（潮红，颧红，灰白等）：2分，≤3天正常；1分，4～6天正常；0分，6

天仍未正常。

精神（烦闹不安，烦躁不宁，神疲乏力，精神萎靡）：2分，≤3天正常；1分，4～6天正常；0分，6天仍未正常。

口渴（唇舌少津、无津，口干欲饮，干渴多饮）：2分，≤1天正常；1分，2～3天正常；0分，3天仍未正常。

食欲食量（食量减少，食欲下降，不思饮食）：2分，≤3天正常；1分，4～7天正常；0分，7天仍未正常。

恶心呕吐（恶心，呛奶，呕吐）：2分，≤1天正常；1分，2～3天正常；0分，3天仍未正常。

出汗（无汗，多汗）:2分，≤2天正常;1分，3～6天正常;0分，6天仍未正常。

舌象（舌质红、紫、绛，舌苔黄、灰、腻）：2分，≤5天正常；1分，6～8天正常；0分，8天仍未正常。

脉率（正常值＜每分钟＞：3月～1岁130～110次；1⁺～3岁120～100次）：2分，≤3天正常；1分，4⁺～6天正常；0分，6天仍未正常。

2. 基于证候起效时间的疗效分级评价方法

根据14项证候指标的得分计算总积分，按总积分值评价等级：1级，37～47分；2级，25～36分；3级，13～24分；4级，0～12分。

（四）基于证候动态变化的病毒性肺炎疗效评价方法应用

根据以上基于证候动态变化的疗效分级评价方法，对于本次研究中得到的临床资料作出证候疗效评价，并与以主症动态变化为依据的疗效评价作相关性比较。

1. 基于证候动态变化的疾病疗效评价（表4-23）

表4-23　基于证候动态变化的分组疗效评价　　　单位：例

组别	合计	1级	2级	3级	4级	统计量 P
试验组	148	38	65	43	2	$\chi^2 CMH = 8.2963$
对照组	149	23	70	38	18	$P = 0.004$

分析：对本次研究结果按基于证候动态变化的疗效评价方法做出临床疗效评价，

试验组与对照组的差别有统计学意义（$P < 0.01$），试验组疗效显著优于对照组。

2. 基于证候动态变化和基于终点积分减少两种疗效评价方法的比较（表4-24）

表 4-24　基于证候动态变化和基于终点积分减少两种评价方法的相关性比较

单位：例

基于证候动态变化疗效评价	基于终点积分减少疗效评价				合计
	痊　愈	显　效	进　步	无　效	
1　级	50	9	2	0	61
2　级	64	42	27	2	135
3　级	13	43	22	3	81
4　级	0	7	13	0	20
合计	127	101	64	5	297

分析：对基于证候动态变化为依据的疗效评价与基于终点积分减少为依据的疗效评价结果进行肯德尔相关分析，Kendall 相关系数为 0.444，$P < 0.001$，说明两者存在正相关关系。

（五）总结

本项目通过临床研究表明，中医、西医两种治疗方案治疗小儿 RSV 肺炎，咳嗽、痰壅、发热、发绀、面色、口渴、食欲食量异常恢复、舌象、脉率 9 项证候的起效时间中药组均早于西药组；气促、精神异常、恶心呕吐、出汗 4 项指标的起效时间两组相似；只有恶寒 1 项证候的起效时间西药组早于中药组。以证候起效时间为依据进行动态分析，提出了基于证候起效时间的病毒性肺炎疗效评价方法。这一评价方法与基于终点积分减少疗效评价方法的评价结果存在正相关关系。基于证候起效时间的病毒性肺炎疗效评价方法，客观反映出了治疗干预后证候的动态变化，这样更能从中医学辨证论治的角度评价中医药治疗病毒性肺炎的疗效，反映出不同治疗方案干预后证候疗效的改善时效，为中医药治疗病毒性肺炎的方案筛选提供了一种新的更为可靠的疗效评价方法。

三 小儿呼吸道合胞病毒性肺炎 297 例 中西医治疗方案成本 - 效果分析

在我们承担完成的"十五"国家科技攻关计划课题"中医药疗效评价方法研究·中医药治疗病毒性肺炎疗效评价方法研究"中，我们在临床研究、疗效评价方法研究的同时，作了临床经济学研究。本文所研究病例来自五个研究中心完成的 297 例研究病例，另课题非研究病例 275 例，共 572 例呼吸道合胞病毒（RSV）性肺炎患儿的数据资料分析。采用了临床经济学研究中最常用的成本 - 效果分析方法进行了研究。

（一）资料与方法

1. 研究背景

本研究为我们承担的"十五"国家科技攻关计划课题"中医药治疗病毒性肺炎疗效评价方法研究"中的一部分。由课题承担单位南京中医药大学牵头，天津中医药大学第一附属医院（01）、首都医科大学附属北京儿童医院（02）、南京中医药大学附属医院（03）、广东省中医院（04）、河南中医学院第一附属医院（05）五个研究中心共同参与完成，本文涉及研究资料均来自于上述参加单位。

2. 病例选择及基线比较

研究病例来源于 2005 年 1 月至 2007 年 2 月上述五个研究中心 3 个月～3 岁的住院患儿，初筛病例符合中医"肺炎喘嗽"和西医"病毒性肺炎"诊断的共 583 例，均做鼻咽部分泌物免疫荧光法检测 RSV，确诊为呼吸道合胞病毒性肺炎而被纳入"十五"攻关课题的试验病例共 309 例。因脱落 8 例，剔除 4 例，本文研究病例为符合方案集 297 例，试验组 148 例、对照组 149 例。两组人口学资料比较在 3 个月～1

岁和 1^+ 岁～3 岁两个年龄分段、性别上 X^2 检验差异无统计学意义（$P > 0.05$），两组在身高、体重分布上，t 检验差异无统计学意义（$P > 0.05$），均具有可比性。两组在起病病程及肺炎病程上差异无统计学意义（$P > 0.05$），疗前病情分度上差异却有统计学意义（$P < 0.05$），最后统计发现是痰热闭肺证中试验组病情更重，并影响了总病情的分布。

3. 治疗方案

将入选患儿按中医辨证分为痰热闭肺和风热郁肺两种证型后，按随机密码表分为试验组（中药组）和对照组（西药组）。试验组药物选用：清开灵注射液（北京中医药大学药厂生产）10～15mL，iv，qd，7.0 元 /10mL；痰热闭肺证加用儿童清肺口服液（北京同仁堂股份有限公司同仁堂制药厂生产）10mL，po，tid，1.3元 /10mL；风热郁肺证加用小儿咳喘灵口服液（广州星群药业股份有限公司药厂生产）5～7.5mL，po，tid，2.1 元 /10mL。对照组药物选用：利巴韦林注射液（华北制药集团制剂有限公司生产）10mg/kg，iv，qd，0.18 元 /100mg；复方愈创木酚磺酸钾口服液（又名伤风止咳糖浆，安徽精方药业股份有限公司生产）2.5～5mL，po，tid，2.8 元 /100mL。试验疗程为 10 天。以上试验药物均为国药准字号药品。规定检查为血常规、尿常规、大便常规、鼻咽部分泌物免疫荧光法 RSV 检测、X 线全胸片、心电图、肝肾功能（ALT，Scr）检查。必要时可作其他相关检查。

4. 疗效评价标准及效果确定

本课题临床研究时采用了依据主症变化积分的分级评价方法，评价内容为：痊愈：呼吸恢复正常（每分钟呼吸次数在正常值范围），肺部听诊啰音消失，X 线检查肺部炎症阴影吸收，呼吸道病毒学检测阴性，主症积分减少 ≥ 90%。显效：呼吸恢复正常（每分钟呼吸次数在正常值范围），肺部听诊啰音消失，X 线检查肺部炎症阴影基本吸收（两肺野无小点片状模糊阴影），呼吸道病毒检测阴性，主症积分减少 < 90%、≥ 67%。进步：患儿呼吸基本恢复正常（每分钟呼吸次数不超过相应年龄正常值上限 10 次），肺部听诊啰音减少，X 线检查肺部阴影部分吸收，呼吸道病毒检测阴性，主症积分减少 < 67%、≥ 33%。无效：症状体征无明显变化或加重，主症积分减少 < 33%。注：主症积分减少 =（治疗前积分—治疗后积分）÷ 治疗前积分 × 100%。

本课题研究选取痊愈显效率作为效果单位，参与最终成本－效果分析。

5. 医疗成本的测算

呼吸道合胞病毒性肺炎课题研究过程中由于研究对象多为婴幼儿，对间接成本、隐性成本未做测算，只测算直接医疗成本。以患儿的医疗费用替代成本。本课题每例患儿直接医疗成本＝药费＋检查费＋治疗费＋输氧费＋床位费＋其他。治疗费含护理费、注射费、雾化吸入及其他相关治疗费用；其他：指用于治疗不良反应等的费用。其中每例患儿的药费和检查费分为方案内与方案外，若一患儿用药与检查均在课题规定的"临床治疗方案"内，所获得的直接医疗成本为方案内成本，方案外指"临床治疗方案"以外的用药和检查种类，每例患儿的医疗总成本＝方案内成本＋方案外费用。分别以方案内成本和总成本进行成本－效果分析。所有费用均按2005年1月至2007年2月各研究单位所在地规定价格计算。

6. 统计分析方法

描述性统计分析，定性指标以频数表，百分率或构成比描述，用X^2检验、秩和检验；对定量指标先进行描述统计，后采用配对t检验检验组内前后差异；采用成组t检验对前后差值进行组间比较。假设检验统一使用双侧检验，以$P \leqslant 0.05$作为有统计学意义。采用SAS9.1软件、SPSS11.5统计软件统计。

（一）研究结果

1. 两组合并症发生率比较

试验组和对照组细菌感染、热性惊厥、腹泻、心肌损害、心力衰竭和鹅口疮等合并症发生率比较差异有统计学意义（$P < 0.05$），见表4-25；痰热闭肺证两组合并症发生率比较也有统计学意义（$P < 0.05$），均表明试验组合并症的发生率低于对照组。

表 4-25 两组合并症发生率比较 单位：例

组别	例数	无合并症	有合并症
试验组	148	105（70.95）	43（29.05）
对照组	149	88（59.06）	61（40.94）
$\chi 2$		5.1413	
P		< 0.05	

2. 医疗成本

各中心直接医疗成本人平均构成（见表 4-26）

表 4-26 5 中心人均直接医疗成本构成 单位：元

中心	例数	平均成本	床位费	药费（内）	药费（外）	治疗费	检查费（内）	检查费（外）	输氧费	其他
01	43	1641.86	389.66	410.22	63.29	488.41	290.40	0.58	0.06	0.00
02	114	6117.64	253.96	2171.16	16.37	1426.00	494.90	1300.31	224.55	400.39
03	67	1435.35	244.03	397.29	86.90	286.83	337.99	27.81	6.95	95.07
04	34	2695.11	424.24	524.28	7.82	1111.00	194.71	221.50	57.22	134.60
05	39	1557.36	301.62	275.04	255.32	247.42	307.14	68.05	6.46	84.97

注：（内）：方案内；（外）：方案外。

3. 两组治疗效果及成本—效果比（Cost/effectiveness，C/E）

总研究病例试验组与对照组的综合疗效在控制了多中心混杂因素的影响后，在痊愈率、显效率、愈显率、进步率和无效率各级别间差异有统计学意义（$P < 0.05$），试验组优于对照组（表 4-27）。痰热闭肺证两组治疗效果，各级别间有显著性差异（$P < 0.05$），试验组优于对照组（表 4-28）。痊愈显效率成本 - 效果比显示研究病例试验组和痰热闭肺证试验组的平均成本 - 效果比（C/E）、方案内平均成本 - 效果比（C_0/E）均低于对照组（表 4-28）；对照方案成本高，效果也低于试验方案，试验方案为优选方案，这里不需采用 △C/ △E 分析。风热郁肺证组因样本数较少，未单独做试验组、对照组对照分析。

表4-27　总研究病例两组综合疗效及成本－效果比

组别	例数	成本（元）		临床疗效（%）					愈显率成本/效果比	
		平均成本（C）	方案内平均成本（C₀）	痊愈	显效	进步	无效	愈显率（E）	C/E	C₀/E
试验组	148	3424.05	2062.63	54.05	36.49	9.46	0.00	90.54	3781.81	2278.14
对照组	149	3716.64	2253.48	45.64	36.24	17.45	0.67	81.88	4539.13	2752.17
χ^2								2.2655		
P								< 0.05		

表4-28　痰热闭肺证两组疗效及成本－效果比

组别	例数	成本（元）		临床疗效（%）					愈显率成本/效果比	
		平均成本（C）	方案内平均成本（C₀）	痊愈	显效	进步	无效	愈显率（E）	C/E	C₀/E
试验组	108	3546.73	2157.49	55.56	33.33	11.11	0.00	88.89	3990.02	2427.15
对照组	98	4003.72	2393.71	41.84	38.78	18.37	1.02	80.62	4966.16	2969.13
χ^2								4.4527		
P								< 0.05		

4. 敏感度分析（Sensitivity analysis）

敏感度分析是评价在一定范围内改变假设的估计值是否会影响到结果或结论的稳定性的一种方法。参与敏感度分析的变量应是多方面的，假设药费下降10%，检查费增加5%，愈显率降低5%，重新计算成本－效果比，试验组成本－效果比仍低于对照组。证明本研究成本－效果比的结果具有一定的稳定性。见表4-29、4-30。

表4-29　总研究病例两组敏感度分析

组别	例数	平均成本（元）（C）	方案内平均成本（元）（C₀）	愈显率（%）（E）	成本/效果比	
					C/E	C₀/E
试验组	148	3335.48	2012.49	86.01	3878.01	2339.83
对照组	149	3545.67	2204.13	77.79	4558.00	2833.44

表 4-30 痰热闭肺证两组敏感度分析

组别	例数	平均成本（元）（C）	方案内平均成本（元）（C_0）	愈显率（%）（E）	成本－效果比	
					C/E	C_0/E
试验组	108	3399.90	2077.66	84.45	4025.93	2460.22
对照组	98	3830.76	2279.05	76.59	5001.65	2975.65

（三）讨论

本项研究是对中西医两种治疗方案临床随机对照试验后的效果和成本进行比较，是一项完整的临床经济学分析试验。研究目的是为了比较中医药、西医药治疗小儿呼吸道合胞病毒性肺炎的卫生经济学优势，研究时仅采用了与患儿治疗相关的直接医疗成本，因此是从患者角度进行的经济学评价。

卫生经济学评价过程中发现总研究病例试验组和对照组平均成本或是方案内平均成本差别无显著性，分析其中原因，假设两组均无合并症用药及检查，按照试验方案用药及检查（见（一）3.），结果应是试验组成本高于对照组。但是，实际上两组均有合并症治疗，研究发现试验组合并症发生率低于对照组并有统计学意义（表4-25），因此可以认为试验组控制合并症疗效占优，这与试验组使用的中药均有不同程度的抗炎、抗病毒、退热、化痰、平喘等作用，而对照组利巴韦林仅是一种广谱抗病毒药物、因合并症发生率较高而加用抗生素等治疗有关，结果是试验组成本与对照组成本比较无显著差别或是更低，这就体现了试验组治疗的优势。本课题的另一研究发现是痰热闭肺证内试验组有良好的经济效果。痰热闭肺证疗前试验组病情重于对照组继而影响到总病情基线分布不平，而疗效评价痰热闭肺证试验组优于对照组，试验组成本更低，成本－效果比试验组也具有经济效果优势。说明本课题中痰热闭肺证试验组治疗方案疗效最好，相比西药组卫生经济学意义更大，也说明清开灵注射液＋儿童清肺口服液是痰热闭肺证的有效治疗方案。本研究病例来自5个中心的患儿，对总体样本有一定的代表性，故此方案值得推广。本课题为大样本、多中心研究，各中心医疗收费、药品价格存在差异，比如表5中02中心人均成本为6117.64元，大大高出其他4个中心的人均成本，这也会对两组的经济学评价产生负面影响。

四 儿童哮喘 100 例临床调查及疗效评价

我们在数十年临床实践的基础上，提出"肺脾肾不足，风痰内伏"是小儿哮喘的基本病机。总结近两年门诊所积累的哮喘病案，分析其发病相关因素，对哮喘发作期、迁延期、缓解期的临床资料进行分析，观察其有效性及安全性，总结于下。

（一）临床资料选择

总结病例来源于 2017 年 1 月至 2018 年 10 月间江苏省中医院名医堂门诊哮喘患儿，共 100 例。

1. 诊断标准

（1）西医支气管哮喘诊断标准：参照 2017 年版 GINA 方案和中华医学会儿科学分会呼吸学组修订的《儿童支气管哮喘诊断与防治指南（2016 年版）》支气管哮喘诊断标准：

1）喘息呈反复发作者（次数＞3 次），多与接触变应原、冷空气、物理或化学性刺激、呼吸道感染以及运动等有关，常在夜间和（或）清晨发作或加剧。

2）发作时双肺闻及以呼气相为主的哮鸣音，呼气相延长。

3）支气管舒张剂有明显疗效。

4）除外其他引起喘息、胸闷和咳嗽的疾病。

5）临床表现不典型者（无明显喘息或哮鸣音），应至少具备以下 1 项：①支气管激发试验或运动激发试验阳性。②证实存在可逆性气流受限：a. 支气管舒张试验阳性：吸入 β2 受体激动剂后 15 分钟第一秒用力呼气量（FEV1）增加 ≥ 12%；或 b. 抗哮喘治疗有效：使用支气管舒张剂和口服（或吸入）糖皮质激素治疗 1～2 周后，FEV1 增加 ≥ 12%。③最大呼气量（PEF）每日变异率（连续监测 1～2 周）

≥ 20%。

（2）中医哮喘疾病诊断标准：按照国家中医药管理局《中医病证诊断疗效标准·中医儿科病证诊断疗效标准》内哮喘诊断依据。

1）发作前常有喷嚏、咳嗽等先兆症状，或夜间突然发作。发作时喉间哮鸣，呼吸困难，咯痰不爽，甚则不能平卧，烦躁不安等。

2）常因气候转变、受凉，或接触某些过敏物质等因素诱发。

3）可有婴儿期湿疹史，或家族过敏史。

4）心肺听诊：两肺满布哮鸣音，呼气延长，或闻及湿啰音，心率增快。

5）支气管哮喘，血白细胞总数正常，嗜酸性粒细胞可增高，可疑变应原皮肤试验常呈阳性。伴肺部感染时，血白细胞总数及中性粒细胞可增高。

（3）中医哮喘证候诊断标准：中医证候分类标准参照《普通高等教育"十二五"国家级规划教材·中医儿科学》和2012年中华中医药学会发布的《中医儿科常见病诊疗指南》（ZYYXH/T247 ～ 286–2012）：

1）发作期

风寒束肺证：气喘咳嗽，喉间哮鸣，痰稀色白，多泡沫，形寒肢冷，鼻塞，流清涕，面色淡白，唇青，恶寒无汗，舌质淡红，苔白滑或薄白，脉浮紧，指纹红。

痰热阻肺证：咳嗽喘息，声高息涌，喉间哮吼痰鸣，痰稠黄难咯，胸膈满闷，身热，面赤，鼻塞流黄稠涕，口干，咽红，尿黄，便秘，舌质红，苔黄，脉滑数，指纹紫。

外寒内热证：喘促气急，咳嗽痰鸣，咯痰黏稠色黄，胸闷，鼻塞喷嚏，流清涕，或恶寒发热，面赤口渴，夜卧不安，大便干结，小便黄赤，舌质红，苔薄白或黄，脉滑数或浮紧，指纹浮红或沉紫。

2）迁延期

风痰恋肺，肺脾气虚证：咳喘减而未平，静时不发，活动则喘鸣发作，面色少华，易于出汗，平素易感冒，晨起及吹风后易作喷嚏、流涕，神疲纳呆，大便稀溏，舌质淡，苔薄白或白腻，脉弱，指纹淡滞。

风痰恋肺，肾气亏虚证：气喘、喉间哮鸣久作未止，动则喘甚，喘促胸满，咳嗽，喉中痰鸣，痰多质稀、色白、易咯，面色欠华，畏寒肢冷，神疲纳呆，小便清长，舌质淡，苔薄白或白腻，脉细弱或沉迟，指纹淡滞。

3）缓解期

肺脾气虚证：反复感冒，气短自汗，咳嗽无力，神疲懒言，形瘦纳差，面白少华或萎黄，便溏，舌质淡胖，苔薄白，脉细软，指纹淡。

脾肾阳虚证：动则喘促，咳嗽无力，气短心悸，面色苍白，形寒肢冷，脚软无力，腹胀纳差，大便溏泄，夜尿多，发育迟缓，舌质淡，苔薄白，脉细弱，指纹淡。

肺肾阴虚证：喘促乏力，咳嗽时作，干咳或咳痰不爽，面色潮红，形体消瘦，潮热盗汗，口咽干燥，手足心热，便秘，舌红少津，苔花剥，脉细数，指纹淡红。

2. 病例纳入标准

（1）符合上述诊断、辨证标准。

（2）病历信息资料、数据完整。

（3）能按医生要求完成调查者。

3. 病例排除标准

（1）疾病、证候诊断不符合纳入标准者。

（2）病案数据不完整者。

（二）相关信息调查

经临床调查统计，本组 100 例哮喘患儿的基本信息如下。

1. 性别统计

100 例哮喘患儿中，男童 69 人（69%）、女童 31 人（31%），男女比例为 2.23 : 1。

2. 年龄统计

100 例哮喘患儿年龄平均 4.76±2.60 岁，最大 13.3 岁、最小 3.6 个月。

男童 69 人平均 5.30±2.78 岁，女童 31 人平均 4.66±2.56 岁。

初诊年龄分层情况：婴儿期 3 人（3%），幼儿期 22 人（22%），学龄前期 58 人（58%），学龄期 16 人（16%），青春期 1 人（1%）。

3. 孕期及出生时状况调查统计

100 例患儿母亲怀孕周数平均 39.24±1.30 周（最大值 41 周、最小值 32 周）。

顺产44例，剖宫产56例。

孕期健康状况调查问题最多见为妊娠高血糖9例，最多见新生儿疾病为病理性黄疸9例。

100例患儿出生身长平均50.61±2.03cm，最大值58cm、最小值40cm。出生体重平均3396.10±501.55g，最大值4900g、最小值1500g，其中极低出生体重儿1例（孕32周出生，双胞胎之长子）、低出生体重儿4例（2例早产35、36周出生，2例足月产），巨大儿6例（均足月）。

4. 喂养方式

1岁前主要喂养方式（＞6个月），以母乳为主者32例（32%）、混合喂养55例（55%）、人工喂养13例（13%）。

5. 初诊体重身高情况

100例患儿中有2名患儿体重超重（BMI＞24），3名体重不足（BMI＜18）。身高与同龄人均身高相比无明显差异。

6. 初诊时病程分布

100例哮喘患儿初诊时病程平均27.95±24.79月。病程最长者96个月，最短为1周者有2例，因其具备典型症状且父母均有过敏性疾病而诊断为哮喘，故在患儿初发哮喘时即以中医哮喘论治。

7. 发病相关因素调查统计

（1）过敏源检测调查：100例患儿中有56例检测过敏源，检测结果有23例过敏源为吸入性、9例为食入性、17例同时有吸入性及食入性过敏源、1例有吸入性过敏源同时有接触性过敏源、2例同时有食入性及静脉药物过敏史。（表4-31）

表4-31　过敏源检测结果

过敏源	吸入性	食入性	吸入＋食入	吸入＋接触	食入＋药物	已测无结果	未测
例数	23	9	17	1	2	4	44

（2）过敏源检测外其他诱发哮喘因素：100例患儿过敏源外其他诱发哮喘因素，最多见为感染。（表4-32）

表 4-32　过敏源检测外其他诱发因素

因素	感染	受凉	运动 / 劳累	饮食生冷 / 甜腻	春	夏	秋	冬	季节变化	气温变化
例数	66	26	7	8	21	11	29	26	25	27

（3）遗传因素调查：100 例患儿中有 71 例（71%）直系亲属有过敏性疾病。父母双方均为过敏体质者计 12 例、父母单方有过敏体质者有 54 例（其中 24 例父亲过敏体质 /30 例为母亲过敏体质）、父母无过敏体质但隔代有过敏体质者有 5 例。其中直系亲属罹患的过敏性疾病为哮喘者计 18 例，非哮喘过敏性疾病以过敏性鼻炎 42 例及过敏性皮肤疾病 26 例为多见。

（4）居住环境调查：100 例患儿中有 91 例居住城市、9 例住在城郊 / 农村。其中 6 例环境拥挤、2 例环境烟尘多、5 例环境潮湿、2 例有新装修家具，其余 85 例居住环境未有明显不良诱因。

（5）被动吸烟调查：100 例患儿中有 30 例被动吸烟，占病案收集总人数的 30%。

（6）饮食习惯调查：100 例患儿中嗜食甜食零食者有 23 例、纯奶 24 例、酸奶 31 例、油腻油炸食品 12 例、清淡 3 例、生冷 10 例。益生菌、钙剂、维生素 D 及鱼油添加情况：曾长期服用钙剂有 22 例、长期服用益生菌 36 例、长期服用维生素 D/ 鱼油者 31 例。

8. 以往治疗情况调查统计

所有患儿急性发作时均使用过激素及雾化治疗、合并感染时均使用过西药抗感染治疗，99 例服用过中药治疗，58 例患儿曾经进行过中医推拿及穴位贴敷治疗。

9. 合并症调查统计

本次研究 100 名哮喘患儿中，仅 2 例未见合并症。既往有过敏性疾病史共 83 人（83%），包括湿疹、过敏性鼻炎、皮肤瘙痒症、过敏性皮炎、过敏性结膜炎等疾病。此外，100 例哮喘患儿中还有佝偻病 4 例，另有睑板腺囊肿、热性惊厥、高血压、中耳炎、抽动障碍、睾丸鞘膜积液、屏气发作、遗尿、漏尿、肠套叠 11 种合并症各 1 例。

（三）临床研究评价

1. 设计方案

（1）病例来源：江苏省中医院名医堂 2017 年 1 月至 2018 年 10 月门诊患儿。

（2）按前述诊断、辨证标准，共纳入病例 100 人，107 疗程诊次。

（3）分为治疗 2 周组、疗程前后组（疗程 2 周～50 周，疗程均值 10.43±7.897 周）进行统计分析。

2. 治疗方法

（1）健康宣教：对于入选患儿家长进行哮喘基础知识的教育，其中包括运动、生活方式及环境暴露因素控制方法等。

（2）药物治疗

1）分证按以下治法、主方加减治疗

①发作期：风寒束肺证：治法温肺散寒、涤痰定喘，小青龙汤合三子养亲汤加减。痰热阻肺证：治法清肺涤痰、止咳平喘，麻黄杏仁甘草石膏汤合苏葶丸加减。外寒内热证：治法解表清里、定喘止咳，大青龙汤加减。

②迁延期：风痰内蕴，肺脾气虚证：治法祛风化痰、补益肺脾，二陈汤合人参五味子汤加减。风痰内蕴，肾气亏虚证：治法泻肺祛痰、补肾纳气，偏于上盛者用苏子降气汤加减、偏于下虚者用都气丸合射干麻黄汤加减。

③缓解期：肺脾气虚证：治法健脾益气、补肺固表，人参五味子汤合玉屏风散加减。脾肾阳虚证：治法健脾温肾、固摄纳气，金匮肾气丸加减。肺肾阴虚证：治法养阴清热、补益肺肾，麦味地黄丸加减。

2）哮喘发作期按以上治疗方法给予中药汤剂治疗，每日 1 剂，分 3 次口服；未使用西药者一般不加用，但原已经使用西药者则继续使用。迁延期及缓解期一般仅使用中药汤剂。

3. 观察指标

按临床表现，参照"中医儿科病证诊断疗效标准－哮喘（修订）征求意见稿"［赵霞，汪受传，虞舜，秦艳虹，孙丽平，薛征，翟文生，周涛，尤焱南．中医儿科病证诊断疗效标准·哮喘（修订）征求意见稿[J].中医儿科杂志,2018,14（2）:1-4.］

及2012年版《中医儿科常见病诊疗指南·哮喘》，分主症、次症分级量化评分。（见表4-33，4-34）。

表4-33　主症分级量化评分表

哮喘证候	无（0分）	轻（3分）	中（6分）	重（9分）
发作次数	无	1次	2次	≥3次
发作程度	无	活动、夜间哮鸣气喘	昼夜发作，治疗可平	发作难止，呼吸困难，发绀
持续时间	无	<1天	1～3天	>3天
哮鸣音	无	双肺偶及哮鸣音	双肺散在哮鸣音	双肺满布哮鸣音，甚可耳闻

表4-34　次症分级量化评分表

证候	无（0分）	轻（1分）	中（2分）	重（3分）
前兆	无	鼻喉痒，咳嗽	胸闷呼吸不畅	
咳嗽	无	偶作，单声咳	阵作，每咳数声	频作，甚至引吐
痰液	无	偶有少量	喉中痰嘶，稀、清	喉中痰吼，稠、黄
三凹症	无	偶有轻度	有	常有
恶风寒	无	恶风	恶风畏寒	自觉形寒
发热	无	<38℃	38℃～38.9℃	>39℃
出汗	正常	动则多汗	静而多汗	昼夜多汗，身凉、身热
易感冒	无	近半年≤2次	近半年3～4次	半年≥5次

表4-34　次症分级量化评分表（续1）

证候	无（0分）	轻（1分）	重（2分）
精神	正常	时烦躁，疲乏	脾气暴躁，萎靡
腰肢	正常	手足欠温、手心热	手足凉，腰酸软
呕恶	无	恶心	恶心呕吐
食欲	正常	欠佳	厌食
皮肤	正常	瘙痒	皮疹，瘙痒
咽部	正常	红，痒	肿痛，清嗓
舌象	正常	质淡、红、紫	苔腻、黄、花剥

表 4-34　次症分级量化评分表（续 2）

证候	无（0 分）	有（1 分）
胸闷	无	有
眼痒	无	有
咽痒	无	有
鼻痒	无	有
喷嚏	无	有
鼻塞	无	有
流涕	无	有
形体	正常	瘦弱，虚胖
面色	红润	晄白，萎黄
懒言	无	懒言少语
口干	无	口干渴饮
睡眠	正常	不安，失眠
大便	正常	溏薄，干秘
小便	正常	尿频，遗尿
打鼾	无	常有

4. 疗效评价标准

疗效评价标准参照"中医病证诊断疗效标准·儿科·哮喘（修订）征求意见稿"。

（1）疾病疗效判定标准：经治疗 4 周内及治疗 12 周内评定"临床控制"，分为良好控制、部分控制、未控制，疗效评价标准如下：

1）良好控制：喘息、咳嗽、气促、胸闷等症状消失，肺部听诊未闻及明显哮鸣音，观察 4 周未发作。

2）部分控制：存在以下判定项目 1～2 项：①喘息、咳嗽、气促、胸闷等症状发作＞ 2 次 / 周；②夜间因哮喘憋醒；③应急缓解药使用＞ 2 次 / 周；④因哮喘而活动受限。

3）未控制：存在以下判定项目 3～4 项：①喘息、咳嗽、气促、胸闷等症状发作＞2 次 / 周；②夜间因哮喘憋醒；③应急缓解药使用＞2 次 / 周；④因哮喘而活动受限。

（2）证候疗效判定标准用于评估近 4 周连续疗程的证候疗效。

1）临床痊愈：喘息、咳嗽、气促、胸闷等症状及肺部听诊哮鸣音等体征消失或基本消失，证候积分减少≥90%。

2）显效：喘息、喉间哮鸣、咳嗽、气促、胸闷等症状偶有发作，肺部听诊哮鸣音基本消失，不需用药即可缓解，证候积分减少≥70%、＜90%。

3）好转：喘息、喉间哮鸣、咳嗽、气促、胸闷等症状仍有发作，但较治疗前好转，肺部听诊偶可闻及少许哮鸣音，证候积分减少≥30%、＜70%。

4）无效：喘息、喉间哮鸣、咳嗽、气促、胸闷等症状及肺部听诊哮鸣音无明显改善，甚至加重，证候积分减少＜30%。

注：计算公式（尼莫地平法）：证候疗效率＝［（治疗前积分－治疗后积分）÷治疗前积分］×100%

5. 数据分析方法

采集的病例信息数据，采用社会科学统计软件包 20（Statistics Package for Social Science 20，SPSS20.0）统计分析，计量资料用均数加减标准差（$\bar{x}\pm S$）表示；检验统计量及其对应的 P 值，以 $P < 0.05$ 为有统计学意义。

6. 疗效评价结果

此次疗效评价分析共收集哮喘患儿 134 人，去除单次就诊病案，2 诊以上患儿共计 100 例进行疗效评价。期间间隔 3 个月未治疗者，重新计算疗程，共计 107 个疗程。治疗疗程最短 2 周，最长 50 周，总计 547 诊次。

（1）疾病疗效评定：纳入 100 名患儿按哮喘发作控制情况评定"良好控制、部分控制、未控制"。有 75 例患儿疗程满 4 周，有 35 例患儿疗程满 12 周。按本次"疾病疗效判定标准"评价疗效，总有效率无统计学差异。结果见表 4-35。

表 4-35 两组哮喘患儿疾病疗效评价表　　　　单位：例

组别	n	良好控制	部分控制	未控制	总有效率
疗程 4 周	75	57（76.00%）	11（14.67%）	7（9.33%）	68（90.67%）
疗程 12 周	35	13（37.14%）	18（51.43%）	4（11.43%）	31（88.57%）

注：组间比较 $P > 0.05$。

（2）中医证候疗效评价：分为治疗 2 周组及疗程前后组（最短 2 周、最长 50 周，均值 10.43 ± 7.897 周），总有效率分别为 80.37% 和 89.72%，疗程前后组总有效率优于治疗 2 周组，有统计学意义（$P < 0.05$）。见表 4-36。

表 4-36 两组哮喘患儿证候疗效评价表　　　　单位：例

组别	n	临床缓解	显效	好转	无效	总有效率
治疗 2 周组	107	0	32（29.91%）	54（50.47%）	21（19.63%）	86（80.37%）
疗程前后组	107	6（5.61%）	34（31.78%）	57（53.27%）	10（9.34%）	96（90.65%）[△]

注：组间比较 $^{△}P < 0.05$。

（3）中医证候积分比较：本次研究因涉及哮喘三期，观察时间从 2017 年 1 月至 2018 年 10 月，共纳入患儿 100 例，涉及 547 诊次。所有患儿服药时间均 $\geqslant 2$ 周，期间间隔 3 个月未来就诊者，重新计算疗程，共计 107 个疗效评估。服药 2 周共计 107 个疗效评估，与服药前积分相比较，治疗 2 周组疗效积分与疗程前后组疗效都有明显改善（$P < 0.01$）。疗程前后组较治疗两周组组间比较有统计学差异（$P < 0.05$）。见表 4-37。提示服用中药疗程较长可以较好地控制病情。

表4-37 两组治疗前后中医证候积分比较表（$\bar{x} \pm S$）

项目	治疗2周组（n=107）		疗程前后组（n=107）（服药2周到50周，平均10.43±7.90周）	
	治疗前	治疗后	治疗前	治疗后
证候积分	46.41±11.35	20.41±10.06[*]	46.41±11.35	17.79±8.83[*△]

注：疗程前后组内比较 [*]$P < 0.01$，组间差异 [△]$P < 0.05$。

（四）安全性评价

1. 安全性评价标准

参照《中药新药临床研究指导原则》安全性评价标准。（表4-38）

表4-38 安全性评价标准表

级别	安全程度	处理
1级	安全，无任何不良反应，安全性指标检查无异常	继续试验
2级	较安全，有轻度不良反应；安全性指标检查无异常	不需做任何处理可继续给药
3级	有安全性问题，有中等程度不良反应，或安全性指标轻度异常	做处理后可继续给药
4级	因严重不良反应，或安全性指标检查明显异常	终止试验

2. 安全性评价指标

（1）一般体格检查。

（2）随时记录观察不良反应。

（3）必要时查心电图、肝肾功能等。

3. 安全性观察结果

所有患儿在治疗随访期间均未发现有不良反应，安全性评价均为1级。

（五）总结

本文收集门诊诊治的100例哮喘患儿，对比中医药治疗2周及治疗前后两组中医证候积分、临床症状、体征等的效应。依照三期辨证将纳入的 547 诊次分期，其中发作期 91 例次、迁延期 137 例次、缓解期 118 例次。辨证论治的结果表明：急性发作期中药治疗对多数患儿可以有效控制症状，长期中药调理可以有效减轻发作症状、减少发作次数，并且临床使用安全。

根据本次临床对 100 例哮喘患儿的调查，有 83 例曾患或现在仍合并湿疹、过敏性鼻炎、皮肤瘙痒症等过敏性疾病，过敏源及其他诱发因素、遗传因素、居住环境、被动吸烟、饮食习惯等的研究结果也进一步说明了本病与先天禀赋有异、后天调护不周的关系。由此说明，笔者提出本病的发生，与患儿特禀体质、伏风内潜有密切关系的观点是有理论和实践依据的。

五 小儿双解止泻颗粒III期临床试验总结报告

——以小儿泻速停冲剂为对照评价小儿双解止泻颗粒治疗小儿轮状病毒性肠炎湿热证安全性有效性的随机、双盲、平行对照、多中心临床研究

根据国家药品监督管理局 2001ZL087 号批文，由四家医院于 2001 年 11 月 2 日～2002 年 5 月 20 日对北京中医药大学制药厂申报的中药三类新药小儿双解止泻颗粒治疗小儿轮状病毒性肠炎湿热证进行了 II 期临床试验。在此基础上，于 2002 年 9 月 25 日至 2003 年 9 月 5 日由南京中医药大学附属医院，河南中医学院第一附属医院，成都中医药大学附属医院，湖北中医学院附属医院，山东中医药大学附属医院，浙江中医学院附属医院六家医院对北京中医药大学药厂申办的中药三类新药小儿双解止泻颗粒治疗小儿轮状病毒性肠炎湿热证进行了 III 期临床试验，总结报告如下。

（一）试验目的

进一步观察小儿双解止泻颗粒治疗小儿轮状病毒性肠炎湿热证的有效性，其主要目的：评价试验用药对大便次数、大便性状、发热，大便常规，大便轮状病毒检测的疗效；次要目的：评价试验用药对腹痛、呕吐、口渴、烦躁、肛门灼热发红、尿液、舌象、指纹或脉象的疗效。

安全性评价。

（二）试验方法

1. 试验设计类型、原则

（1）试验设计类型：随机平行组对照设计。

（2）试验设计原则

1）病例数：按Ⅲ期临床试验 3∶1 对照原则，考虑不超过 20% 的退出率，总的例数确定为 528 例，其中试验组 396 例、对照组 132 例。每一试验中心分配 88 例，试验组 66 例、对照组 22 例。

2）随机分组：采用中心分层、区组随机化方法。借助 SAS 统计分析系统产生 528 例受试者所接受处理（试验药和对照药）的随机安排，即列出流水号为 001～528 所对应的治疗分配。每一中心分配 88 例相互衔接的连续编码药物。

本试验由 6 所国家药品临床研究基地医院协同完成。随机指定试验中心号：01 湖北中医学院附属医院，02 河南中医学院第一附属医院，03 山东中医药大学附属医院，04 成都中医药大学附属医院，05 浙江中医学院附属医院，06 南京中医药大学附属医院。

3）对照：对照药选用小儿泻速停冲剂，同Ⅱ期临床试验。

2. 病例选择

（1）诊断标准

1）西医诊断标准（参考《中药新药临床研究指导原则》第一辑、《儿科学》教材第 5 版。）

轮状病毒性肠炎：又称秋季腹泻，呈散在或小流行；经粪一口传播，也可经呼吸道感染而致病，潜伏期 1～3 天，多发生在 6～24 个月婴幼儿，＞4 岁者少见。起病急，常伴发热和上呼吸道感染症状；病初即有呕吐，常先于腹泻；大便次数多，量多，水分多，黄色水样或蛋花样便，带少量黏液，无腥臭味；常并发脱水和酸中毒。大便镜检偶有少量白细胞。大便轮状病毒检测可呈阳性。

轻型：腹泻少于 10 次 / 日，每次大便含水量不多，患儿无脱水或仅有轻度脱水。

重型：腹泻多于 10 次 / 日，或便次不多，含水量很多，患儿伴有中、重度脱水。

脱水程度划分：

轻度：失水量为体重的 5%（50mL/kg），精神稍差，略有烦躁不安，皮肤稍干燥，弹性尚可。眼窝和前囟稍凹陷，哭时有泪，口唇黏膜略干，尿量稍减少。

中度：失水量为体重的 5%～10%（50～100mL/kg），精神萎靡或烦躁不安，皮肤苍白、干燥，弹性较差，眼窝和前囟明显凹陷，哭时泪少，口唇黏膜干燥，四肢稍凉，尿量明显减少。

重度：失水量为体重的 10% 以上（100～120mL/kg），呈重病容，精神极度萎靡，表情淡漠，昏睡甚至昏迷，皮肤发灰或有花纹、干燥、弹性极差，眼窝和前囟深凹陷，眼闭不合，两眼凝视，哭时无泪，口唇黏膜极干燥，因血容量明显减少，可出现休克症状，如心音低钝，脉细速，血压下降，四肢厥冷，尿极少或无尿等。

2）中医辨证标准（依据《中华人民共和国中医药行业标准•中医病证诊断疗效标准》、《中药新药临床研究指导原则》第一辑）

湿热证：发热或无热，水样便，或水泻如注，或夹有黏液，色绿或黄，时有腹痛，口渴烦躁，肛门灼热发红，小便短黄，舌质红，苔黄腻，指纹紫，脉滑数。

3）症状体征量化标准

主症：

大便次数：正常 0 分，1～2 次 / 日或与平日次数相同；轻度 3 分，≤10 次 / 日；重度 6 分，＞10 次 / 日。

大便性状：正常 0 分，成型；轻度 2 分，稀糊便；中度 4 分，有时稀水样便，有时稀糊便；重度 6 分，稀水样便。

发热：正常 0 分，体温≤37.4℃；轻度 1 分，体温 37.5～38.3℃；中度 2 分，体温 38.4～38.9℃；重度 3 分，体温≥39.0℃。（注：体温指口温，腋温加 0.5℃，

肛温减 0.5℃）

次症：

腹痛：正常 0 分，无；轻度 1 分，便时稍有哭闹；重度 2 分，便时明显哭闹。

呕吐：0 分，无；1 分，有。

口渴：0 分，无；1 分，有。

烦躁：0 分，无；1 分，有。

肛门灼热发红：0 分，无；1 分，有。

尿液：0 分，正常；1 分，黄、少。

舌质：0 分，淡红；1 分，红。

舌苔：0 分，薄白；1 分，黄腻。

指纹或脉象：0 分，指纹正常或脉平；1 分，指纹紫滞或脉滑数。

（2）纳入标准

1）符合轮状病毒性肠炎的诊断标准及中医湿热证的辨证标准。

2）年龄在 6 个月至 4 岁之间。

3）病程在 24 小时以内。

4）其法定监护人知情同意，志愿受试。

（3）排除标准

1）确诊为细菌性肠炎、细菌性痢疾、阿米巴痢疾、伤寒、鼠伤寒沙门氏菌感染者。

2）伴有重度脱水者。

3）发病后已使用西药抗生素、抗病毒药、止泻药及中药清热利湿止泻剂。

4）具有严重的原发性心血管病变、肝脏病变、肾脏病变、血液病变、肺脏疾病等疾病。

5）下列实验室指标异常：①血肌酐值异常，或 / 和蛋白尿＞＋，或 / 和镜下红细胞尿＞＋（不包括尿隐血）。② ALT 超过正常值上限一倍以上。③有临床意义的心律失常。

6）根据研究者的判断、具有降低入组可能性或使入组复杂化的其他病变等易造成失访的情况。

7）已知对该类药物或其组成成分过敏者。

8）正在参加其他药物临床试验的受试者。

（4）受试者退出试验的条件

1）出现过敏反应或严重不良事件者，根据医生判断应该停止临床试验者，即中止该病例临床试验。

2）病程中出现病情恶化，根据医生判断应该停止临床试验者，即中止该病例临床试验。作无效病例处理。

3）受试者及其法定监护人在临床试验过程中不愿意继续进行临床试验，向主管医生提出退出临床试验的要求，可以退出该病例临床试验。

（5）提前终止试验条件

1）试验中发生严重不良事件。

2）试验中发现试验用药疗效太差，不具有临床价值。

3）临床试验方案设计或实施中发生了重要偏差，难以评价药物效应。

4）申办者因经费等原因提出提前终止临床试验。

提前终止临床试验，应及时通知研究各方。

（6）病例的脱落与处理

1）脱落的标准：所有填写了知情同意书并筛选合格进入随机化试验的受试者，无论何时何因退出，只要没有完成方案所规定的观察周期的受试者，均作为脱落病例。未满1个疗程病情痊愈而自行停药者，不作为脱落病例。

2）脱落病例的处理：当受试者脱落后，研究者应采取登门、预约随访、电话、信件等方式，尽可能与受试者联系，询问理由、记录最后一次服药时间、完成所能完成的评估项目。

因过敏反应、不良反应、治疗无效而退出试验病例，研究者应根据受试者实际情况，采取相应的治疗措施。

脱落病例均应妥善保存有关试验资料，既作留档，也是进行意向性分析集统计所需。脱落患儿无须另补。

（7）病例的剔除

1）"违反合法性"，即指病例选择违反了入组标准，本不应当进行随机化。

2）未曾使用试验用药。

3）在随机化之后没有任何数据。

资料统计分析前，由统计人员及主要研究者讨论判断病例是否剔除。

3. 治疗方案

（1）试验用药名称和规格

试验用药：小儿双解止泻颗粒，由申办者北京中医药大学药厂提供。处方由黄芩 500、葛根 500、升麻 500、地锦草 500、车前子（盐炒）500、诃子 167 共 6 味按比例组成。规格：每袋 2g，批号 020520，室温保存。

对照药品：小儿泻速停冲剂，河南百泉制药厂生产。处方由地锦草、儿茶、焦山楂、乌梅组成。规格：每袋 4g，批号 020701，室温保存。

（2）试验用药包装：申办者按方案附件"试验用药包装表及包装规定"对试验用药进行包装，并有专人核对，包装过程有记录。

（3）试验用药随机编码与编盲：申办者根据方案附件"临床试验随机化方案"对试验用药进行随机编码。试验用药随机编码为受试者唯一识别码。每一编码药物配一应急信件，用于紧急破盲。监查员与研究者必须自始至终处于盲态。

（4）试验用药分配：根据试验中心随机编码和试验药物随机编码的序列，以及分配的病例数，分配试验用药。

每个研究单位指定一名试验用药管理员。研究者筛选合格受试者，并经知情同意、书写格式病案后，由试验用药管理员根据受试者就诊先后顺序和药物编码从小到大顺序逐例发药（若违背此项规定将破坏随机化），并登记在《临床试验用药使用记录表》；将剩余药物集中返还申办单位或按程序销毁。

（5）试验用药清点：每次随访时，研究者需记录试验用药发放量、受试者服用量和归还量。

受试者服药依从性＝（实际服用量 / 应该服用量）×100%。实际服用量＝发药量－剩余归还量和遗失量。应该服用量＝上次发药到本次就诊应该服用的次数 × 每次规定服用量。

（6）服药方法

1）试验组：小儿双解止泻颗粒，口服，6 个月～1 岁每次 1 袋，1^+～3 岁每次

2 袋，3⁺～4 岁每次 3 袋，均 1 日 3 次。

2）对照组：小儿泻速停冲剂，口服，6 个月～1 岁每次 1 袋，1⁺～3 岁每次 2 袋，3⁺～4 岁每次 3 袋，均 1 日 3 次。

连续服药 3 天为 1 个疗程，观察时间为 1 个疗程。临床试验结束后，若有必要按临床常规方法治疗。

（7）药物保存与回收：试验用药专柜上锁，室温保存，保持干燥。

研究者回收的剩余试验用药单独存放，并在《临床试验用药使用记录表》上登记剩余数量，并于临床试验结束时，集中退还申办者或销毁。

（8）合并用药：除试验用药外，观察期间禁止使用西药抗生素、抗病毒药、止泻药、中药清热利湿止泻剂及与本病治疗相关的其他治疗。

患儿可配合使用口服补液盐（ORS）或静脉补液（5% 或 10% 葡萄糖、10% 氯化钠，可以加适量 10% 氯化钾，但不得加用维生素制剂），用法用量根据患儿病情变化按补液原则使用。

体温≥ 39.0℃时，可临时给予退热剂（对乙酰氨基酚或其缓释制剂泰诺林）。

4. 疗效与安全性观察指标

（1）主要疗效指标

主症：大便次数、大便性状、发热。

大便常规；大便轮状病毒检测（ELISA 法检测病毒抗原）。

（2）次要疗效指标

次症：腹痛、呕吐、口渴、烦躁、肛门灼热发红、尿液。

舌象；指纹或脉象。

（3）综合疗效

（4）安全性观察

理化检查指标（试验组不得少于 1/3 病例数）：血、尿常规；心电图、肝功能（ALT）、肾功能（Scr）。

5. 疗效与安全性评定标准

（1）综合疗效评定标准（参照《中药新药临床研究指导原则》第三辑的疗效评定标准）

痊愈：主症积分为 0；异常理化指标恢复正常。

显效：主症积分减少≥2/3。

进步：主症积分减少≥1/3，但< 2/3。

无效：主症积分减少< 1/3。

（2）证候疗效判定标准

临床痊愈：中医临床症状体征消失或基本消失，证候积分减少≥95%。

显效：中医临床症状体征明显改善，证候积分减少≥70%，< 95%。

进步：中医临床症状体征均有好转，证候积分≥30%，< 70%。

无效：中医临床症状体征均无明显改善，甚或加重，证候积分减少不足30%。

（3）安全性评价标准

1 级：安全，无任何不良反应。

2 级：比较安全，如有不良反应，不需做任何处理可继续给药。

3 级：有安全性问题，有中等程度的不良反应，做处理后可继续给药。

4 级：因不良反应中止试验。

（4）不良事件轻重程度判断标准

轻度：受试者可忍受，不影响治疗，不需要特别处理，对受试者康复无影响。

中度：受试者难以忍受，需要撤药中止试验或做特殊处理，对受试者康复有直接影响。

重度：危及受试者生命，致死或致残，需立即撤药或做紧急处理。

6. 试验的质量控制与保证

（1）实验室的质控措施：各参研医院实验室要建立实验观测指标的标准操作规程和质量控制程序。

除大便常规、大便轮状病毒诊断报告外，实验室检测结果必须用计算机打印。

（2）主要观测指标标准操作规程：大便轮状病毒诊断标准操作规程：本试剂盒购自深圳安群生物工程公司。操作方法：①用取粪样塑料管直接吸取待检粪样 1 滴（约 50ul），滴于反应孔中。②立即滴加酶结合物 1 滴（约 50ul），轻拍混匀；室温下静置 10min，甩去，加洗涤液 1 滴，用自来水冲洗 10 次以上，甩尽拍干。③每孔加入显色剂 A、B 各 1 滴，置室温 5 分钟后判断结果。结果判断：肉眼观察显蓝色为轮状病毒抗原阳性，不显色为轮状病毒抗原阴性。

（3）临床试验前培训：临床试验开始前对研究者进行试验方案的培训，对症状体征量化标准进行一致性检验。签署研究者声明。

（4）提高受试者依从性的措施

1）研究者应认真执行知情同意，使受试者充分理解试验要求，配合试验。申办者免费提供试验用药、理化检查、交通费，以及保健指导。

2）采用药物计数法，监测受试者服药依从性。

（5）申办者和研究机构分别建立质量控制和质量保证系统。

（6）由申办者任命齐彦敏为监查员，保证临床试验中受试者的权益得到保障，试验记录与报告的数据真实、准确、完整无误，保证试验遵循已批准的方案、《药品临床试验管理规范》和有关法规。监查员访视的次数要能满足临床试验质量控制的需要。

7. 数据管理

（1）设计格式病案：鉴于我国医院门诊病历多由患者自带的情况，为完整保存临床试验第一手数据资料，设计本试验专用的"格式病案"。

格式病案是临床试验受试者的原始文件，应保存于医院。格式病案是门诊受试者的病历资料，与住院病历共同组成住院受试者的病历资料。

（2）数据记录

1）格式病案记录要求：①研究者必须在诊治受试者同时书写格式病案，保证数据记录及时、完整、准确、真实。②格式病案做任何更正时只能画线，旁注改后的数据，由研究者签名并注明日期，不得擦涂、覆盖原始记录。③门诊受试者的原始化验单粘贴在格式病案上，住院受试者的原始化验单粘贴在住院病历上。门诊与住院受试者的化验结果均需填写至格式病案的"理化检查结果报告表"。

2）格式病案的审核：每一受试者观察疗程结束后，研究者应在3个工作日内将"格式病案""知情同意书""受试者服药及体温记录卡"交本单位主要研究者审核、签名。

（3）数据监查：监查员的人数及访视频度须满足临床试验的质控要求。监查员审核每份格式病案，并逐份填写"监查员审核页"。

（4）数据处理：监查员将已完成的格式病案密封交组长单位基地办公室，并办理交接手续。

数据管理员根据临床试验方案对格式病案进行检查，如有疑问，填写疑问清单（query list），由研究者对疑问清单中的问题进行书面解答并签名，交回数据管理员。疑问清单应妥善保管。

组长单位负责建立数据库，采用双份录入法，电脑与人工核对，盲态审核，锁定数据库。

一级揭盲：统计分析前进行，由盲底保存人员确定每位受试者的用药编码属于A、B中的哪一组。统计分析并撰写统计报告。

二级揭盲：总结会上宣布A、B对应的组别。创建"电子病例报告表"。

监查员负责将格式病案返还各参研医院，并办理交接手续。

8. 统计分析

（1）统计分析计划书与统计软件：试验方案确定后，由统计专业人员负责与主要研究者协商制订统计分析计划书。采用 SAS 6.12 软件统计。

（2）分析数据集的选择

意向性分析集（ITT集）：包括所有随机化的受试者，入组后无任何随访观测数据的病例予以剔除。未能观察到全部治疗过程的病例资料，将最近一次观察到的结果结转（carry-forward）到试验数据缺失处，各组在终点时评价疗效的受试者数与试验开始时保持一致。

符合方案集（PP集）：符合试验治疗方案，主要变量可以测定，基线变量没有缺失，没有对试验方案的重大违反。

安全集：所有随机化后至少接受一次治疗的受试者。

综合疗效分析选用意向性分析集和符合方案集；人口统计学和其他基线特征、其他疗效指标分析均选用符合方案集。

（3）统计分析内容：实际两组受试者入选数量，脱落和剔除病例情况，人口统计学和其他基线特征，依从性，疗效分析及安全性分析。

（4）统计分析方法

描述性统计分析，定性指标以频数表，百分率或构成比描述；定量指标以均数，标准差，或中位数，下四分位数（Q1），上四分位数（Q3）描述。

两组对比分析，定性资料采用卡方检验，Fisher 精确概率法，Wilcoxon 秩和检验，CMH χ^2 检验，WLS 协方差。定量资料符合正态分布用 t 检验（组间进行方差齐性检验，以 0.05 作为检验水准，方差不齐时选用 Satterthwaite 方法进行校正的 t 检验），不符合正态分布用 Wilcoxon 秩和检验，Wilcoxon 符号秩和检验。假设检验统一使用双侧检验，给出检验统计量及其对应的 P 值，以 $P \leqslant 0.05$ 作为有统计学意义，以 $P \leqslant 0.01$ 作为有高度统计学意义。

（三）试验结果

1. 实际各组受试者入选数量

试验入组 523 例，脱落 8 例，脱落率 1.53%，剔除 16 例，剔除率 3.06%。符合方案集 499 例，全分析集 514 例，安全集 514 例。见表 4-39、4-40、4-41。

表 4-39　试验病例情况　　　　　　　　单位：例

中心	入组病例数			脱落例数			剔除例数			完成病例数		
	试验组	对照组	合计	试验组	对照组	合计	试验组	对照组	合计	试验组	对照组	合计
01	66	22	88	0	0	0	1	0	1	65	22	87
02	66	22	88	2	1	3	2	0	2	62	21	83
03	66	22	88	0	0	0	1	0	1	65	22	87
04	61	22	83	0	0	0	3	0	3	58	22	80
05	66	22	88	1	1	2	4	1	5	61	20	81
06	66	22	88	2	1	3	3	1	4	61	20	81
合计	391	132	523	5	3	8	14	2	16	372	127	499

表 4-40 脱落或剔除病例情况及统计处理

序号	中心	编码	组别	原因	统计处理
1	1	7	试验组	合并使用妥布霉素、思密达	剔除，列入全分析集、安全集
2	2	117	试验组	依从性 66.7	剔除，列入全分析集、安全集
3	2	128	试验组	合并使用小檗碱	剔除，列入全分析集、安全集
4	2	135	对照组	第 2 次未就诊	脱落，不纳入统计
5	2	150	试验组	第 2 次未就诊	脱落，不纳入统计
6	2	167	试验组	第 2 次未就诊	脱落，不纳入统计
7	3	257	试验组	依从性 33.33，第 2 次就诊未检查	剔除，列入全分析集、安全集
8	4	272	试验组	依从性 67，第 2 次就诊未检查	剔除，列入全分析集、安全集
9	4	292	试验组	合并使用头孢克肟干糖浆、维生素 C	剔除，列入全分析集、安全集
10	4	309	试验组	首诊 ALT 103，合并使用维生素 C	剔除，列入全分析集、安全集
11	4	348	试验组	未入组	不纳入统计
12	4	349	试验组	未入组	不纳入统计
13	4	350	试验组	未入组	不纳入统计
14	4	351	试验组	未入组	不纳入统计
15	4	352	试验组	未入组	不纳入统计
16	5	357	对照组	依从性 78	剔除，列入全分析集、安全集
17	5	367	试验组	依从性 11，第 2 次就诊未检查	剔除，列入全分析集、安全集
18	5	371	对照组	第 2 次未就诊	脱落，不纳入统计
19	5	382	试验组	合并使用板蓝根颗粒	剔除，列入全分析集、安全集
20	5	392	试验组	第 2 次未就诊	脱落，不纳入统计
21	5	429	试验组	依从性 11，第 2 次就诊未检查	剔除，列入全分析集、安全集

续表

序号	中心	编码	组别	原因	统计处理
22	5	430	试验组	依从性 66	剔除，列入全分析集、安全集
23	6	444	试验组	第 2 次未就诊	脱落，不纳入统计
24	6	446	试验组	理化检查不能确认真实性	剔除，列入全分析集、安全集
25	6	460	试验组	第 2 次未就诊	脱落，不纳入统计
26	6	469	试验组	首诊 ALT 110，依从性 77.78	剔除，列入全分析集、安全集
27	6	472	对照组	第 2 次未就诊，依从性 33.33	脱落，不纳入统计
28	6	473	试验组	未取得书面知情同意书	剔除，不纳入统计
29	6	477	对照组	未检查	剔除，列入全分析集、安全集

表 4-41　统计病例情况　　　　　　　　　　单位：例

中心	符合方案集			全分析集			安全集		
	试验组	对照组	合计	试验组	对照组	合计	试验组	对照组	合计
01	65	22	87	66	22	88	66	22	88
02	62	21	83	64	21	85	64	21	85
03	65	22	87	66	22	88	66	22	88
04	58	22	80	61	22	83	61	22	83
05	61	20	81	65	21	86	65	21	86
06	61	20	81	63	21	84	63	21	84
合计	372	127	499	385	129	514	385	129	514

2. 人口统计学和其他基线特征，依从性情况

（1）两组人口统计学和其他基线特征：两组人口统计学和其他基线特征资料的差别多无统计学意义，见表 4-42、4-43，仅试验组总积分高于对照组（$P < 0.05$）。

表 4-42　两组人口学资料比较　　　　　　　　　单位：例

资料	试验组（372 例）	对照组（127 例）	统计量	P
性别：男（例，%）	238（63.98）	69（56.35）	$\chi^2=3.72$	0.0537
女（例，%）	134（36.02）	58（45.67）		
年龄（月）（$\overline{X}\pm SD$）	18.73±11.44	18.38±11.47	$t=0.30$	0.7676
6 月～1 岁（例，%）	147（39.52）	54（42.52）		
1^+～3 岁（例，%）	171（45.97）	57（44.88）	CMH $\chi^2=0.48$	0.7852
3^+～4 岁（例，%）	54（14.52）	16（12.60）		
身高（cm）（$\overline{X}\pm SD$）	80.42±10.88	80.24±11.25	$t=0.16$	0.8711
体重（Kg）（$\overline{X}\pm SD$）	11.23±2.53	11.23±2.71	$t=0.00$	0.9976

表 4-43　两组临床特征资料比较

临床特征	试验组（372 例）	对照组（127 例）	统计量	P
体温℃（$\overline{X}\pm SD$）	37.32±0.74	37.24±0.73	$t=1.08$	0.2786
静息心率（次/分）（$\overline{X}\pm SD$）	113.60±14.37	112.14±14.10	$t=0.99$	0.3228
呼吸（次/分）（$\overline{X}\pm SD$）	29.28±4.78	28.76±5.18	$t=1.03$	0.3026
主症积分（$\overline{X}\pm SD$）	8.34±2.20	7.93±2.12	$t=1.83$	0.0684
总积分（$\overline{X}\pm SD$）	14.75±3.52	13.95±3.51	$t=2.21$	0.0277
治前体温升高人数（例，%）	129（34.68）	42（33.33）	$\chi^2=0.08$	0.7836
治前大便轮状病毒检测阴性数（例，%）	141（37.90）	53（41.73）		
弱阳性数（例，%）	25（6.72）	9（7.09）	CMH $\chi^2=0.68$	0.7114
阳性数（例，%）	206（55.38）	65（51.18）		
脱水程度：无（例，%）	170（45.70）	68（53.54）		
轻（例，%）	182（48.92）	50（39.37）	CMH $\chi^2=3.55$	0.1695
中（例，%）	20（5.38）	9（7.09）		
合并疾患儿数：（例，%）	0（0.00）	0（0.00）	—	—

（2）两组受试者合并用药比较：两组合并用药的差别无统计学意义，见表 4-44、
4-45。

表 4-44 两组合并用药情况比较（PP）

合并用药		试验组（例，%）	对照组（例，%）	统计量	*P*
发热（>38.3℃）合并退热药:	无	22/48（45.83）	8/11（72.73）	—	0.1806
	有	26/48（54.17）	3/11（27.27）		
脱水合并补液:	无（%）	21/202（10.40）	10/59（16.95）	1.87	0.1711
	有（%）	181/202（89.60）	49/59（83.05）		
合并其他药:	无（%）	371/372（99.73）	128/129（99.21）	—	0.4446
	有（%）	1/372（0.27）	1/129（0.79）		

表 4-45 两组合并用其他药清单（FAS）

组别	编码	中心	入组日期	药物	疾病	开始日期	停止日期
试验组	7	1	2002-11-19	妥布霉素	腹泻	2002-11-20	2002-11-23
				思密达	腹泻	2002-11-20	2002-11-23
对照组	101	2	2002-11-3	5%碳酸氢钠	补电解质	2002-11-3	2002-11-4
试验组	128	2	2002-11-23	小檗碱	腹泻	2002-11-23	2002-11-26
试验组	292	4	2002-10-29	头孢克肟干糖浆	支气管炎	2002-10-29	2002-11-1
				5%碳酸氢钠	腹泻，脱水	2002-10-29	2002-10-29
				维生素C	腹泻，脱水	2002-10-29	2002-10-29
对照组	309	4	2002-12-3	维生素C	腹泻脱水	2002-12-3	2002-12-3
试验组	382	5	2003-2-20	板蓝根颗粒	感冒	2003-3-22	—
试验组	398	5	2003-4-4	开瑞坦	湿疹	2003-4-5	2003-4-8

（3）两组受试者服药依从性比较：两组受试者服药依从性良好率的差别无统计
学意义，见表 4-46。

表 4-46 两组依从性（%）比较

组别	n	$\overline{X} \pm SD$	依从性良好率	χ^2	P
试验组	372	98.81 ± 8.04	100.00	—	1.0000
对照组	127	99.66 ± 2.26	100.00		

注：依从性指标 = 受试者实际服用药量 / 受试者应该服用的药量 ×100%。依从性良好指依从性指标 80% ～ 120%。

3. 主要观察指标结果及分析

（1）临床症状体征

1）两组临床症状体征记分的比较：以基线值为协变量，两组治疗第 4 天大便次数、尿液、指纹或脉象记分的差别有高度统计学意义；大便性状、肛门灼热发红记分的差别有统计学意义，见表 4-47。

两组治疗第 4 天大便性状、肛门灼热发红阳性症状体征消失率的差别有统计学意义，尿液、指纹或脉象阳性症状体征消失率的差别有高度统计学意义，见表 4-48。

表 4-47 以基线值为协变量，两组治疗后症状体征记分平均等级

（RFMEAN，Response Function Mean）比较的 WLS（Weighted Least Squares）协方差分析

症状体征	级别	n	治疗前	治疗第 4 天	P
大便次数	试验组	372	3.48	0.52	0.0052
	对照组	127	3.26	0.71	
大便性状	试验组	372	4.35	1.09	0.0324
	对照组	127	4.24	1.31	
发热	试验组	372	0.51	0.03	—
	对照组	127	0.43	0.00	
腹痛	试验组	372	0.65	0.05	0.9515
	对照组	127	0.66	0.06	
呕吐	试验组	372	0.53	0.01	0.1726
	对照组	127	0.46	0.02	

症状体征	级别	n	治疗前	治疗第4天	*P*
口渴	试验组	372	0.69	0.06	0.0851
	对照组	127	0.63	0.09	
烦躁	试验组	372	0.56	0.05	0.1422
	对照组	127	0.48	0.05	
肛门灼热发红	试验组	372	0.67	0.15	0.0487
	对照组	127	0.63	0.23	
尿液	试验组	372	0.82	0.08	0.0046
	对照组	127	0.76	0.16	
舌质	试验组	372	0.91	0.39	0.2856
	对照组	127	0.87	0.42	
舌苔	试验组	372	0.78	0.30	0.2256
	对照组	127	0.79	0.37	
指纹或脉象	试验组	372	0.80	0.16	0.0002
	对照组	127	0.73	0.29	

表 4-48 两组阳性症状体征治疗后消失率的比较

症状体征	组别	治前阳性例数	治疗第4天 消失数	治疗第4天 %	*P*
大便次数	试验组	372	307	82.53	0.1124
	对照组	123	93	75.61	
大便性状	试验组	371	197	53.10	0.0175
	对照组	126	51	40.48	
发热	试验组	129	123	95.35	0.3380
	对照组	42	42	100.00	

症状体征	组别	治前阳性例数	治疗第4天		
			消失数	%	*P*
腹痛	试验组	217	199	91.71	0.6408
	对照组	77	69	89.61	
呕吐	试验组	196	194	98.98	0.2247
	对照组	58	56	96.55	
口渴	试验组	257	239	93.00	0.0694
	对照组	80	69	86.25	
烦躁	试验组	207	195	94.20	0.5503
	对照组	61	56	91.80	
肛门灼热发红	试验组	254	211	83.07	0.0454
	对照组	75	54	72.00	
尿液	试验组	306	278	90.85	0.0097
	对照组	96	77	80.21	
舌质	试验组	338	199	58.88	0.5067
	对照组	111	61	54.95	
舌苔	试验组	292	184	63.01	0.2351
	对照组	100	56	56.00	
指纹或脉象	试验组	297	236	79.46	0.0000
	对照组	93	57	61.29	

2）两组治疗前后主症积分和总积分变化：两组治疗前与治疗第4天主症积分和总积分下降值的组内差别均有高度统计学意义；两组治疗第4天主症积分下降值、总积分下降值的组间差别有高度统计学意义，见表4-49、4-50。

续表

表 4-49　两组治疗前后主症积分和总积分变化

积分	组别	n	治疗前		治疗第 4 天	
			Med	Q₁, Q₃	Med	Q₁, Q₃
主症积分	试验组	372	8	10，7	0	2，0
	对照组	127	7	9，7	2	2，0
总积分	试验组	372	15	17，12	2	4，0
	对照组	127	14	16，11	3	5，0

注：Med 为中位数，Q_1 为下四分位数，Q_3 为上四分位数。

表 4-50　两组治疗后主症积分和总积分下降值分析

积分	组别	n	治疗前 — 治疗第 4 天			
			Med	Q₁, Q₃	Z*	P*
主症积分	试验组	372	7	8，5	33580.5	0.0000
	对照组	127	6	7，5	3751.5	0.0000
	Z		2.99			
	P		0.0028			
总积分	试验组	372	12	15，9	34314.5	0.0000
	对照组	127	10.5	13，7	3937.5	0.0000
	Z		3.73			
	P		0.0002			

注："Z*"、"P*" 为 Wilcoxon 符号秩检验（Wilcoxon's signed rank test）及其 P 值。

"Z"、"P" 为 Wilcoxon 秩和检验（Wilcoxon's rank sum test）及其 P 值。

（2）临床理化检查指标变化

1）治疗前大便常规异常者的变化：两组治疗前大便常规异常者治疗后转正常的差别无统计学意义，见表 4-51。

表4-51　两组治疗前大便常规异常者治疗后转正常率比较　　单位：例

组别	治疗前异常数	治疗后转正常数（%）	χ^2	P
试验组	212	166（78.30）	0.01	0.9193
对照组	71	56（78.87）		

2）治疗前大便轮状病毒检测阳性者治疗前后比较：两组治疗前大便轮状病毒检测阳性者（包括 ±、+）治疗后转阴率差别无统计学意义，见表4-52。

表4-52　两组治疗前大便轮状病毒检测阳性者治疗后转阴率比较　　单位：例

组别	治疗前阳性数	治疗后转阴数（%）	χ^2	P
试验组	231	169（73.16）	1.33	0.2496
对照组	74	49（66.22）		

（3）两组疾病疗效的比较

符合方案集（PP）：两组疾病疗效、痊愈率的差别有统计学意义，见表4-53。

全分析集（FAS）：两组疾病疗效的差别有统计学意义，见表4-54。

表4-53　两组疾病疗效的比较（符合方案集）　　单位：例

组别	n	疾病疗效			
		痊愈（%）	显效（%）	进步（%）	无效（%）
试验组	372	193（51.88）	106（28.49）	47（12.63）	26（6.99）
对照组	127	51（40.16）	41（32.28）	21（16.54）	14（11.02）
两组疾病疗效比较	Z	6.03			
	P	0.0141			
两组痊愈率比较	P	0.0240			
两组总有效率*比较	P	0.0800			

注：* 总有效率＝痊愈率＋显效率（下同）。

表 4-54 两组疾病疗效的比较（全分析集） 单位：例

组别	n	疾病疗效			
		痊愈（%）	显效（%）	进步（%）	无效（%）
试验组	385	195（50.65）	110（28.57）	50（12.99）	30（7.79）
对照组	129	53（41.09）	41（31.78）	21（16.28）	14（10.85）
两组疾病疗效比较 Z		3.97			
两组疾病疗效比较 P		0.0465			
两组痊愈率比较 P		0.0670			
两组总有效率*比较 P		0.1437			

（4）两组证候疗效的比较

符合方案集（PP）：两组证候疗效、总有效率的差别有高度统计学意义，见表4-55。

全分析集（FAS）：两组证候疗效的差别有统计学意义，总有效率的差别有高度统计学意义，见表4-56。

表 4-55 两组证候疗效的比较（符合方案集） 单位：例

组别	n	证候疗效			
		痊愈（%）	显效（%）	进步（%）	无效（%）
试验组	372	120（32.26）	167（44.89）	70（18.82）	15（4.03）
对照组	127	34（26.77）	43（33.86）	39（30.71）	11（8.66）
两组证候疗效比较 Z		8.01			
两组证候疗效比较 P		0.0047			
两组痊愈率比较 P		0.2674			
两组总有效率*比较 P		0.0000			

表 4-56　两组证候疗效的比较（全分析集）　　　单位：例

组别	n	证候疗效			
		痊愈（%）	显效（%）	进步（%）	无效（%）
试验组	385	122（31.69）	169（43.90）	76（19.74）	18（4.68）
对照组	129	35（27.13）	44（34.11）	39（30.23）	11（8.53）
两组证候疗效比较	Z	2.44			
	P	0.0148			
两组痊愈率比较	P	0.3773			
两组总有效率*比较	P	0.0022			

（5）两组按医院分层证候疗效的比较：为排除中心差异，以中心分层两组疾病疗效、痊愈率的差别有统计学意义，见表 4-57。为排除中心差异，以中心分层两组证候疗效、总有效率的差别有高度统计学意义，见表 4-58。

表 4-57　两组按医院分层疾病疗效的比较（PP）　　　单位：例

组别	中心	n	疾病疗效			
			痊愈（%）	显效（%）	进步（%）	无效（%）
试验组	01	65	35（53.85）	15（23.08）	13（20.00）	2（3.08）
	02	62	34（54.84）	19（30.65）	7（11.29）	2（3.23）
	03	65	25（38.46）	27（41.54）	10（15.38）	3（4.62）
	04	58	34（58.62）	15（25.86）	6（10.34）	3（5.17）
	05	61	25（40.98）	20（32.79）	7（11.48）	9（14.75）
	06	61	40（65.57）	10（16.39）	4（6.56）	7（11.48）
对照组	01	22	11（50.00）	5（22.73）	6（27.27）	0（0.00）
	02	21	10（47.62）	6（28.57）	3（14.29）	2（9.52）
	03	22	7（31.82）	9（40.91）	5（22.73）	1（4.55）
	04	22	5（22.73）	9（40.91）	4（18.18）	4（18.18）
	05	20	6（30.00）	7（35.00）	2（10.00）	5（25.00）
	06	20	12（60.00）	5（25.00）	1（5.00）	2（10.00）

续表

按医院分层 两组疾病疗效比较	CMH χ^2	5.94
	P	0.0148
按医院分层 两组痊愈率比较	CMH χ^2	5.31
	P	0.0212
按医院分层 两组总有效率比较	CMH χ^2	3.53
	P	0.0604

表 4-58 两组按医院分层证候疗效的比较（PP） 单位：例

组别	中心	n	证候疗效			
			痊愈（%）	显效（%）	进步（%）	无效（%）
试验组	01	65	34（52.31）	16（24.62）	15（23.08）	0（0.00）
	02	62	15（24.19）	37（59.68）	8（12.90）	2（3.23）
	03	65	16（24.62）	30（46.15）	19（29.23）	0（0.00）
	04	58	11（18.97）	36（62.07）	10（17.24）	1（1.72）
	05	61	7（11.48）	34（55.74）	12（19.67）	8（13.11）
	06	61	37（60.66）	14（22.95）	6（9.84）	4（6.56）
对照组	01	22	10（45.45）	3（13.64）	8（36.36）	1（4.55）
	02	21	3（14.29）	12（57.14）	6（28.57）	0（0.00）
	03	22	4（18.18）	9（40.91）	7（31.82）	2（9.09）
	04	22	2（9.09）	7（31.82）	11（50.00）	2（9.09）
	05	20	4（20.00）	7（35.00）	4（20.00）	5（25.00）
	06	20	11（55.00）	5（25.00）	3（15.00）	1（5.00）
按医院分层 两组证候疗效比较	CMH χ^2		9.64			
	P		0.0019			
按医院分层 两组痊愈率比较	CMH χ^2		1.36			
	P		0.2428			
按医院分层 两组总有效率比较	CMH χ^2		13.13			
	P		0.0003			

（6）两组痊愈受试者随访情况的比较（表4-59）

表4-59　两组痊愈受试者随访情况的比较

组别	n	痊愈（%）	复发（%）	*P*
试验组	170	170（100.00）	0（0.00）	
对照组	56	56（100.00）	0（0.00）	—

4. 安全性指标及不良事件分析

（1）理化检查、临床表现（表4-60）

表4-60　安全性检查理化定量指标变化

指标	组别	治疗前					治疗后				
		n	$\overline{\text{X}}$	Med	Min	Max	n	$\overline{\text{X}}$	Med	Min	Max
WBC（$\times 10^9$/L）	试验组	185	7.81	7.5	3.1	17.3	154	7.34	6.8	4	15
	对照组	25	8.27	7.8	4.4	15.4	18	6.29	5.75	3.2	9.9
GRA（%）	试验组	184	48	49.2	3.5	84.1	154	48.22	50.9	5.9	85.7
	对照组	25	50.73	54.5	5	82.7	18	52.89	50.95	15.1	82.9
HGB（g/L）	试验组	186	122.86	123	71	160	153	126.62	126	75	173
	对照组	25	125.04	124	101	166	18	124.72	125	93	151
RBC（$\times 10^{12}$/L）	试验组	186	4.44	4.38	3.38	5.88	153	4.47	4.43	3.32	5.8
	对照组	25	4.34	4.31	3.62	5.3	18	4.27	4.255	3.13	4.95
ALT（U/L）	试验组	154	21.32	18	2.35	110	147	20.32	18	1	107
	对照组	17	16.24	17	8	22	16	18.88	18	4	38
SCR（umol/L）	试验组	154	52.49	52	1	111	147	55.02	52.3	14	121
	对照组	17	57.23	58	16.9	102	16	73.31	69	49	117

表 4-61 实验室安全性检查治疗前后变化情况　　　　单位：例

指标	组别	例数 *	正/正	正/异	异/异	异/正	转异常率	转正常率
WBC	试验组	152	119	4	5	22	3.25	81.48
	对照组	18	14	1	0	3	6.67	100
HGB	试验组	152	118	12	11	10	9.23	47.62
	对照组	18	15	2	0	1	11.76	100
RBC	试验组	152	148	2	0	2	1.33	100
	对照组	18	17	1	0	0	5.56	.
ALT	试验组	142	133	2	1	4	1.48	80
	对照组	16	16	0	0	0	0	.
SCR	试验组	142	142	0	0	0	.	.
	对照组	16	16	0	0	0	.	.
尿常规	试验组	137	135	0	0	2	.	100
	对照组	15	15	0	0	0	.	.
心电图	试验组	109	99	1	5	4	1	44.44
	对照组	11	11	0	0	0	0	.

注：* 为试验前后均作安全性检查的病例数。

表 4-62 治疗前正常，治疗后异常理化检查指标列表　　　　单位：例

编码	中心	组别	指标	治疗前	治疗后	临床判断
517	6	试验组	ALT	38	51.2	无临床意义
519	6	试验组	ALT	39	56	无临床意义
443	6	对照组	WBC	6.7	3.2	无临床意义
38	1	试验组	RBC	4.49	3.33	无临床意义
4	1	对照组	RBC	4.16	3.13	无临床意义

表 4-63　临床不良事件列表

编码	中心	组别	临床不良事件	程度	与试验药关系	是否对症处理	是否退出试验
108	2	对照组	呕吐 1 次	轻度	无法评价	否	否
161	2	对照组	呕吐	轻度	无法评价	否	否
166	2	试验组	轻微恶心，腹痛	轻度	可疑	否	否
199	3	试验组	呕吐	轻度	可疑	否	否
257	3	试验组	恶心、呕吐	轻度	可疑	否	是

（2）安全性评价

表 4-64　两组安全性评价比较

组别	n	1级	2级	3级	4级	Z	P
试验组	385	385	0	0	0	0.00	1.0000
对照组	129	129	0	0	0		

（四）讨论

以基线值为协变量，治疗第 4 天试验组大便次数、大便性状、肛门灼热发红、尿液、指纹或脉象记分的差别优于对照组。治疗第 4 天试验组大便性状、肛门灼热发红、尿液、指纹或脉象阳性症状体征消失率优于对照组。

疾病疗效符合方案集（PP）试验组痊愈率为 51.88%、总有效率为 80.37%；对照组分别为 40.16%、72.60%。全分析集（FAS）试验组痊愈率为 50.65%、总有效率为 78.70%；对照组分别为 41.09%、72.87%。试验组疾病疗效、痊愈率优于对照组。

证候疗效符合方案集（PP）试验组痊愈率为 32.26%、总有效率为 77.15%；对照组分别为 26.77%、60.63%。全分析集（FAS）试验组痊愈率为 31.69%、总有效率为 75.59%；对照组分别为 27.13%、61.24%。试验组证候疗效、总有效率优于对照组。

安全性评价：本次试验未观察到试验药物对心、肝、肾功能、血液系统有异常影响等不良反应。

（五）试验结论

小儿双解止泻颗粒功能：解表清热，祛湿止泻。主治：小儿腹泻，湿热证。症见发热或无热，大便次数增多，粪便稀薄，重者如水样，或夹有黏液，色黄或绿，有时腹痛，口渴烦躁，肛门灼热发红，小便短黄，舌质红，舌苔黄腻，脉滑数，指纹紫等。

本次临床试验提示小儿双解止泻颗粒能有效改善小儿轮状病毒性肠炎湿热证的大便次数、大便性状，亦能改善肛门灼热发红、尿液、指纹或脉象。未见明显不良反应。

小儿双解止泻颗粒是一种治疗小儿轮状病毒性肠炎湿热证的新型、有效而安全的药物。

建议予以药品注册。

（六）参考文献

略。

（七）原始资料保存处

略。

（八）附件

略。

六　运脾方药为主治疗小儿厌食症 488 例临床对照研究

1986 ～ 1989 年，我们做了以运脾法为主治疗小儿厌食症的临床及实验研究，报告于下。

（一）临床资料

1. 入选标准

（1）诊断标准：①以厌食为主症。无主动进食欲望；食量较同年龄健康儿童显著减少，每日粮食进量：1～3岁≤100g，3⁺～6岁≤150g。②厌食病程在2个月以上。③排除肝炎、结核等其他慢性疾病。

（2）纳入标准：凡符合以上诊断标准，年龄在1～6岁，近1月内未用过治疗小儿厌食的中西药及其他疗法者，列为观察对象。

2. 辨证分型中医辨证入选小儿厌食的两个主要证型。

（1）脾运失健证：面色欠华，形体尚可，不思进食，食而无味，多食后脘腹作胀，易于泛恶、呕吐，大便偏干或偏稀，舌苔白或腻。

（2）脾气不足证：面色无华，精神较差，形体偏瘦，不思进食，食而无味，或大便不成形，夹不消化残渣，易于出汗，易罹外感，舌质淡，苔薄白，脉软。

3. 入选分组

按照以上诊断标准、纳入标准，共入选504例。对所有入选病例，按1∶1∶0.8随机数字表法分为3组，A组、B组各180例，C组144例。

对A组、B组患儿再按前述辨证分型标准分列为脾运失健证组、脾气不足证组，C组设计为对照组。

4. 治疗方法

中药两组以运脾法为主治疗。A组脾运失健证取调脾助运法，用儿宝颗粒治疗；B组脾气不足证取健脾助运法，用健儿糖浆治疗；C组为对照组不分证型，用浓复合维生素B溶液治疗。儿宝颗粒、健儿糖浆均为我们研制的江苏省中医院院内制剂。

A组用儿宝颗粒。每30g颗粒内含苍术10g、陈皮4g、鸡内金3g、焦山楂10g。每次10g，1日3次，温开水冲服。

B组用健儿糖浆。每30mL糖浆内含党参10g、茯苓10g、陈皮3g、六神曲10g。每次10mL，1日3次。

C组用（两倍）浓复合维生素B溶液治疗。每次5mL，1日3次。

各组在治疗观察期间均不用其他治疗。观察疗程1个月。

5. 完成病例 入选 504 例中按研究设计要求完成病例 488 例、剔除 16 例。剔除病例中 A 组 2 例、B 组 6 例、C 组 8 例，剔除原因均为入选随机化后患儿法定监护人不愿参加本项目临床研究，未曾用药，因而没有数据。

按要求完成本项目研究列入总结分析的 488 例，包括 A 组 178 例、B 组 174 例、C 组 136 例。A 组、B 组、C 组入组时资料：性别：男 95、97、63 例，女 83、77、73 例；年龄 1～3 岁 78、84、54 例，3^+～6 岁 100、90、82 例；病程 2 月～1 年 53、41、36 例，1^+～3 年 64、84、52 例，3^+～6 年 61、49、48 例。三组间基线比较均无显著性差异（$P > 0.05$）。

6. 疗效评价标准 按以下标准评定疗效：①显效：食欲增进，食量增加，体重上升 ≥ 0.50kg，原有症状基本消失。②有效：食欲、食量及其他症状改善，和 / 或体重上升 ≥ 0.25kg。③无效：各项指标无明显改善。

7. 疗效统计 作卡方检验，A 组 +B 组疗效显著优于 C 组（$P < 0.001$）；A 组、B 组分别与 C 组比较疗效亦显著优于 C 组（均 $P < 0.001$），见表 4-65。

表 4-65 各组临床疗效统计表

组别	例数	显效	有效	无效
		例数（%）	例数（%）	例数（%）
A 组	178	88（49.4）	75（42.1）	15（8.4）
B 组	174	70（40.2）	79（45.4）	25（14.4）
C 组	136	22（16.2）	38（27.9）	76（55.9）
合计	488	180（36.9）	192（39.3）	116（23.8）

另就各组治疗前后体重增长情况进行统计分析。各组增长均值、净增值（净增值为增长均值减去该年龄组儿童平均每月生理增长数 0.17kg）分别如下：A 组 0.45、0.28kg；B 组 0.33、0.16kg；C 组 0.11、−0.06kg。分别以 A 组、B 组与 C 组比较，均有非常显著性差异（均 $P < 0.001$）。

（二）讨论

小儿厌食症是 20 世纪 70 年代末开始在临床上出现的病症，其后发病率不断增加。本人从 1980 年起研究本病，在临床调查的基础上，提出本病病名及概念，分析病因以饮食不节、喂养不当最多见，脾主运化功能失健是主要病机，由此提出以运脾法为主治疗小儿厌食症。对于临床最常见的脾运失健证（约占 60%）治以调脾助运，脾气不足证（约占 35%）治以健脾助运，而对发病率较低的脾胃阴虚证（约占 5%）则未作系统临床观察。并相应研制了运脾之儿宝颗粒、补运兼施之健儿糖浆两种中药制剂，进行了临床观察。本组病例研究总结儿宝颗粒、健儿糖浆总有效率 88.6%，显著高于浓复 B 液对照组的 44.1%。临床观察结果表明，儿宝颗粒及健儿糖浆分别对于脾运失健证、脾气不足证患儿有明显的增进食欲、增加食量、增长体重、改善一般症状等作用，未发现任何副作用。

通过尿 D- 木糖排泄率测定及对实验家兔肠蠕动、多种氨基酸及葡萄糖吸收率影响的实验观察，表明儿宝颗粒对于增进肠道吸收功能、调节肠蠕动有明显作用。通过血 T 淋巴细胞比值（淋巴细胞 ANAE 标记测定）和唾液 SIgA 含量测定，以及实验小鼠的胸腺指数及脾指数、溶血素生成试验，表明儿宝颗粒、健儿糖浆能提高免疫功能。这些实验结果，与临床观察到的患儿服药后消化吸收功能增强、感染减少是一致的。实验研究结果另见第五章"运脾法治疗小儿厌食症的疗效机理研究"。

七 清热化滞颗粒治疗小儿积滞兼风热证 905 例多中心随机对照临床研究

积滞，是近年儿科临床常见、多发病，且与多种疾病的发病有关，其病因主要为饮食不节，喂养不当。小儿积滞易于化热，并常常招致外感发热，清热化滞颗粒是研制用于治疗小儿积滞化热证的中成药。临床研究表明，清热化滞颗粒对"脘腹胀痛""食欲下降""嗳气呕恶"等主要症状有较好的疗效，能显著改善积滞的临床症状。我们组织南京中医药大学附属医院、天津中医学院第一附属医院、河南中医学院第一附属医院、湖北中医学院附属医院四家医院在 2000 年 6 月至 2001 年 4 月完成了中药新药清热化滞颗粒Ⅱ期临床试验，2001 年 5 月至 2002 年 3 月完成了Ⅲ期临床试验。总结如下。

（一）临床研究

1. 资料与方法

（1）诊断标准：按照国家食品药品监督管理局《中药新药临床研究指导原则》、《中医儿科学》第 6 版相关标准。

符合西医学诊断标准：①消化功能紊乱症：食欲减退、嗳气、恶心、呕吐、腹胀、腹痛、便秘，大便检查可见不消化物。②急性上呼吸道感染：急性起病，发热，鼻塞流涕，咽部充血，血常规白细胞计数正常或偏低，咽拭子细菌培养阴性或阳性。

符合中医学小儿积滞（积滞化热证）兼风热证辨证标准：

主症：①脘腹胀满疼痛；②食欲下降；③嗳气呕恶；④发热。

次症：①大便不调；②烦闹不安；③面色黄滞或微红；④口干；⑤鼻塞流涕；⑥咽红；⑦舌质红，苔黄腻；⑧脉数或指纹紫滞。

主症①、②项为必备症状，主症④项和次症第⑤、⑥项中任一项及以上。各症状体征分级量化标准、病情程度分级标准略。

按以上中、西医诊断、辨证标准，并按纳入标准、排除标准确定入选病例。

（2）病例选择：按照以上诊断标准，选择中医诊断为小儿积滞（积滞化热证）兼风热证、西医诊断为消化功能紊乱症合并急性上呼吸道感染的患儿，Ⅱ、Ⅲ期分别以 1：1、3：1 电脑随机化分为两组。共入选 905 例，观察组 620 例、对照组 285 例。

（3）临床资料：将小儿积滞兼风热证患儿 905 例随机分为两组。

观察组 620 例，剔除 4 例（无随访资料者）。616 例中，性别男 345 例、女 271 例；年龄 6.25±3.54 岁；病程≤1 日 366 例、1～2 日 250 例；病情诊断为轻度 134 例、中度 363 例、重度 119 例；主要症状体征：脘腹胀痛 508 例，食欲下降 566 例，嗳气呕恶 429 例，发热 469 例，大便不调 524 例，口干 309 例，鼻塞流涕 356 例，咽红 458 例。

对照组 285 例，剔除 1 例（无随访资料者）。284 例中，性别男 168 例、女 116

例；年龄（6.38±4.02）岁；病程≤1日164例、1～2日120例；病情诊断为轻度62例、中度170例、重度52例；主要症状体征：脘腹胀痛254例，食欲下降273例，嗳气呕恶225例，发热235例，大便不调268例，口干186例，鼻塞流涕193例，咽红230例。两组上述资料比较差异均无统计学意义（$P > 0.05$），具有可比性。

（4）治疗方法

观察组予清热化滞颗粒（河北省承德中药厂，批号：2000526。主要成分为酒炒大黄、大青叶、焦麦芽、焦山楂等，每袋2.5g）口服。1～3岁每次1袋、4～7岁每次2袋、8～14岁每次3袋，均每日3次，餐后30min服用。

对照组予健儿清解液（深圳中药总厂，批号：20010115。主要成分为金银花、菊花、山楂等，每支10mL）口服。1～3岁每次5mL、4～7岁每次10mL、8～14岁每次15 mL，均每日3次，餐后30min服用。

连续服药4日为1个疗程。观察时间为1个疗程，于第5日观察记录疗效与安全性。

疗程结束后随访3个月，随访病例要求不少于痊愈病例的1/2。

合并用药：发热患儿体温＞39℃时，可临时使用对乙酰氨基酚。必要时使用支持疗法，10%葡萄糖注射液加电解质静脉点滴，但不加维生素C。观察期间禁止使用其他治疗消化功能紊乱及上感的中西药物，包括抗生素等。

（5）观察方法：发热病例的体温于第1次服药前测1次，第1次服药后每隔1h测1次，共测4次，

以后每6h测1次，直至体温正常，以后每日测2次。其他症状、体征于治疗前、治疗第5天各检查1次。记录治疗前后症状、体征及不良反应。治疗期间停用一切可能影响本观察药品疗效的药物。疗程结束后对疗效及安全指标进行评定。

（6）统计学分析：综合疗效、痊愈率、总有效率的比较采用PP分析。

2. 临床研究结果

（1）疗效判定标准：参照《中药新药临床研究指导原则》相关标准制定。

临床痊愈：用药3日以内发热消退，4日以内主症全部消失，实验室检查结果恢复正常。

显效：食欲下降、脘腹胀痛显著减轻，体温正常，主症积分减少≥2/3者。

进步：食欲下降、脘腹胀痛减轻，体温下降，主症积分减少 ≥ 1/3、< 2/3 者。

无效：各项临床症状及体征未见明显减轻，主症积分减少 < 1/3 者。

（3）疗效比较：至观察结束，观察组除剔除 4 例外，又脱落 19 例；对照组除剔除 1 例外，又脱落 4 例。去除脱落及剔除的 28 例后作临床疗效统计分析，观察组痊愈率、总有效率高于对照组，差异均有统计学意义（$P < 0.01$）。见表 4-66。

表 4-66　两组综合疗效的比较　　　　　　单位：例

组别	n	痊愈	显效	进步	无效	总有效率
观察组	597	378（63.31%）[a]	142（23.79%）	14（2.34%）	63（10.55%）	87.10%[a]
对照组	280	129（46.07%）	80（28.57%）	26（9.28%）	45（16.07%）	74.64%

注：与对照组比较，[a]$P < 0.01$。

（3）安全性指标分析：两组治疗前后，检测心电图、肝肾功能、血液系统均未发现异常变化。

（4）不良反应：两组治疗中，观察组报告 4 例不良反应，占 0.6%，其中服药后呕吐 1 例、腹泻 3 例，未经特殊处理，均自愈。对照组报告 1 例不良反应，为腹泻，占 0.36%。两组随访均未发现不良反应。

（二）实验研究

小儿积滞与胃肠功能障碍密切相关，胃肠功能障碍又与胃肠激素的变化等有着十分密切的关系，为了进一步探讨清热化滞颗粒治疗小儿积滞化热证的作用机制，我们研究了其对胃泌素、胃动素、生长抑素、血管活性肠肽的影响。

1. 材料与方法

（1）材料：实验选用 4 周龄昆明种雄性小白鼠 80 只，随机分为空白组、模型组、健儿清解液组、清热化滞颗粒组，每组 20 只。小鼠体质量为 18 ~ 22g。

（2）方法：参考文献"朱富华. 食积动物模型初探. 陕西中医，1989，10（11）：523-524.""李中南，许冠荪，孙子平. 健脾和胃饮对食积动物模型的实验研究. 陕西中医，1996，17（7）：330-331."进行造模。造模成功后健儿清解液组灌服健儿清解液 20g/（kg·d），每日 2 次；清热化滞颗粒组灌服清热化滞颗粒 25g/（kg·d），每日2次。均连服4d。空白组和模型组常规饲料和饮水，并加喂等量自来水。胃泌素、胃动素、生长抑素、血管活性肠肽试剂盒由北京华英生物技术研究所提供。

2. 研究结果

放射免疫分析检测结果及各组含量变化，分别见表4-67、4-68。

表4-67 小鼠小肠组织生长抑素、血管活性肠肽、胃动素、胃泌素的含量变化（$\overline{X} \pm S$，n=10）

组别	生长抑素（IU/L）	血管活性肠肽（IU/L）	胃动素（ng/L）	胃泌素（ng/L）
空白组	15.35 ± 17.83^b	41.76 ± 21.29^b	125.60 ± 19.89^a	40.45 ± 10.38
模型组	99.18 ± 40.87	558.15 ± 257.06	100.73 ± 29.12	37.56 ± 14.51
健儿清解液组	10.87 ± 2.40^b	512.34 ± 191.27	122.92 ± 23.60	40.41 ± 15.68
清热化滞颗粒组	12.26 ± 1.78^b	448.41 ± 86.18	124.12 ± 17.39^a	52.90 ± 12.13^a

注：与模型组比较，$^a P < 0.05$，$^b P < 0.01$。

表4-68 小鼠血浆生长抑素、血管活性肠肽、胃动素、胃泌素的含量变化（$\overline{X} \pm S$，n=10）

组别	生长抑素（IU/L）	血管活性肠肽（IU/L）	胃动素（ng/L）	胃泌素（ng/L）
空白组	12.53 ± 1.85^c	19.73 ± 6.09	198.42 ± 33.71^c	28.82 ± 7.82^b
模型组	23.71 ± 5.82	25.70 ± 13.09	139.48 ± 38.90	20.63 ± 5.64
健儿清解液组	23.07 ± 5.97	25.60 ± 3.80	217.70 ± 29.80	42.13 ± 23.87^b
清热化滞颗粒组	17.10 ± 3.56^{ac}	21.86 ± 6.42	224.85 ± 25.59^c	46.95 ± 4.85^c

注：与健儿清解液组比较，$^a P < 0.05$；与模型组比较，$^b P < 0.05$，$^c P < 0.01$。

模型建成后，小鼠小肠组织中生长抑素、血管活性肠肽的含量增加，胃动素、胃泌素含量降低；灌服清热化滞颗粒后生长抑素降低，胃动素、胃泌素增加，且与模型组比较差异有统计学意义。小鼠血浆生长抑素的含量增加，胃动素、胃泌素含量降低；灌服清热化滞颗粒后生长抑素降低，胃动素、胃泌素增加，且与模型组比较差异有统计学意义。其中在降低生长抑素方面，清热化滞颗粒组优于健儿清解液组。

（三）讨论

清热化滞颗粒处方来自北京玉泉医院老中医糜伟真主任医师的经验方，由酒炒大黄、大青叶、寒水石、焦麦芽、焦山楂、焦槟榔等 11 味中药组成。大黄苦寒，能攻积导滞，泻热通便；焦槟榔苦降，消积导滞，通便降气除胀。二者共为君药。山楂消食化积；大青叶味苦、入肺胃经，清肺胃热，泻火解毒；寒水石味咸、大寒，清热泻火；薄荷辛凉，能清肺解表，散风热，清头目。故四药为臣；配伍草豆蔻、橘红、前胡等为佐药，可宣肺解表。全方共奏消积、导滞、清热之功效，主治积滞兼风热证。药理研究结果显示，本颗粒具有解热、抑菌、抗病毒、增进机体细胞免疫与体液免疫的功能、抗炎、促进小肠推进运动、止痛等作用。

清热化滞颗粒是治疗小儿积滞化热证的中成药制剂。临床试验研究结果：清热化滞颗粒的痊愈率和显效率分别为 63.31%、23.79%，总有效率为 87.10%。健儿清解液的痊愈率和显效率分别为 46.07%、28.57%，总有效率为 74.64%。清热化滞颗粒治疗小儿积滞兼风热证综合疗效、痊愈率和总有效率均明显优于对照组，两组差异有统计学意义。同时，多次临床试验均未观察到试验药物对心、肝、肾功能及血液系统的异常影响。

小儿积滞与胃肠功能障碍密切相关，胃肠功能障碍又与胃肠激素的变化等有着十分密切的关系，为了进一步探讨清热化滞颗粒治疗小儿积滞化热证的作用机制，我们还研究了其对胃泌素、胃动素、生长抑素、血管活性肠肽等胃肠激素的影响。其中胃动素是产生于十二指肠和空肠的一种肽类激素，主要功能是影响胃及肠道的蠕动，与消化间期复合肌电密切相关，并能刺激胃蛋白酶和胰液的分泌及胆囊的收缩；胃泌素是胃窦和十二指肠 G 细胞分泌的一种消化道激素，具有促进胃酸分泌、胃窦收缩及营养胃肠道黏膜等生理功能；生长抑素广泛分布于胃肠道内，对胃肠功能起普遍的抑制作用；血管活性肠肽是一种脑肠肽，广泛分布于中枢神经系统和消化道，具有多种功能，对胃运动具有抑制作用。通过 α 受体兴奋，刺激血管活性肠肽能神经引起胃时相活动的抑制。

根据"饮食自倍，肠胃乃伤"的理论，用病因模拟的方法，给小鼠喂饲高蛋白、高热量饲料并加饲牛奶，造成积滞模型，同时腹腔注射阿托品，造成积滞化热模型。

模型建成后小鼠食量减少，脘腹胀满，体质量增长缓慢，烦躁活动不宁，频频饮水，大便干结，与临床积滞化热证患儿的症状相似。动物实验结果显示，清热化滞颗粒能提高血和小肠组织中胃动素、胃泌素含量，降低生长抑素水平，但对血管活性肠肽作用不明显。说明该药促进胃肠蠕动作用，可能是其治疗小儿积滞的作用机制之一。

八 助长口服液治疗胎怯 150 例临床对照研究

胎怯，指先天不足、新生儿胎禀怯弱的病症。我们在 1991—1996 年研制补肾健脾中药助长口服液，对本病进行了系统的临床观察及随访研究，总结报告于下。

（一）临床资料

1. 诊断标准

出生体重低于 2500g 的新生儿。临床表现：肌肉瘠薄，身材矮小，头发稀细，耳郭薄软，面色苍白或萎黄无华，精神萎软，哭声低弱，食乳量少，易吐易呛等。

2. 一般资料

1991 年 9 月至 1993 年 11 月间，在南京市第一医院和扬州市妇幼保健院产科选取符合胎怯诊断要求的新生儿 150 例，以随机数字表法 2∶1 随机分为两组，试验组 100 例、对照组 50 例。

试验组 100 例中，性别：男 44 例、女 56 例；孕期：早产儿 68 例、小于胎龄儿 31 例、过期产儿 1 例；体重：2.23±0.20kg；身长：45.05±1.99cm。

对照组 50 例中，性别：男 25 例、女 25 例；孕期：早产儿 37 例、小于胎龄儿 12 例、过期产儿 1 例；体重：2.28±0.39kg；身长：45.29±4.14cm。两组患儿一般资料相似，有可比性（均 $P > 0.05$）。

1996 年 6 月对联系到的研究病例做了随访调查。

（二）处理方法

试验组以补肾健脾法治疗，服用助长口服液（由人参、紫河车、鹿角片、麦芽等组方），每次 1mL，1 日 3 次，自初生起，连服 1 月。

对照组不用药。

两组采取同样护理措施，作喂养指导。

（三）观察结果

1. 疗效标准

治愈：体重增加，达到同年龄、同性别儿童的体重均值减 2 个标准差（$\overline{X}-2S$）以上，原有症状消失。

好转：体重增加，超过同年龄、同性别儿童同时期体重增长均值，原有症状改善。

未愈：体重增长不显著，症状无明显改善。

正常儿童体重均值 $\overline{X}$ 及标准差 S 取自全国九市协作组公布的《九市城区、郊区正常儿童体格发育的衡量数字（1985 年）》。

2. 治疗结果

临床观察完成病例试验组 100 例、对照组 50 例，无脱落、剔除病例。

（1）疗效统计：按前列疗效标准，统计两组临床疗效如表 4-69。

表 4-69　两组胎怯儿临床疗效统计表　　　　　　单位：例

组　别	总　数	治　愈	好　转	未　愈	总有效率（％）
试验组	100	53	25	22	78
对照组	50	12	14	24	52

作卡方检验，对比两组疗效，$X^2 = 14.04$，$P < 0.001$，试验组疗效显著优于对照组。

（2）主要生长发育指标对照：记录初生、1 月、2 月、3 月时两组患儿的主要生长发育指标体重、身长、头围、胸围、上臂围，结果如表 4-70。

表 4-70　两组胎怯儿主要生长发育指标观察表

指标	初生		1月	
	试验组（n = 100）	对照组（n = 50）	试验组（n = 100）	对照组（n = 50）
体重（kg）	2.23 ± 0.20 $^\triangle$	2.28 ± 0.39	3.36 ± 0.19 **	2.83 ± 1.06
身长（cm）	45.05 ± 1.99 $^\triangle$	45.29 ± 4.14	48.54 ± 2.29 **	47.47 ± 1.20
头围（cm）	31.36 ± 1.28 $^\triangle$	30.96 ± 1.17	34.16 ± 1.52 **	32.50 ± 1.31
胸围（cm）	29.15 ± 1.64 $^\triangle$	29.71 ± 1.68	32.51 ± 1.99 **	31.51 ± 1.08
上臂围（cm）	8.59 ± 1.48 $^\triangle$	8.38 ± 1.72	10.05 ± 0.93 **	9.52 ± 0.83

表 4-70　两组胎怯儿主要生长发育指标观察表（续）

指标	2月		3月	
	试验组（n = 50）	对照组（n = 28）	试验组（n = 32）	对照组（n = 20）
体重（kg）	4.23 ± 0.72 **	3.82 ± 0.58	5.49 ± 0.94 **	4.38 ± 1.39
身长（cm）	51.51 ± 2.74 *	50.39 ± 1.99	55.41 ± 3.49 **	53.25 ± 2.23
头围（cm）	36.82 ± 2.85 **	32.81 ± 1.35	39.18 ± 1.84 **	35.13 ± 1.50
胸围（cm）	36.06 ± 1.54 **	33.41 ± 1.14	38.88 ± 2.44 **	35.08 ± 1.53
上臂围（cm）	11.33 ± 1.20 **	10.35 ± 0.84	12.48 ± 1.58 **	11.64 ± 0.80

注：与对照组相比，$^\triangle P > 0.05$，$^* P < 0.05$，$^{**} P < 0.01$。

由表 4-70 可以看出，初生时两组间主要生长发育指标均无显著性差异；1 月、2 月、3 月时两组间 5 项指标均有显著性差异，试验组均显著高于对照组。

（3）血清 T_3、T_4 值检测对照：我们在临床观察同时，检测了两组胎怯儿血清 T_3、T_4 值。结果如表 4-71。

表 4-71　两组胎怯儿血清甲状腺素检测结果　　　　　单位：nmol/L

组别		例数	初生时		1月时	
			T_3	T_4	T_3	T_4
正常体重新生儿		30	1.32 ± 0.60	106.55 ± 26.83		
胎怯儿	试验组	16	0.94 ± 0.39 $^{\triangle *}$	146.16 ± 37.41 $^{\triangle *}$	3.13 ± 0.62 **	140.48 ± 11.16 **
	对照组	10	0.85 ± 0.25 $^\triangle$	154.02 ± 37.41 $^\triangle$	0.32 ± 0.46	168.99 ± 37.67

注：胎怯儿与正常儿相比，$^\triangle P < 0.05$。胎怯儿试验组与对照组相比，$^* P > 0.05$，$^{**} P < 0.05$。

由上表可以看出，胎怯儿两组初生时 T_3 值均显著低于正常组，T_4 值均显著高于正常组，而胎怯儿两组间均无显著性差异。出生 1 月后，胎怯儿两组间比较，试验组 T_3 值高于对照组，T_4 值低于对照组，均有显著性差异。

（4）患病率、病死率对照：临床研究期间，我们还观察了扬州市妇幼保健院两类患儿的患病率、病死率情况，结果如表 4-72、4-73。

表 4-72　两组胎怯儿患病率统计表　　　　单位：例次

组别	总数	支肺炎	腹泻	气管炎	上感	其他	合计	患病率（%）
试验组	51	6	2	6	5	3	22	43
对照组	50	11	6	4	9	6	36	72

表 4-73　两组胎怯儿病死率统计表　　　　单位：例次

组别	总数	败血症合并化脑	支肺炎合并心衰	颅内出血肺出血	坏死性小肠炎	皮下坏疽	不明原因	合计	病死率（%）
试验组	52	1	2	2	0	0	0	5	10
对照组	53	2	4	2	1	1	1	11	21

作卡方检验，对比两组患病率，$X^2 = 8.61$，$P < 0.01$，试验组患病率显著低于对照组。对比两组病死率，$X^2 = 2.51$，$P > 0.05$，无显著性差异。

由上表可以看出，试验组患病率显著低于对照组；两组病死率虽试验组较低，但统计学处理未显示出显著性差异。

（5）远期随访对照：1996 年 6 月，对曾经作为观察对象的患儿发出了随访通知，共有 58 名小儿前来复诊。复诊时小儿年龄在 2 岁 7 个月至 4 岁 9 个月之间。测定体重，作为主要观察指标。以相应性别、年龄组正常儿童体重均值为 $\overline{X}$，标准差为 S，观察到曾被分别列入试验组、对照组的 30、28 例小儿此时的体重分布状况如表 4-74。

表 4-74　两组胎怯儿远期随访疗效观察　　　　单位：例

组别	例数	$< \overline{X} - 2S$	$\overline{X} - 2S \sim \overline{X} - S$	$\overline{X} - S \sim \overline{X}$	$\overline{X} \sim \overline{X} + S$	$\overline{X} + S \sim \overline{X} + 2S$
试验组	30	0	2	10	9	9
对照组	28	2	6	9	10	1

行 X 列表资料的 X^2 检验，$X^2 = 10.27$，$P < 0.05$，试验组远期随访时的总体体重水平显著高于对照组。

（四）讨论

胎怯是临床新生儿常见病之一。据中国出生缺陷监测协作组 1986 年 10 月至 1987 年 9 月对我国 29 个省市自治区的一项调查结果表明，我国低出生体重儿的发生率为 64.0‰，死亡率为 26.7‰，其死亡率为正常体重新生儿的 11.1 倍，成活者的体格和智能发育也受到影响。目前临床上对于低出生体重儿只有加强护理和喂养的措施，没有药物治疗方法，使之成为影响儿童健康成长的迫切需要研究解决的课题之一。

按照低出生体重儿的主要临床表现，本病应属于中医学胎怯范畴。古代儿科医籍对于胎怯曾有不少阐述，但新中国成立以来，国内外均未见到应用中医药对本病进行系统研究的报道。为了发扬中医药的特色和优势，为儿童健康成长服务，我们在对本病温习古代文献和进行临床调查的基础上，提出了本病病因为先天不足，胎禀怯弱，病机以肾脾两虚为主的观点，设计了补肾健脾的方药助长口服液。助长口服液方取药专效宏之品，精制成口服液，以人参大补元气、紫河车补肾益精、鹿角片温肾壮骨、麦芽健脾开胃，共成补肾培元、健脾助运之方。应用此方进行了系统的临床和实验研究。

临床研究观察了 150 例患儿，试验组 100 例、对照组 50 例。试验组应用助长口服液治疗 1 个月，对照组设计为空白对照，两组护理、喂养措施相同。连续观察 3 个月。试验组临床疗效显著优于对照组，试验组体重、身长、头围、胸围、上臂围等主要生长发育指标的增长值均显著高于对照组。同时，各项临床症状和体征也较对照组改善明显，患病率低于对照组，说明助长口服液在促进患儿生长发育的同时，也有利于全身各脏器虚弱证候的改善，从而增强体质、减少发病。两年半后的远期随访表明，试验组小儿的总体生长发育水平继续显著高于对照组。

为了探讨补肾健脾法治疗胎怯的疗效机理，我们主要从甲状腺激素方面设计了实验研究。结果表明，胎怯儿的血清 T_3 值低于正常、T_4 值高于正常，试验组 1 月后血清 T_3 值升高、T_4 值下降，较对照组有显著差异。

本项研究结果显示，补肾健脾法治疗新生儿胎怯具有较好的临床疗效，能增强患儿体质，调整甲状腺激素水平，增进消化系统功能，增强食欲，促进生长发育，提高抗病能力。这一研究对于丰富中医新生儿学的内容，优生优育，提高儿童健康水平，保障儿童健康生长，具有积极意义。

九　流行性脑脊髓膜炎辨证治疗 12 例报告

流行性脑脊髓膜炎（简称流脑），是由脑膜炎球菌引起的一种化脓性脑膜炎，临床以发热、呕吐、头痛项强、皮肤瘀斑、昏迷惊厥为主要表现，是严重危害儿童健康的急性呼吸道传染病之一。由于感染致病菌的毒力及机体抵抗力的差异，发病后有多种表现，如表现为鼻咽部带菌状态或出现呼吸道炎症，侵入血循环形成败血症，侵入脑脊液而形成化脓性脑脊髓膜炎。发病急、变化快是本病的临床特点，必须积极救治。

按照流脑的临床表现，属于中医学温病范畴，与春温相近。因其传染性强，故也属瘟疫。古籍中有类似于本病的记载，现代中医药临床治疗的文献报道不多。笔者 1968 年初在泰兴县人民医院期间，正值当地流脑流行，传染病房唯一的主管医师焦永盛让我单独管理两间病房以中医药为主治疗，同时对他负责的其他病房必要时也开中药配合西药治疗。现仅就我单纯用中药治疗的 12 例流脑患者总结如下。

（一）临床资料

1. 一般资料

受治的 12 例患者均为住院病例。1～18 岁 9 例、成人 3 例。男性 7 例、女性 5 例。

2. 临床分型

流行性脑脊髓膜炎简称流脑，是由脑膜炎双球菌引起的化脓性脑膜炎。致病菌由鼻咽部侵入血循环，形成败血症，最后局限于脑膜及脊髓膜，形成化脓性脑脊髓膜病变。本病按其临床表现分为三型。

（1）轻型：低热、轻微头痛及咽痛等上呼吸道症状，皮肤可有少数细小出血点和脑膜刺激征。

（2）普通型：前驱期约1～2天，可有低热、咽痛、咳嗽等症。多数患儿直接表现败血症期，突发寒战、高热、头痛、肌肉酸痛、食欲减退及精神萎靡等症状。幼儿则有哭闹不安、因皮肤感觉过敏而拒抱以及惊厥等，出现皮疹，瘀点或瘀斑，严重者组织坏死。脑膜炎期常脑膜炎与败血症症状同时出现，在前期症状基础上出现剧烈头痛、频繁呕吐、狂躁以及脑膜刺激症状，重者谵妄、神志障碍及抽搐。经治疗后好转者则进入恢复期，体温渐降，皮肤瘀点、瘀斑消失，症状逐渐好转恢复正常。

（3）暴发型：包括败血症休克型，以短期内出现广泛皮肤黏膜瘀点或瘀斑，且迅速扩大融合成大片，伴中央坏死，循环衰竭为特征；脑膜脑炎型，以脑实质严重损害为主要特征，除高热、瘀斑外，患儿意识障碍加深，并迅速进入昏迷，惊厥频繁，锥体束征阳性等，严重者可发生脑疝，可因呼吸衰竭死亡；混合型，兼有上述两型的临床表现，病情极严重，病死率高。

本组全部病例均具备流行病学史、典型临床表现和实验室检查（包括脑脊液检查）结果，得到确诊。按照以上分型标准，本组12例中，属于轻型1例，普通型10例，暴发型（败血症休克型）1例。

3. 证候辨别

流脑病发于冬末春季，病因属于时令不正，风温邪毒自口鼻而入。本病除符合温病卫、气、营、血传变的一般规律，且多数起病急骤、传变迅速之外，往往头痛剧烈、呕恶频频、颈项强直、谵语妄动，符合肝经淫热的病机特点，因而提出分以下三证辨证。

（1）风温犯卫，肝经炎热证：有流脑接触史，急性起病，畏寒无汗，身热迅速升高，头痛剧烈，全身酸痛，颈强不舒，恶心呕吐，肤见瘀点，咽红，舌苔薄白或薄黄，脉浮数。本证一般为时短暂，也可以不出现。

（2）气营两燔，肝火肆虐证：壮热持续，神识昏糊，躁扰不宁，谵语妄动，头痛如劈，颈项强直，呕恶频频，势如喷射，或有频作抽掣动风，斑疹显露，口干唇焦，咽红，舌质红绛，舌体干，舌质红，舌苔黄或黄糙，脉弦滑。

（3）邪入营血，毒陷心肝证：少数患者病情发展，全身斑疹成片，热炽神昏，颈强反张，抽风频频，口干唇焦，舌质干绛，甚或见到四肢厥冷、脉息微细、呼吸不匀、气息微弱等内闭外脱之危象。

按照以上分证标准，本组 12 例中，属于风温犯卫，肝经炎热证 1 例；气营两燔，肝火肆虐证 10 例；邪入营血，毒陷心肝证 1 例。

4. 治疗方法

本病符合卫、气、营、血传变特点，又具有肝经淫热的临床特征，由此提出，应在解表清热、清气解毒、凉营护阴、凉血消斑的治疗原则下，增加清肝泻火之品。风温犯卫，肝经炎热证治以解表清热、平肝降逆法，予银翘散加味；气营两燔，肝火肆虐证治以清气凉营、清肝泻火法，予自拟龙胆清瘟败毒饮加减；邪入营血，毒陷心肝证治以清营凉血、开窍息风法，予犀角地黄汤加味。所有病例均未使用西药抗菌药物（当时西药主要使用磺胺嘧啶、青霉素），部分病例配合使用了不含抗生素等药物的 1/3 张电解质溶液静脉滴注。其中邪入营血，毒陷心肝证出现休克、呼吸衰竭时使用了西药治疗抢救。

本病住院患者以气营两燔，肝火肆虐证居多，治疗主方取余师愚清瘟败毒饮加减，重用泻肝清火之品，因立龙胆清瘟败毒饮方如下：龙胆大剂 12g、中剂 8g、小剂 3g；生地黄大剂 15g、中剂 12g、小剂 10g；石膏（先煎）大剂 60g、中剂 30g、小剂 15g；石决明（先煎）大剂 30g、中剂 20g、小剂 15g；知母 10g，黄连 3g，黄芩 10g，连翘 10g，牡丹皮 10g，赤芍药 10g，生甘草 4g。

本方中主药之大剂、中剂、小剂用量，依患儿病情及年龄而定。剂型取汤剂，昏迷者用鼻饲或灌肠法给药。重症者可 1 日 2 剂，每剂煎 2 次，1 日 4 次给药。

本方以龙胆为主药，《药品化义·龙胆草》云："胆草专泻肝胆之火，主治目痛、颈痛、两胁疼痛、惊痫邪气、小儿疳积，凡属肝经热邪为患，用之神妙。"证之临床，对流脑肝经邪火充斥确有苦寒直折之功。若患者高热谵妄，不论是否便秘，又常配用调胃承气汤，亦宗《温疫论·上卷》"注意逐邪，勿拘结粪"之训。热炽风动，频频抽掣者，则配合羚角钩藤汤、紫雪丹之类镇肝息风。

5. 治疗结果

本组病例临床治疗经过：风温犯卫，肝经炎热证（轻型）1例予银翘散加葛根、大青叶、蔓荆子、竹茹、玉枢丹等治疗2天，第3天疫邪入气、肝火炽盛，改予龙胆清瘟败毒饮中剂2日、小剂3日，获得痊愈。气营两燔，肝火肆虐证（普通型）10例均以龙胆清瘟败毒饮为主方加减治疗，于药后2～4日，皆获得高热降、呕吐止、神识清、躁扰宁之效，再以原方减为轻剂，随证加减，继治4～6日获愈。邪入营血，毒陷心肝证（败血症休克型）1例入院时以西医抗休克治疗为主，第2天休克纠正后，因全身大片瘀斑密布，右下肢膝关节以下皮肤全部紫黑，右足枯黑，予清营凉血、活血散瘀法治疗10余日，全身瘀斑日见缩小，最后仅右足4、5趾瘀黑已完全坏死给手术截除，余症皆愈。患者住院时间多在7～10日，仅休克型病例住院25日，全部治愈出院。

（二）讨论

在本次当地流行性脑脊髓膜炎流行期间，笔者采用单纯中药治疗12例，另有部分病例应邀配合西医采用中西医结合治疗，均取得满意的疗效。本病病初虽与一般外感热病之卫分表证相似，但往往头痛、项强、呕恶等肝经风热证象较为明显，并较快进入气分，若用药过于轻清，则难以遏其邪势。邪在肺卫，主方取银翘散，金银花、连翘用量偏大，常加葛根解肌达表；蔓荆子、菊花、钩藤清肝祛风；竹茹、黄芩清肝和胃，诊断明确证情发展较快者，可早加石膏、栀子、龙胆类截其邪火。进入气营两燔阶段，邪火充斥肆虐，以清气凉营，清肝泻火法治疗，取清瘟败毒饮加减，但《疫病篇·疫证条辨》指出："疫证循衣摸床撮空，此肝经淫热也。肝属木，木动风摇，风自火出。"流脑患者头痛如劈、呕恶频频、项强痉厥、昏谵躁动等症，无不与肝火上炎，肝木犯胃，热盛动风有关，余师愚从疫证肝经淫热证治角度提出用清瘟败毒饮加胆草，我们以之加减组成龙胆清瘟败毒饮用为本证主方。若是邪入营血出血动血，又当以清营凉血、活血止血治疗，取清营凉血、活血散瘀法治疗有甚好的疗效，更彰显了中医药治疗的优势。如果见到毒陷心肝、内闭外脱证，又配用羚角钩藤汤、紫雪丹之类，并采用西医药同时抢救治疗。

通过临床实践体会，应用温疫病机证治理论指导流脑临床治疗，对住院的多数普通型患者应用泻肝解毒、清气凉营的龙胆清瘟败毒饮，确有良好的疗效。本病为典型的中枢神经系统细菌感染性疾病，西医治疗以能透过血脑屏障的抗生素如青霉素为主。临证观察，中药按不同病期、证型及证候辨证论治，能取得不差于西药的疗效，在某些证候如热入血分耗血动血之证更能显示优势。笔者治疗流脑的实践表明，在治疗急性传染病方面，中医不仅能治疗病毒感染性疾病，同样能治疗细菌感染性疾病。至于如何能根据不同证候，在中西医之间取长补短，协同治疗，提高重症抢救成功率，还值得深入研究。

十　凉血法为主治疗小儿过敏性紫癜 23 例临床总结

过敏性紫癜是一种常见的微血管变态反应性出血性疾病，临床表现为皮肤紫癜，常伴有关节肿痛、腹痛、便血及不同程度肾脏病变等。属于中医学血证范畴。我们在 1985 年就通过临床总结观察体会到，本病多系血热为患，以凉血法为主配合清热、化瘀等法治疗能收到较好的效果。现就此介绍于下。

（一）一般资料

本组计 23 例，均为本院住院病例。性别：男 11 例、女 12 例。年龄：4 ～ 6 岁 6 例、7 ～ 11 岁 15 例、13 岁 2 例。入院前病程：10 天以内 14 例、11 ～ 30 天 5 例、1 ～ 3 月 4 例。有过敏性紫癜既往史者 4 例。

起病原因：起病前有上呼吸道感染者 9 例，进食鱼、虾、蟹后发病者 7 例，食烧鹅后发病者 1 例，食韭菜炒蛋后发病者 1 例，疑与肠道蛔虫病有关者 1 例，不明原因 4 例。

主要临床表现：本组患儿均具有典型的过敏性紫癜皮肤症状。有关节肿痛、活动受限者 12 例，均见于下肢膝、踝关节，出现时间都不长，有的在入院时已消失。有腹痛者 10 例，其中 3 例伴果酱样大便或大便隐血试验阳性。关节症状和胃肠道症状兼见者 4 例。

实验室检查：血红细胞 $> 4×10^{12}/L$ 3 例、$(3～4)×10^{12}/L$ 19 例、$2.9×10^{12}/L$ 1 例；血红蛋白（90～120）g/L 21 例、（80～89）g/L 2 例。白细胞计数正常者 16 例；（10～18）$×10^9/L$ 7 例，嗜酸粒细胞（3～8）% 者 8 例。全部病例血小板计数均在 $110×10^9/L$ 以上。16 例查了出血时间、凝血时间，4 例查了血块收缩时间，2 例作了毛细血管脆性试验，2 例查了凝血酶原时间，结果均在正常范围。13 例查了红细胞沉降率，9 例正常，4 例升高（37～60mm／1h 末）。尿常规检查正常者 13 例，轻度改变（蛋白、红细胞＜＋）5 例，明显异常（蛋白、红细胞≥＋）5 例。所有病例均不伴有高血压和肾功能损害。

（二）辨证施治

过敏性紫癜最重要的临床表现为出血。阳络伤则血外溢，热伤肌肤络脉，紫癜如云布散，多见于四肢伸侧阳面，其色鲜红，凸起皮面。阴络伤则血内溢，热伤胃络，下注大肠为便血；心火下迫，移热小肠，则为尿血；气火上冲，又可见鼻衄、齿衄。其病变部位主要在血分，病机在于热盛伤络动血。因此，治疗以凉血清热为主法。

本组病例均单纯使用辨证论治中药汤剂治疗，未用激素、抗组织胺药物等西药。基本方为犀角地黄汤。方中犀角用水牛角替代。常用药：水牛角片、生地黄、赤芍、牡丹皮、紫草、生甘草等。全方功擅清血分之热，又顾护营阴，凉血止血而不留瘀。紫癜红紫相间为血热夹瘀，宜于凉血之中佐以活血，以去血热之壅滞，如丹参、景天三七、桃仁、益母草等。大便为果酱色或隐血试验阳性者，加大黄炭、刺猬皮、地榆、槐花；尿血鲜红者合小蓟饮子，或加用琥珀粉另调服；鼻衄、齿衄者加焦栀子、仙鹤草、侧柏叶、白茅花。另外，根据不同证情，再与以下诸法配伍。

疏风解表：用于初起风邪袭表，外感未除者，紫癜出没，兼具痒感，亦属风邪。疏风解表用荆芥炭、防风、蝉蜕、菊花等；热象较著，咽喉红肿，予金银花、连翘、薄荷、桔梗、土牛膝；紫癜瘙痒，加地肤子、蒺藜、浮萍。本组曾配用疏风解表法者 11 例。

祛风通络：用于风邪窜络，经脉痹阻，关节肿痛，活动不利。以下肢膝、踝关节多见，常于病之初期发生。增以祛风舒筋通络之品，如秦艽、独活、牛膝、稀莶草、络石藤、桑枝等。本组配用此法者6例。

清热化湿：下肢紫癜云集，舌粘口苦，口干而不欲饮，小溲黄赤短少，舌苔黄腻者，为湿热蕴于下焦，予清热化湿，四妙丸加味。血热毒盛者，加用板蓝根、栀子、虎杖。小溲赤涩，心烦舌红，加木通、竹叶、侧柏叶、茅根。湿热蕴阻中焦，脘痞纳呆，泛恶，苔腻，用青蒿、黄芩、半夏、佩兰、薏苡仁、六一散等。腑实便秘腹痛，加大黄、玄明粉。本组用过清热化湿法者8例。

缓急止痛：过敏性紫癜腹痛者，常呈突然发作的脐腹部绞痛，可伴有恶心、呕吐、腹泻等。证属胃热而络脉不和，治当缓急止痛，通络清胃，药用延胡索、白芍、生甘草、升麻、郁金等。恶心呕吐者加竹茹、半夏；腹泻者加苦参、黄芩、山楂。本组用过此法者7例。

益气养血：病程迁延，出血较多，气随血耗，见面色苍白，神疲乏力，心悸多汗，舌淡苔薄，脉无力，需渐转健脾益气，养血摄血，如归脾汤。汗多者，配用牡蛎散；血热未清，气阴已伤，亦可温、清并用。本组用过此法者5例。

养阴清热：紫癜时发时止或已无再发，头晕耳鸣，手足心热，或有低热，舌红少津，脉细数。此时阴分亏耗，血热未净，络脉损伤，宜于方中加入养阴清热和络之品，如知柏地黄丸合二至丸加减。本组配用过此法者3例。

此外，本组中紫癜性肾炎患儿有3例加用了本院自制的肾炎合剂（雷公藤、鸡血藤、甘草）。

（三）治疗结果

本组23例经住院治疗后，临床痊愈18例，占78.3%；好转5例，占21.7%。

痊愈18例紫癜完全消失平均时间14.2天，见效最快者入院3天紫癜消退不再复出；有肾脏病变者一般紫癜反复出现，消退较慢，最长者70天方退净。好转病例中3例住院仅5～8天；2例分别住院18、25天，紫癜均明显减少，但仍有少量新的点状紫癜出现，家长要求出院继续门诊治疗。有肾脏病变者住院天数较多，尿蛋白下降缓慢者采用辨证中药加肾炎合剂治疗，肾脏症状均消失，尿蛋白转阴，住院时间最长者达149天。

（四）讨论

过敏性紫癜多由外感风热或内伤饮食后起病。外感风热者，风善行而数变，内窜血分，与热相搏，化火动血，渗于肌肤；内伤饮食者，多伤于荤腥之物，蕴湿生热，内迫荣血，灼伤血络。如《幼幼集成·诸血证治》所谓："外干六淫，内伤饮食，气留不行，血壅不濡，是以热极涌泄，不无妄动之患……若郁热内逼，必致荣血妄行。"我们临床观察到：小儿过敏性紫癜出血时的临床表现，符合血热妄行的病理机制，盖血得热则妄行，血凉则自能归经，故以凉血法为主治疗本病，收到较好的临床疗效。

以往对紫癜病机的认识，多归纳为血热、气虚、血瘀三个方面。据我们对小儿过敏性紫癜的观察，急性期以血热为主。气虚者，因出血较多，气随血耗，多见于病程较久者；血瘀者，则因离经之血，留着肌肤体内形成。气虚、血瘀皆是出血的结果，虽然它们又可以成为进一步致病的原因，但过敏性紫癜发病的根本机理，仍以热盛络伤血溢为主。本组病例均用凉血法为治疗主法，配合清热、化瘀等法，仅有8例于后期分别配用过益气养血和养阴清热的治疗方法。我们认为：紫癜的病机、治则，过敏性紫癜与免疫性血小板减少症是有差别的，过敏性紫癜以血热证居多，免疫性血小板减少症以虚证出血居多。

紫癜的辨证，除全身症状外，紫癜色泽及病程均很重要，大体色红而鲜、初出者为血热；紫暗或呈青肿块者为血瘀；彼伏此起、红紫相间为血热夹瘀；色淡不泽、迁延日久为气血亏虚。过敏性紫癜新出者总见色泽鲜红、凸起皮面、伸侧阳面居多，故辨证为血热妄行，凉血为治疗主法，不宜早用温摄。温燥、助阳、动血之品应予慎用，见气虚者宜益气而不宜温阳；兼血瘀者宜活血而不宜破血；炮姜、附子类辛温助阳及水蛭、蟅虫类走窜逐瘀之品，我们一般不用。

过敏性紫癜肾脏病变，如出现尿血，一般予清热凉血利湿之小蓟饮子，血压高者可加钩藤、牛膝、车前子、石决明、稀莶草等；浮肿明显配四苓散、益母草、玉米须；尿蛋白高，不易下降者，加用雷公藤制剂效果良好。

第五章

实验研究

一　运脾、补脾法治疗小儿厌食症对微量元素、消化吸收及免疫功能影响的实验研究

1981年起国内外不少临床观察和实验研究报道小儿厌食症与微量元素锌的关系密切，但与其他许多微量元素的关系则很少见报道。我们于1986～1989年诊治厌食症患儿时采集患儿头发测试了15种微量元素、4种宏量元素，并与正常儿童进行比较，发现小儿厌食症并非单纯缺锌，而与其他许多必需微量元素亦有密切关系。然后就分别用调脾合剂治疗的脾运失健证、健儿糖浆治疗的脾气不足证、浓复B液治疗的对照组患儿治疗前后，以及同年龄组健康儿童的头发微量元素含量作了检测对比，并就药物治疗对尿－木糖排泄率、血淋巴细胞乙酸－a－萘酚酯酶（ANAE）标记测定及唾液SIgA含量的影响作了临床实验研究；就儿宝颗粒对实验家兔在体回肠运动及离体十二指肠吸收氨基酸的影响，以及健儿糖浆对小鼠免疫功能的影响，做了动物实验研究。总结报告于下。

（一）临床资料

1. 观察对象

诊断标准：①以厌食为主症。无主动进食欲望；食量较同年龄健康儿童显著减少，每日粮食进量，1～3岁≤100g，3$^+$～6岁≤150g。②厌食病程在2个月以上。③排除肝炎、结核等其他慢性疾病。凡符合以上诊断标准，年龄在1～6岁，近1月内未用过治疗小儿厌食的中西药及其他疗法者，列为观察对象。共488例。

本组患儿随机分证为脾运失健证178例、脾气不足证174例和对照组136例。其中性别男95、97、63例，女83、77、73例；年龄1～3岁78、84、54例，3$^+$～6岁100、90、82例；病程2月～1年53、41、36例，1$^+$～3年64、84、52例，3$^+$～6年61、49、48例。

2. 辨证分型

脾运失健证：面色欠华，形体尚可，不思进食，食而无味，多食后脘腹作胀，易于泛恶、呕吐，大便偏干或偏稀，舌苔白或腻。

脾气不足证：面色无华，精神较差，形体偏瘦，不思进食，食而无味，或大便不成形，夹不消化残渣，易于出汗，易罹外感，舌质淡，苔薄白，脉软。

3. 治疗方法

脾运失健证用儿宝颗粒。每30g颗粒内含苍术10g，陈皮4g，鸡内金3g，焦山楂10g。每次10g，1日3次，温开水冲服。

脾气不足证用健儿糖浆。每30mL糖浆内含党参10g，茯苓10g，陈皮3g，六神曲10g。每次10mL，1日3次。

将观察对象随机分为中药组（该组再按辨证分型）、对照组。对照组用（两倍）浓复合维生素B溶液治疗，每次5mL，1日3次。各组在治疗观察期间均不用其他治疗。观察疗程1个月。

4. 治疗结果

见第四章"运脾方药为主治疗小儿厌食症488例临床对照研究"。

（二）实验研究

1. 微量元素检测

观察方法：每例尽量从枕部或颞部近发根部取头发1～2g，长3～5cm。样品用干法（烧法）测定，发样经去离子水充分洗涤后，低温（60℃）烘干，粉碎，再在105℃烘干。准确称取经粉碎烘干的样品1g，于560℃灰化完全。灰分用6N盐酸7mL提取，取2mL放入美国Jarrell Ash公司Mark Ⅲ 1100真空型63通道等离子体发射光谱仪测定，结果由计算机处理。

本组观察对象测试结果如表5-1。

表 5-1　头发矿物元素含量测定表（$\overline{X} \pm S$）　　　　单位：ppm

组别		铁	锌	铜	锰	铬
正常儿童		34.36±14.55（144）	139.71±71.71（147）	11.81±2.57（141）	1.83±0.87（138）	0.37±0.26（145）
儿宝颗粒	治前	25.49±11.97（47）***	93.46±42.68（46）**	9.15±3.93（52）***	1.467±0.874（51）**	0.24±0.11（52）***
	治后	31.44±13.21（36）*△△△	155.08±40.17（38）*△△△	8.77±1.34（38）***△	1.88±1.18（37）*△	0.24±0.10（38）***△
健儿糖浆	治前	22.98±18.52（28）***	61.80±51.51（27）***	8.18±5.92（29）***	1.15±1.03（28）***	0.18±0.15（29）***
	治后	33.94±16.52（27）*△△	150.11±95.17（25）*△△△	14.58±6.85（26）***△△△	1.82±1.00（27）*△△	0.24±0.14（27）***△
浓服B液	治前	31.33±13.07（30）*	119.77±47.70（30）*	10.78±3.05（30）*	1.48±0.76（30）**	0.24±0.10（29）***
	治后	29.17±12.39（03）*△	112.77±50.50（30）*△	10.08±2.51（30）***△	1.49±0.73（29）**△	0.21±0.10（29）***△
组别		钼	钴	镍	钒	锶
正常儿童		0.15±0.10（140）	0.11±0.12（137）	0.43±0.31（139）	0.19±0.12（140）	2.59±1.62（135）
儿宝颗粒	治前	0.10±0.12（52）***	0.04±0.04（51）***	0.26±0.18（49）***	0.11±0.08（51）***	1.72±1.10（47）***
	治后	0.12±0.07（38）**△	0.05±0.03（30）**△△	0.22±0.14（33）***△	0.15±0.09（38）*△△	2.52±1.28（37）*△△△
健儿糖浆	治前	0.08±0.06（29）***	0.05±0.06（29）**	0.23±0.21（29）***	0.11±0.10（26）***	1.16±1.031（26）***
	治后	0.15±0.04（28）*△△△	0.09±0.05（26）*△△	0.34±0.24（26）*△	0.16±0.06（26）*△	2.1±1.34（23）*△△△
浓服B液	治前	0.13±0.10（29）***	0.05±0.06（30）**	0.31±0.17（29）**	0.15±0.09（29）*	1.7±0.96（25）***
	治后	0.11±0.05（29）***△△△	0.05±0.04（30）***△	0.25±0.14（29）***△	0.18±0.15（29）*△	1.52±0.80（25）***△

续表

组别		硅	铝	钡	钛	铅
正常儿童		34.30±19.14 （142）	30.33±13.52 （144）	3.59±2.62 （144）	0.87±0.38 （146）	22.96±17.31 （146）
儿宝 颗粒	治前	26.92±14.94 （40）**	25.94±13.68 （51）**	2.15±1.64 （49）***	1.26±0.67 （51）***	19.30±13.40 （51）*
	治后	21.33±17.78 （13）**△	29.02±13.46 （36）*△	1.81±0.92 （37）***△	1.58±0.65 （36）***△△△	14.45±13.74 （36）***△
健儿 糖浆	治前	16.19±14.08 （20）***	15.19±11.44 （25）***	1.30±1.10 （26）***	0.76±0.58 （27）*	20.35±19.65 （28）*
	治后	32.84±15.10（7） *△△△	29.58±10.88 （25）*△△△	1.72±1.16 （26）***	1.55±0.56 （25）***△△△	15.80±14.76 （25）*
浓服 B液	治前	23.99±12.48 （21）**	26.73±12.73 （30）*	1.94±0.93 （29）***	1.37±0.86 （29）***	20.82±13.30 （30）*
	治后	24.25±9.80 （10）*△	30.01±14.03 （30）*△	1.49±0.82 （29）***△	1.33±0.72 （29）***△	19.42±16.73 （29）*△

组别		钾	镁	磷	钙
正常儿童		61.55±48.98 （145）	51.13±29.26 （134）	132.20±18.16 （146）	597.7±331.10 （133）
儿宝 颗粒	治前	7.56±5.59 （38）***	29.90±17.19 （45）***	127.24±24.29 （46）*	375.56±202.17 （46）***
	治后	11.20±7.20 （11）***△	44.57±21.89 （36）*△△△	127.59±29.64 （38）*△	585.04±255.35 （35）*△△△
健儿 糖浆	治前	6.40±6.21 （19）***	21.91±17.22 （26）***	89.69±57.06 （29）***	239.39±180.57 （26）***
	治后	5.06±2.83 （5）**△	43.10±20.59 （23）*△△△	125.79±27.06 （28）*△△△	430.58±164.93 （21）**△△△
浓服 B液	治前	13.77±14.96 （22）***	32.16±16.19 （27）***	123.02±32.35 （30）**	399.07±218.54 （29）***
	治后	20.70±14.90 （10）***△	28.29±11.59 （27）***△	122.55±23.34 （30）**△	369.98±175.46 （29）***△

注：上表中钾、镁、磷、钙为宏量元素，其余均为微量元素。（ ）内为例数。与正常儿童相比：
*$P>0.05$，**$P<0.05$，***$P<0.01$；本组治疗后与治疗前相比：△$P>0.05$，△△$P<0.05$，
△△△$P<0.01$。

2.对尿－木糖排泄率、血淋巴细胞乙酸－α－萘酚酯酶（ANAE）标记测定及唾液 SIgA 含量的影响

我们曾测定南京地区 1～6 岁正常儿童尿 D- 木糖排泄率为 31.45±5.08%（$\overline{X}$±S），各组患儿 ANAE 和唾液 SIgA 治疗前均明显较正常儿童低，三项指标治疗后与治疗前相比如表 5-2。

表5-2 尿－木糖排泄率、ANAE 标记测定及唾液 SIgA 含量测定表（$\overline{X}$±S）

组别	尿 D- 木糖排泄率（%）				ANAE（%）				唾液 SIgA 含量（mg/dl）			
	n	治前	n	治后	n	治前	n	治后	n	治前	n	治后
正常儿童	30	31.5±5.1			50	69.5±4.1			56	6.2±0.7		
儿宝颗粒	42	20.5±7.0△	28	25.0±7.8*	64	65.1±3.9△	59	68.6±3.3**	30	5.5±0.3△△	28	5.6±0.3*
健儿糖浆	32	19.3±8.4△	29	20.6±7.2	55	64.9±4.1△	51	69.5±3.5**	22	5.4±0.3△△	19	5.5±0.3
浓服B液	27	17.9±7.5△	19	20.6±4.9	34	66.0±3.6△	31	68.0±5.6	15	5.6±0.3△△	11	5.6±0.3

注：与正常儿童相比：△$P < 0.05$，△△$P < 0.01$；本组治疗后与治疗前相比：*$P < 0.05$，**$P < 0.01$。

（三）动物实验

在临床研究同时，我们还就儿宝颗粒对实验家兔在体回肠运动及离体十二指肠吸收氨基酸的影响，以及健儿糖浆对小鼠免疫功能的影响，做了实验研究。

1.儿宝颗粒对家兔在体回肠运动的影响

采用徐氏方法（徐淑云，等. 药理实验方法学 [M]. 北京：人民卫生出版社，1982：861.），将实验家兔在体回肠经乙酰胆碱作用后，使其运动增强，加入儿宝颗粒后，运动幅度降低；经阿托品作用后，使其运动幅度降低，加入儿宝颗粒后，运动幅度上升（均 $P < 0.05$）。说明儿宝颗粒对于实验家兔在体回肠的运动幅度上升或降低，具有双相调节作用。

2. 儿宝颗粒对家兔离体十二指肠吸收氨基酸的影响

采用小肠吸收的外翻肠套法（秦正誉，等. 生理学方法与技术＜第三集＞[M]. 北京：科学出版社，1986：163.），用日立835-50氨基酸分析仪测定，研究儿宝颗粒对实验家兔离体十二指肠吸收氨基酸的影响。结果表明，儿宝颗粒能提高家兔十二指肠在离体状态下对缬氨酸、蛋氨酸、组氨酸、色氨酸、甘氨酸、赖氨酸和葡萄糖的吸收率（均 $P < 0.05$）。

3. 健儿糖浆对小鼠免疫功能的影响

采用金氏、吴氏报道方法 [金筠芳，等. 甘蔗多糖的免疫活性. 中国药理学报，1981，2（4）：269.] [吴铁，等. 用鸡红细胞作免疫原的溶血素测定法. 中草药，1985，16（1）：28.]，用 C57BL/6 小鼠，随机分成健儿糖浆组、生理盐水组、环磷酰胺组，分别观察对小鼠胸腺及脾脏指数、小鼠溶血素生成的影响。结果表明，健儿糖浆能提高小鼠胸腺指数（ $P < 0.01$ ）及脾指数（ $P < 0.001$ ），增加小鼠溶血素生成（ $P < 0.05$ ），说明健儿糖浆能提高实验小鼠的免疫功能。

（四）讨论

我们进行的临床研究（见第四章"运脾方药为主治疗小儿厌食症488例临床对照研究"）已经表明，儿宝颗粒及健儿糖浆两种中药制剂治疗小儿厌食症总有效率显著高于浓复 B 液对照组。为了进一步探讨本病与微量元素、胃肠运动与胃肠吸收、机体免疫功能的关系，以及相关方药的调整作用，我们进一步通过临床实验和动物实验做了研究。

国内外曾有多宗报道提出：小儿厌食"常见和主要原因与缺锌密切相关"。我们的研究表明：厌食症患儿不仅缺锌，其头发大多数微量及宏量元素含量均较正常儿童明显低下。若单纯给患儿补锌，显然是不够全面的。而且，据报道：成人一天摄取的 $2 \sim 5mg$ 铜中，只有 $0.6 \sim 1.6mg$ 被吸收利用；动物口服铬后，经消化道仅吸收 $0.1\% \sim 1.2\%$。由此可见，要改善机体的微量元素缺乏状态，增强机体对微量元素的吸收利用，比增加摄入量更为重要。本项研究结果表明，经儿宝颗粒治疗后，患儿头发铁、锌、钴、钒、锶、钛、镁、钙显著升高；经健儿糖浆治疗后，患儿头发铁、锌、铜、锰、钼、钴、钒、锶、硅、钛、铝、钛、镁、磷、钙显著升高；经浓复 B

液治疗后，仅有钼显著降低，余无显著变化。我们另作药剂微量元素检测，儿宝颗粒含铁 178.17ppm、锌 15.63ppm、铜 9.03ppm、锰 5.93ppm；健儿糖浆含铁 4.0ppm、锌 4.02ppm、铜 2.51ppm、锰 0.85ppm；浓复 B 液极微或缺如。综合以上临床及实验研究结果，我们认为：中药治疗小儿厌食症的作用机理，除通过增进食欲及服用药物，增加了微量元素摄入外，调脾助运中药增进了机体对微量元素及其他营养物质的吸收和利用起了更重要的作用。此外，实验结果表明，经儿宝颗粒治疗后，在患儿头发多种必需微量元素上升的同时，有害微量元素铅的含量反而下降，其机制及实用价值值得进一步研究。

通过患儿尿 D- 木糖排泄率测定及对实验家兔肠蠕动、多种氨基酸及葡萄糖吸收率影响的实验观察，表明儿宝颗粒对于增进肠道吸收功能、调节肠蠕动有明显作用。通过患儿血 T 淋巴细胞比值（淋巴细胞 ANAE 标记测定）和唾液 SIgA 含量测定，以及实验小鼠的胸腺指数及脾指数、溶血素生成试验，表明儿宝颗粒、健儿糖浆能提高机体免疫功能。这些实验结果，与临床观察到的患儿服药后消化吸收功能增强、感染减少是一致的。

二 补肾健脾法对胎怯肾脾两虚证模型豚鼠内分泌激素影响实验研究

胎怯，指初生儿胎禀怯弱之证。我们在 1991-1996 年研制补肾健脾中药助长口服液，对本病进行了系统的临床观察及随访研究，报告见本书第四章"八、助长口服液治疗胎怯 150 例临床对照研究"。同时，我们还研制了胎怯豚鼠动物模型，研究了补肾健脾法对于胎怯豚鼠垂体 - 肾上腺、胃泌素等激素水平的影响。

1. 动物模型

以符合胎怯患儿临床基本特征为设计思路，确定以新生豚鼠为研究对象。选择新生 3 天内，体重＞ 70g 的豚鼠为正常新生豚鼠，体重为 60±5g 的豚鼠为胎怯模型动物。胎怯豚鼠与正常新生豚鼠相比，均显示形体瘦小、体轻皮松、被毛散乱、蜷缩少动、不耐寒冷、吮乳少力、食量较少等症状，符合肾脾两虚证象。

2. 研究方法

以与中医学肾、脾功能密切相关的有关内分泌激素水平为实验项目，确定以胎怯豚鼠血生长激素、胃泌素、肾上腺皮质激素（ACTH）、皮质醇为研究指标。

取新生 3 天，体重为 60±5g 的胎怯豚鼠 22 只，随机分为两组，Ⅰ组 12 只、Ⅱ组 10 只。另取体重＞ 70g 的正常体重新生豚鼠 11 只为Ⅲ组。

Ⅰ组用助长口服液，每日 2mL 浓缩为 0.7mL，灌胃，连续 14 日。Ⅱ组用蒸馏水，每日 0.7mL，灌胃，连续 14 日。Ⅲ组仅常规饲养。

分别于豚鼠初生第 3 天、15 天上午 9 时自眼眶取血，离心后取血清。用 FJ182 微电脑 γ 免疫计数仪，放射免疫法测试，试剂盒为北京原子能研究所产品。测定生长激素、胃泌素、ACTH、皮质醇值。

3. 研究结果

三组豚鼠内分泌指标测试结果如表 5–3、5–4。

表 5–3 三组豚鼠血清生长激素、胃泌素值测定结果

组别	n	采血时间	生长激素（μg/L）	胃泌素（ng/L）
Ⅰ组	12	初生 3 天	0.40+0.04	116.90+40.41
		初生 15 天	2.41+0.27	324.00+75.67
Ⅱ组	10	初生 3 天	0.45+0.05	109.80+43.77
		初生 15 天	0.82+0.09	245.00+43.06
Ⅲ组	11	初生 3 天	0.95+0.46	160.99+29.36
		初生 15 天	1.52+0.60	219.80+41.35

经统计学处理，Ⅰ、Ⅱ组初生 3 天时的血清生长激素、胃泌素值均显著低于Ⅲ组（$P < 0.05$），两周后，Ⅰ组血清生长激素、胃泌素值均显著高于Ⅱ、Ⅲ组（$P < 0.05$）。

表 5-4 三组豚鼠血清 ACTH、皮质醇值测定结果

组别	n	采血时间	ACTH（nmol/L）	皮质醇（nmol/L）
I 组	12	初生 3 天	12.35±7.52	1104.00±560.28
		初生 15 天	5.63±3.16	942.54±217.21
II 组	10	初生 3 天	11.71±6.80	1123.32±546.48
		初生 15 天	13.00±9.00	821.10±116.03
III 组	11	初生 3 天	6.50±0.50	1622.88±320.16
		初生 15 天	5.91±3.67	1349.64±292.12

经统计学处理，I、II 组初生 3 天时的血清 ACTH 值均显著高于 III 组（$P < 0.05$）、血清皮质醇值均显著低于 III 组（$P < 0.05$）。两周后与初生 3 天时相比，ACTH 值 I 组显著下降（$P < 0.05$），II、III 组均无显著差异（$P > 0.05$）；皮质醇值 II 组显著下降（$P < 0.05$），I、III 组无显著下降（$P > 0.05$），I 组显著高于 II 组（$P < 0.05$）。

4. 讨论

人体各器官的正常功能、物质代谢、内环境的稳定及生长发育等都是通过内分泌系统和神经系统相互作用共同调节的。在激素分泌的调控中，下丘脑－垂体前叶－靶腺（如肾上腺、甲状腺等）分泌相应的激素，并通过反馈调节形成动态平衡。胎怯机体宫内发育未成熟，对出生后的生理活动造成不良影响，

皮质醇是一种重要的肾上腺皮质激素，对糖、脂肪、蛋白质的代谢都具有调节作用，可提高人体抵抗各种不良刺激的能力，并对多种器官组织包括胃的生理功能产生作用。ACTH 是重要的腺垂体激素，具有调节肾上腺皮质分泌皮质醇等的作用。皮质醇、ACTH 这一对激素、促激素也与肾、脾功能相关。胎怯机体的皮质醇值降低及 ACTH 值的反馈性增高，是其肾脾两虚证在垂体－肾上腺轴功能异常方面的具体表现。

生长激素也是一种重要的腺垂体激素，其靶组织广泛，可对全身很多组织的代谢发挥调节作用。它通过生长介素促进骨、软骨生长，使身材增高，与肾主生长的生理作用有直接联系；它能加强钙、磷、钠、钾等重要元素的吸收和利用，因而可以认为也与脾主运化的生理功能有关。胃泌素是一种重要的胃肠激素，能促进胃酸、

胃蛋白酶原、膜酶等多种消化液的分泌，对胃黏膜细胞有营养及增殖的作用，同时对消化道运动也有广泛的影响。胃泌素水平被普遍认为可作为脾胃功能的重要客观指标。胎怯动物模型的血清生长激素、胃泌素水平显著低于正常，与其临床上肾脾两虚的证候表现是一致的。

本项研究结果表明，胎怯动物模型先天禀赋不足，出生后不仅在临床上表现为肾脾两虚的各种症状，在与机体代谢、消化吸收、生长发育有直接关系的多种激素水平方面亦有着明显的改变。胎怯机体垂体、肾上腺多种内分泌腺功能的失调，是其先天之本、后天之本均亏虚不足在本质上的反映。

我们研制的补肾健脾中药助长口服液，在临床研究中已经证实了其促进患儿生长发育及调整甲状腺激素水平的作用。在本项动物实验中，经助长口服液治疗后，治疗组血生长激素、皮质醇、胃泌素 3 种激素水平高于胎怯对照组，ACTH 显著下降，而胎怯对照组仍然偏高，说明补肾健脾法治疗胎怯的疗效机理与调整患病机体垂体 – 肾上腺、胃泌素等激素水平有关。由此可见，以补肾健脾法辨证治疗胎怯，不仅在临床上证实了其显著疗效，动物实验研究也证明补肾健脾法对影响患者生长发育和消化系统功能的多种内分泌激素具有调整作用，这应当是其促进胎怯新生儿后天加速生长发育重要的疗效机理之一。

三　特制饲料喂养幼龄大鼠建立小儿厌食症脾失健运证模型

小儿厌食症以长期食欲不振、食量减少为主要临床表现。喂养不当为其主要病因，多由于家长缺乏科学的喂养知识，膳食成分搭配不合理，片面追求高营养，过食肥甘厚腻。为了深入研究小儿厌食症的发病机制，并为小儿厌食症的新药研究建立基础，我们模拟小儿厌食症的主要病因，采用特制高蛋白、高脂饲料（以下简称特制饲料）喂养幼龄大鼠建立了小儿厌食症脾失健运证动物模型。

（一）实验材料

1. 饲料配制

特制饲料采用鱼松（远洋牌）、奶粉（秦俑牌）、玉米粉（良友牌）、黄豆粉（良友牌）、白糖、鲜鸡蛋、鲜肥猪肉按比例混匀，捏成饼干状，每块约20g，晾干，冷藏。常规鼠饲料由南京市江浦振兴饲料厂供给。

2. 动物和喂养

SD大鼠26只，日龄40～45d，体重（70±10）g，雌雄各半，由南京中医药大学实验动物中心供给。随机分为模型组和对照组，每组13只。模型组用特制饲料喂养，对照组用常规鼠饲料喂养，所有动物均自由进食饮水，单笼饲养。

3. 观察及检测项目

观察动物外观及活动情况，记录每日进食量及体重。分别于实验第7、14、21d采血测微量元素（原子吸收光谱法）；检测两种饲料的主要营养成分（由南京农业大学中心实验室测试）。

（二）方法与结果

1. 一般情况

实验过程中，模型组大鼠和对照组相比，未出现腹泻、蜷卧少动、毛枯等明显脾虚症状，但有食欲、食量、体重减低、易激惹等脾运失健、肝火偏旺症状。

2. 进食量

实验第1～6d，模型组大鼠日平均进食量低于对照组30%左右，第7～28d模型组大鼠日平均进食量低于对照组40%～50%，统计学处理均有显著性差异。见表5-5。

表5-5　两组大鼠日平均进食量比较（$\bar{x} \pm S$）　　　　单位：g

组别	n	第1天	第3天	第6天	第7天	第14天	第21天	第28天
对照组	13	11.5±3.34	11.2±2.71	12.4±1.21	14.1±1.77	16.3±2.63	17.5±2.02	20.1±3.64
模型组	13	7.1±3.63*	8.4±2.45*	8.2±1.26**	7.8±1.07**	8.3±1.02**	10.4±1.79**	11.8±2.14**

注：与对照组相比：*$P < 0.05$；**$P < 0.01$。

3. 体重

实验第 1 ~ 7d，模型组大鼠平均体重低于对照组 10% 以内，与对照组比无显著性差异；第 8 ~ 28d，模型组大鼠平均体重低于对照组 10% ~ 15%，有显著性差异。见表 5-6。

表 5-6　两组大鼠平均体重比较（$\bar{x} \pm S$）　　　单位：g

组别	n	第1天	第3天	第6天	第7天	第14天	第21天	第28天
对照组	13	76.8±10.32	84.3±20.11	101.1±14.92	103.5±9.72	127.2±13.29	151.7±15.74	167.1±20.32
模型组	13	76.1±8.04	78.2±8.89	91.3±9.38	91.2±15.24*	110.9±15.58*	132.9±17.86*	142.7±16.16**

注：与对照组相比：*$P < 0.05$；**$P < 0.01$。

4. 血清微量元素检测

结果见表 5-7、5-8、5-9。

表 5-7　两组大鼠血清铁含量比较（$\bar{x} \pm S$）

组别	第7天		第21天	
	n	/μg·mL⁻¹	n	/μg·mL⁻¹
对照组	10	3.802±0.826	12	2.817+0.485
模型组	11	1.458±0.712**	10	1.835±1.006*

注：与对照组相比：*$P < 0.05$；**$P < 0.01$。

表 5-8　两组大鼠血清铜含量比较（$\bar{x} \pm S$）

组别	第7天		第14天		第21天	
	n	/μg·mL⁻¹	n	/μg·mL⁻¹	n	/μg·mL⁻¹
对照组	11	0.900±0.122	12	1.395+0.206	12	0.704+0.076
模型组	11	0.727±0.061**	12	0.998±0.168**	11	0.593±0.071**

注：与对照组相比：**$P < 0.01$。

表 5-9　两组大鼠血清锌含量比较（$\bar{x} \pm S$）

组别	第 7 天		第 14 天		第 21 天	
	n	/μg·mL⁻¹	n	/μg·mL⁻¹	n	/μg·mL⁻¹
对照组	11	0.837 ± 0.114	11	$1.259+0.311$	11	$0.979+0.134$
模型组	13	$1.239 \pm 0.156^{**}$	11	$1.146+0.265^{\triangle}$	10	$0.958+0.133^{\triangle}$

注：与对照组相比：$**P < 0.01$；$\triangle P > 0.05$。

由上表可以看出，实验过程中模型组大鼠血清铁和血清铜均低于对照组，经统计学处理有显著性差异。血清锌的变化却不同，第 1 周模型组高于对照组，并有统计学意义；第 2 周和第 3 周，模型组大鼠血清锌低于对照组，但无显著性差异。

5. 两种饲料营养成分分析

各种成分测定均做平行样，取平均值，结果见表 5-10、5-11、5-12。

表 5-10　两种饲料主要营养成分比较

组别	粗蛋白	粗脂肪	蛋白质氨基酸总量	总碳水化合物
	%	%	%	g/kg/g·kg⁻¹
特制饲料	18.03	39.74	16.75	389.43
普通饲料	16.12	14.99	15.18	501.05

表 5-11　两种饲料宏微量元素含量

组别	钙	磷	锌	铜	铁
	%	%	mg/kg/mg·kg⁻¹	mg/kg/mg·kg⁻¹	mg/kg/mg·kg⁻¹
特制饲料	0.17	0.08	22.7	7.24	42.39
普通饲料	1.36	0.21	40.46	9.64	428.20

表 5-12　两种饲料各种维生素含量（IU/g）

组别	V_A	V_{D3}	V_E	V_{bi}	V_{B2}	V_{b6}
特制饲料	11.1	2.3	64.83	5.3	3.3	4.7
普通饲料	21.5	17	61	7.3	14.3	19.9

（三）讨论

有关小儿厌食症动物模型的研究，在 20 世纪 90 年代我们的工作之前尚未见到文献报道。病因、证候和治疗反证是建立中医证候动物模型的三要素，即施以相同的病因、造成与原型相同的症状群、有效治疗方药可以反证是评价模型成功与否的主要依据。我们模拟厌食症患儿的主要病因饮食不节、喂养不当，采用市售食品配制饲料喂养幼龄大鼠，模拟婴幼儿断奶前后辅食添加不当、膳食搭配不合理、挑食偏食的状态，符合本病的病因；实验过程中使动物自由进食，也与临床情况十分接近；中美长期合作课题"中国健康与营养调查"资料显示：我国 2 ～ 6 岁儿童膳食中脂肪、蛋白质达到了较高水平，而钙、铁、核黄素等摄入量仍较低 [翟凤英，吕冰，金水高，等 . 中国八省学前儿童的膳食摄入和生长发育状况 . 营养学报，1998，20（3）：245.]，我们所用的特制饲料成分分析结果与此相似：粗蛋白、粗脂肪含量高，多种矿物质及多种维生素含量低下，尤其是钙、铁、核黄素含量明显低下。以上分析表明本实验造模因素与临床相符。

厌食患儿的主要临床表现为长期食欲低下，厌恶进食，进食量减少，体重增长缓慢。脾运失健是最常见的一种证型，该证除上述表现外，一般不伴有其他症状。本实验中模型大鼠进食量自始至终显著低于对照组，体重从第 2 周开始明显低于对照组，持续 3 周，但未低至 15% 以上，不伴有腹泻、毛枯、少动等其他症状，符合小儿厌食脾运失健证的临床表现。

厌食患儿无特异的客观诊断指标。许多资料显示厌食患儿多种微量元素缺乏，本文模型大鼠血清铁和铜均明显低于对照组，与临床观察结果一致。

综上所述，特制饲料喂养幼龄大鼠建立小儿厌食症脾运失健证模型，造模因素和模型症状均与临床基本符合，我们随后以此模型作了一系列运脾方药治疗效应的实验研究，也取得了较为理想的结果，可参见本团队的多项后续研究报道。

目前难以解释的是，模型组大鼠血清锌的检测结果不仅不像铁和铜一样明显降低，而是第 1 次检测结果明显高于对照组，后 2 次结果虽然均值低于对照组，但无显著性差异。这一结果可能与模型组大鼠易激惹，好啃鼠笼，及低锌状态下动物通过体内的代偿机制，使富含锌的肌肉等组织内的储存锌释放入血有关，尚待进一步实验分析。

四 基于代谢组学的小儿病毒性肺炎病证生物标志物研究

中医学是生命科学的重要组成部分，也是一个复杂的巨系统，中医学理论体系的基本特点是"整体观念"和"辨证论治"。"证候"作为中医学特有的识病模式，是辨证论治的基础，是理法方药的前提。临床宏观辨证多基于古代文献描述和现代专家个人经验，导致证候研究缺乏客观标准，因此建立可用于临床的宏观辨证与微观辨证相结合的证候分型方法，实现小儿病毒性肺炎不同证型的客观量化表征，促进其临床诊断、辨证的规范化和标准化，仍是目前亟须开展的创新性研究工作。

近年来，系统生物学已成为生命复杂体系研究比较公认的科学思维方式和研究手段。代谢组学（Metabolomics）作为系统生物学重要组成部分，主要系统研究生命体在新陈代谢的动态过程中代谢产物群组的变化规律，反映生物体整体在各种外界因素刺激下的功能状态及机体相应的应答与调节过程，从而揭示机体生命活动代谢的本质。目前国内外已有学者应用代谢组学技术探索中医证候的科学内涵，传统中医辨证论治理论与代谢组学这一新兴技术的结合，为中医辨证论治理论体系的研究开拓了思路，将加速实现中医药现代化的进程。

（一）1312例小儿病毒性肺炎病证相关临床资料研究

小儿病毒性肺炎对儿童的健康和生命构成巨大威胁，越来越受到国内外关注。小儿病毒性肺炎多发于5岁以内的儿童，2001～2006年期间，34885例中国患儿下呼吸道感染病毒检测结果显示，病毒总检出率为32.3%，其中呼吸道合胞病毒（RSV）占23.6%，副流感病毒（PIV）占5.0%，流感病毒（IFA）占2.2%，腺病毒（ADV）占1.7%。小儿病毒性肺炎的发病率及死亡率仅次于肺炎链球菌肺炎。到目前为止，除了针对流感病毒有效的奥司他韦外，仍缺乏针对小儿病毒性（RSV，

ADV，PIV）肺炎有效的防治措施，小儿病毒性肺炎已成为儿科临床亟待解决的问题。

小儿病毒性肺炎归属于中医儿科肺炎喘嗽病，主要病机在于风温热邪犯肺，由热致病，热致气郁，热炼痰蓄，中医药治疗本病有一定的优势。本课题组通过480例小儿病毒性肺炎证候学研究证实，75%小儿病毒性肺炎患儿表现为痰热闭肺证，其次为风热郁肺证占16.25%，风寒郁肺证仅占2.7%。

本项研究来自承担的国家自然科学基金项目"基于代谢组学的小儿病毒性肺炎证候学生物标记物研究"（81373688），基于代谢组学技术，以病毒性肺炎患儿为研究对象，从中医八纲辨证出发，遵循病证结合的原则，选取小儿病毒性肺炎中的痰热闭肺证、风热郁肺证及风寒郁肺证。采集血浆、尿液样本进行代谢产物分析，阐述小儿病毒性肺炎3种不同证型的代谢网络变化特征，寻找血浆、尿液最佳生物标志物，建立基于血浆、尿液潜在性生物标志物表达差异的特征谱库，基于代谢组学揭示小儿病毒性肺炎不同证型的科学内涵。

1. 病例选择

（1）纳入标准：参照《诸福棠实用儿科学》第7版制订关于西医小儿肺炎的诊断标准和《中华中医药学会·中医儿科常见病诊疗指南》制订的中医肺炎喘嗽的诊断标准。2013～2016年期间，选择入院24小时内，6个月到6岁肺炎住院病例，纳入同年龄段正常儿童。

小儿病毒性肺炎的西医临床诊断标准：①一般症状：起病骤然，有发热或无发热，常见呕吐、拒食、呛奶或呼吸困难。②呼吸系统症状及体征：咳嗽，咽部痰声，呼吸增快（40～80次/分），呼吸困难，严重者鼻翼扇动，呈现三凹征、面色或口周有发绀、喘憋、烦躁或嗜睡等症状。早期胸部体征可闻及细湿啰音或捻发音。③X线检查：小斑片状肺部浸润阴影或融合的大片状浸润阴影。④病原学诊断：取肺炎患儿鼻咽部分泌物，应用美国Chemicon公司试剂，以间接免疫荧光法测定鼻咽部分泌物脱落细胞中的病毒抗原RSV、PIV、ADV、IFV阳性，七项病原学检测阴性的为病毒阴性组。所有临床病毒检测标本均由两名观察者共同确定。

小儿病毒性肺炎中医证候诊断标准：①痰热闭肺证：发热，有汗，咳嗽，咯痰黄稠或喉间痰鸣，气急喘促，鼻翼扇动，声高息涌，胸高胁满，张口抬肩，口唇发绀，咽红肿，面色红，口渴欲饮，纳呆，便秘，小便黄少，烦躁不安，舌质红，苔黄腻，脉滑数，指纹紫滞。②风热郁肺证：发热恶风，头痛有汗，鼻塞流清涕或黄涕，咳嗽，气喘，咯黄痰或闻喉间痰鸣，鼻翼扇动，声高息涌，咽红肿，口渴欲饮，纳呆，便秘，小便黄少，面色红赤，烦躁不安，舌质红，苔薄黄，脉浮数，指纹浮紫。③风寒郁肺证：恶寒发热，头身痛，无汗，鼻塞流清涕，喷嚏，咳嗽，气喘鼻扇，痰稀白易咯，可见泡沫样痰，或闻喉间痰鸣，咽不红，口不渴，面色淡白，纳呆，小便清，舌淡红，苔薄白，脉浮紧，指纹浮红。

（2）排除标准：排除住院时间大于 24 小时；同时有两种或者两种以上病毒感染；有明确遗传代谢障碍；合并有心、肝、肾、脑或造血系统障碍，或伴精神、神经系统疾病的肺炎患儿；年龄大于 6 岁或者小于 6 个月的肺炎患儿。

（3）病例来源：1312 例样本来源于 2 个研究中心，研究中心 1 首都医科大学附属北京儿童医院，作为小儿病毒性肺炎不同证型血浆、尿液生物标志物的筛选组。研究中心 2 河南中医药大学第一附属医院儿科病区为验证组。

表 5-13　样本采集统计表　　　　　　　　　　　　　　单位：例

分组	血样	晨尿	备注
正常同龄儿	57	54	
痰热闭肺证	210	214	分 5 组
风热郁肺证	419	274	分 5 组
风寒郁肺证	46	38	
合计	732	580	总计 1312 例

表 5-14　痰热闭肺组取样　　　　　　　　　　　　　　单位：例

分组	血样	晨尿
RSV 组	36	37
ADV 组	32	35
IFV 组	35	39
PIV 组	36	30
病毒阴性组	71	73
合计	210	214

表5-15　风热郁肺组取样　　　　　　　　单位：例

分组	血样	晨尿
RSV组	43	37
ADV组	20	25
IFV组	3	3
PIV组	7	2
病毒阴性组	346	207
合计	419	274

表5-16　风寒郁肺组取样　　　　　　　　单位：例

分组	血样	晨尿
病原学诊断为RSV组	6	8
临床诊断为病毒性肺炎组	40	30
合计	46	38

2. 病例信息采集及伦理审查

采集住院肺炎患儿病例信息，包括电子版大病历、病程、出入院小结、病毒检测报告、胸片及实验室常规检查信息，并将详细信息记录于研究病例报告表上。本项研究经南京中医药大学附属医院（江苏省中医院）伦理委员会批准，纳入病例均获得患儿家属或者监护人的知情同意，并签署知情同意书。本项目在世界医学大会《赫尔辛基宣言》的指导下开展，并获得两个研究中心的合作批准。

3. 临床基线研究

（1）血浆样本临床基线：2个研究中心的临床基本资料显示（表5-17、5-18、5-19），正常组与肺炎组之间在性别比上无显著差异（$P > 0.05$）。热证（痰热闭肺证、风热郁肺证）组在年龄、体重上较正常组与风寒郁肺证组要高。热证组的体温明显高于其他组（$P < 0.001$），不同证型组之间抗生素使用率上有显著性差异（$P < 0.001$），胸部X片上热证肺炎的单双侧肺部炎性病灶也高于寒证组，说明热证组炎症及病情程度高于寒证组，这一结果与中医临床对热证肺炎的诊断标准具有一致性。

根据不同年龄、体重、病情程度，使用抗生素、激素与否将热证患儿进行分组，经血浆样本偏最小二乘法（PLS-DA）模式判别图显示，代谢产物在以上临床基线分组上均未能明显区分，说明对于6个月到6岁的热证患儿，可暂时不考虑儿童年龄、体重、病情程度及药物使用情况等临床基线差异对实验结果产生的影响。

表 5-17 小儿病毒性肺炎（筛选组）不同证型血浆样本临床基线资料表

临床指标	筛选组			
	正常组（n=30）	痰热证组（n=75）	风热证组（n=148）	寒证组（n=26）
Age，months 月龄（月）	17.2 ± 9.1	20.6 ± 16.3	29.6 ± 19.6	15.1 ± 16.3
Male（%）男性比例	（25/30）83.3%	（51/75）68.0%	（93/148）62.8%	（16/26）61.5%
Weight 体重（千克）	11.2 ± 2.9	11.2 ± 3.4	13.3 ± 4.6	8.5 ± 2.7
Temperature（℃）温度	36.8 ± 0.5	37.3 ± 0.9	37.7 ± 1.0	36.7 ± 0.0
Medication 用药史				
抗生素使用率（%）	/	93.3	85.8	34.6
雾化激素使用率（%）	/	88.0	85.1	80.8
胸部 X 片				
斑片状浸润（%）	/	32.0	44.6	96.2
单侧炎性病灶（%）	/	52.0	46.0	3.9
双侧炎性病灶（%）	/	16.0	9.5	0.0
实验室指标				
白细胞计数（10^9/L）	8.0 ± 1.9	10.6 ± 4.1	9.3 ± 4.3	10.4 ± 6.0
中性粒细胞（%）	33.7 ± 11.4	47.4 ± 17.5	49.8 ± 17.4	45.4 ± 20.5
淋巴细胞（%）	56.6 ± 12.0	43.2 ± 16.6	41.2 ± 16.9	48.3 ± 19.7
嗜酸性粒细胞（%）	2.1 ± 1.3	0.5 ± 0.6	3.2 ± 1.9	0.6 ± 1.0
CD3（%）	/	64.4 ± 10.3	66.9 ± 9.7	64.0 ± 10.5
CD4（%）	/	37.0 ± 10.3	40.2 ± 6.1	38.4 ± 6.7
CD8（%）	/	22.9 ± 7.8	24.0 ± 6.9	23.3 ± 6.8
IgA（g/L）	/	0.7 ± 0.5	2.3 ± 1.2	1.4 ± 1.5
IgG（g/L）	/	7.0 ± 3.1	11.5 ± 4.1	7.3 ± 4.2
IgM（g/L）	/	1.0 ± 0.4	1.6 ± 0.7	1.3 ± 1.0
IgE（IU/mL）	/	102.4 ± 236.6	24.9 ± 60.4	25.4 ± 49.2

注：表中的数值为均值 ± 标准差或者百分比。

表 5-18　小儿病毒性肺炎（验证组）不同证型血浆样本临床基线资料表

临床指标	验证组			
	正常组 （n=27）	痰热证组 （n=31）	风热证组 （n=100）	寒证组 （n=20）
Age，months 月龄（月）	19.7±12.3	18.1±16.7	29.7±18.1	14.3±10.7
Male（%）男性比例	（20/27） 74.1%	（25/31） 80.7%	（63/100） 63.0%	（14/20） 70%
Weight 体重（kg）	11.7±3.5	10.6±3.5	13.5±4.3	9.8±1.7
Temperature（℃）温度	37.1±0.5	37.4±1.1	37.8±1.0	36.8±0.1
Medication 用药史				
抗生素使用率（%）	/	93.5	79.0	40.0
雾化激素使用率（%）	/	93.5	81.0	85.0
胸部 X 片				
斑片状浸润（%）	/	32.3	65.0	90.0
单侧炎性病灶（%）	/	51.6	33.0	10.0
双侧炎性病灶（%）	/	16.1	2.0	0.0
实验室指标				
白细胞计数（10^9/L）	8.3±1.8	11.9±5.6	8.6±4.2	9.3±4.7
中性粒细胞（%）	33.7±11.3	47.7±25.1	51.6±17.4	40.0±18.2
淋巴细胞（%）	56.3±12.1	40.2±22.1	39.5±16.7	47.7±19.7
嗜酸性粒细胞（%）	2.7±1.7	1.8±5.3	3.0±1.7	0.7±1.3
CD3（%）	/	62.7±9.6	66.9±9.6	65.9±7.7
CD4（%）	/	38.4±8.7	39.7±5.5	38.8±3.0
CD8（%）	/	21.4±8.1	25.3±8.7	22.6±5.0
IgA（g/L）	/	0.7±0.8	2.4±1.2	1.7±1.6
IgG（g/L）	/	6.4±3.2	11.2±3.4	9.1±4.4
IgM（g/L）	/	1.0±0.5	1.7±0.8	1.5±0.9
IgE（IU/mL）	/	25.2±23.0	20.9±54.8	25.8±45.1

注：表中的数值为均值 ± 标准差或者百分比。

表 5-19　小儿病毒性肺炎不同证型血浆样本临床基线统计资料表

临床指标	筛选组 vs. 验证组（P 值）
Age，months 月龄（月）	< 0.001
Male（%）男性比例	0.238[a]
Weight 体重（kg）	0.003
Temperature（℃）温度	< 0.001
Medication 用药史	
抗生素使用率（%）	< 0.001[a]
雾化激素使用率（%）	< 0.001[a]
胸部 X 片	
斑片状浸润（%）	< 0.0001[a]
单侧炎性病灶（%）	< 0.0001[a]
双侧炎性病灶（%）	0.003[a]
实验室指标	
白细胞计数（10^9/L）	0.018
中性粒细胞（%）	< 0.001
淋巴细胞（%）	< 0.001
嗜酸性粒细胞（%）	< 0.001
CD3（%）	0.811
CD4（%）	0.471
CD8（%）	0.133
IgA（g/L）	< 0.001
IgG（g/L）	< 0.001
IgM（g/L）	< 0.001
IgE（IU/mL）	0.003

注：P 值后面加上标 a 采用卡方检验，其余 P 值采用 Kruskal–Wallis test。

（2）尿液样本临床基线：2个研究中心的临床基本资料详见表5-20、5-21、5-22。血浆与尿液样本的临床基线资料存在一致性。各组在性别比上无显著差异（$P >$ 0.05）。热证（痰热闭肺证、风热郁肺证）肺炎组的年龄、体重及体温明显高于其他组（$P < 0.001$），不同证型肺炎组之间抗生素使用率上有显著性差异（$P < 0.001$），胸部X片上热证肺炎的单双侧肺部炎性病灶也高于寒证组，说明热证组炎症及病情程度高于寒证组，这一结果与中医临床对热证肺炎的诊断标准具有一致性。

根据不同年龄、体重、病情程度，使用抗生素、激素与否将热证患儿进行分组，经尿液样本偏最小二乘法（PLS-DA）模式判别图显示，代谢产物在以上分组均未能明显区分，对于6个月到6岁的热证肺炎患儿，可暂时不考虑儿童年龄、体重、病情程度及药物使用情况等临床基线差异对实验结果产生的影响。

表5-20　小儿病毒性肺炎（筛选组）不同证型尿液样本临床基线资料表

临床指标	筛选组			
	正常组 （n=30）	痰热证组 （n=95）	风热证组 （n=72）	寒证组 （n=28）
Age，months 月龄（月）	17.2±9.1	20.6±16.3	29.0±20.8	14.7±15.7
Male（%）男性比例	83.3%	65.3%	69.44%	75.0%
Weight 体重（kg）	11.2±2.9	11.5±3.6	13.6±5.2	8.5±2.6
Temperature（℃）温度	36.8±0.5	37.5±1.0	37.7±1.0	36.7±0.0
Medication 用药史				
抗生素使用率（%）	/	89.5	81.9	32.1
雾化激素使用率（%）	/	87.4	79.12	78.6
胸部X片				
斑片状浸润（%）	/	31.6	45.8	92.9
单侧炎性病灶（%）	/	53.7	54.2	7.1
双侧炎性病灶（%）	/	14.7	0.0	0.0

续表

临床指标	筛选组			
	正常组 （n=30）	痰热证组 （n=95）	风热证组 （n=72）	寒证组 （n=28）
实验室指标				
白细胞计数（10^9/L）	8.0±1.9	10.1±4.0	8.9±1.0	10.3±5.9
中性粒细胞（%）	33.7±11.4	46.3±16.8	49.6±18.0	45.1±19.8
淋巴细胞（%）	56.6±12.0	44.0±16.2	41.5±17.9	48.4±19.0
嗜酸性粒细胞（%）	2.1±1.3	1.3±1.7	2.7±2.2	0.6±1.0
CD3（%）	/	64.5±9.2	67.8±9.6	64.7±10.5
CD4（%）	/	37.6±9.1	41.1±6.2	38.3±6.5
CD8（%）	/	22.9±7.3	24.4±7.5	23.2±6.6
IgA（g/L）	/	1.2±1.3	2.1±1.1	1.5±1.5
IgG（g/L）	/	7.9±3.8	11.6±4.3	7.8±4.5
IgM（g/L）	/	1.2±0.7	1.4±0.5	1.3±1.0
IgE（IU/ML）	/	86.4±211.7	16.1±27.2	24.1±47.6

注：表中的数值为均值 ± 标准差或者百分比。

表 5-21　小儿病毒性肺炎（验证组）不同证型尿液样本临床基线资料表

临床指标	验证组			
	正常组 （n=24）	痰热证组 （n=31）	风热证组 （n=100）	寒证组 （n=10）
Age，months 月龄（月）	17.5±9.9	18.8±16.6	29.7±18.1	8.1±1.4
Male（%）男性比例	70.8%	75.0%	63.0%	60%
Weight 体重（kg）	11.2±3.3	10.6±3.5	13.5±4.3	9.5±0.8
Temperature（℃）温度	37.1±0.5	37.6±1.1	37.8±1.0	36.8±0.1

续表

临床指标	验证组			
	正常组 （n=24）	痰热证组 （n=31）	风热证组 （n=100）	寒证组 （n=10）
Medication 用药史				
抗生素使用率（%）	/	95.0	79.0	20.0
雾化激素使用率（%）	/	92.5	81.0	80.0
胸部 X 片				
斑片状浸润（%）	/	45.0	65.0	90.0
单侧炎性病灶（%）	/	40.0	33.0	10.0
双侧炎性病灶（%）	/	35.0	2.0	0.0
实验室指标				
白细胞计数（10^9/L）	8.3 ± 1.9	11.5 ± 5.4	8.6 ± 4.2	8.7 ± 3.5
中性粒细胞（%）	34.6 ± 11.6	47.2 ± 24.4	51.6 ± 17.4	30.9 ± 9.2
淋巴细胞（%）	55.4 ± 12.5	42.1 ± 20.8	39.5 ± 16.7	59.5 ± 6.6
嗜酸性粒细胞（%）	2.4 ± 1.4	1.6 ± 4.9	3.0 ± 1.7	1.1 ± 1.6
CD3（%）	/	64.0 ± 9.5	66.9 ± 9.6	65.9 ± 7.9
CD4（%）	/	39.3 ± 9.5	39.7 ± 5.5	38.6 ± 3.7
CD8（%）	/	22.4 ± 7.8	25.3 ± 8.7	21.9 ± 5.2
IgA（g/L）	/	0.7 ± 0.7	2.4 ± 1.2	1.4 ± 1.5
IgG（g/L）	/	6.1 ± 2.8	11.2 ± 3.4	8.4 ± 3.9
IgM（g/L）	/	1.0 ± 0.5	1.7 ± 0.8	1.4 ± 1.0
IgE（IU/mL）	/	23.6 ± 21.0	20.9 ± 54.8	23.8 ± 47.1

注：表中的数值为均值 ± 标准差或者百分比。

表 5-22　小儿病毒性肺炎不同证型尿液样本临床基线统计资料表

临床指标	筛选组 vs. 验证组（*P* 值）
Age，months 月龄（月）	＜ 0.001
Male（%）男性比例	0.210[a]
Weight 体重（kg）	＜ 0.001
Temperature（℃）温度	＜ 0.001
Medication 用药史	
抗生素使用率（%）	＜ 0.001[a]
雾化激素使用率（%）	＜ 0.001[a]
胸部 X 片	
斑片状浸润（%）	＜ 0.0001[a]
单侧炎性病灶（%）	＜ 0.0001[a]
双侧炎性病灶（%）	＜ 0.0001[a]
实验室指标	
白细胞计数（10^9/L）	0.007
中性粒细胞（%）	＜ 0.001
淋巴细胞（%）	＜ 0.001
嗜酸性粒细胞（%）	＜ 0.001
CD3（%）	0.382
CD4（%）	0.167
CD8（%）	0.354
IgA（g/L）	＜ 0.001
IgG（g/L）	＜ 0.001
IgM（g/L）	＜ 0.001
IgE（IU/mL）	＜ 0.001

注：P 值后面加上标 a 采用卡方检验，其余 P 值采用 Kruskal–Wallis test。

从以上 3 表可知，痰热闭肺证组白细胞计数明显高于其他证型组；肺炎组的中性粒细胞百分比明显高于正常组（$P < 0.001$），这与临床肺炎急性发作期的炎症程度相符。肺炎组之间的免疫细胞水平，如 CD3（%），CD4（%），CD8（%），CD4/CD8，IgG，IgM，IgE 和 IgA 水平呈紊乱状态，这与肺炎的免疫应激水平相关。

（二）小儿病毒性肺炎不同证型的代谢组学研究

1. 小儿病毒性肺炎不同证型血浆、尿液样本代谢轮廓分析和模式识别

（1）血浆样本代谢轮廓分析和模式识别：血浆上下层正、负离子的 OPLS-DA 模式判别分析显示，小儿病毒性肺炎痰热闭肺证、风热郁肺证、风寒郁肺证每两组都能明显分开，无交叉和重叠，分离趋势明显，说明两者在代谢物方面具有明显差异。

（2）尿液样本代谢轮廓分析和模式识别：尿液正离子的正交偏最小二乘法（OPLS-DA）模型显示正常组及小儿病毒性肺炎痰热闭肺证、风热郁肺证、风寒郁肺证之间能明显分开，无交叉和重叠，分离趋势明显，说明两者在代谢物方面具有明显差异。以上数据表明数学模型可靠稳定，可以用于下一步潜在生物标志物的寻找。

2. 小儿病毒性肺炎不同证型血浆、尿液生物标志物的筛选及验证

（1）血浆生物标志物的筛选及验证：小儿肺炎风寒郁肺证的血浆生物标志物为甘油磷脂类物质如 lysoPC，lysoPE 等，在经过多重比较后，在寒证组中始终呈现上调趋势。因此 lysoPC、lysoPE 类物质的上调在风寒郁肺组中具有一定的特异性，且氨基酸代谢在寒证组也呈上调趋势，具体详见表 5-23。

表 5-23 风寒证的血浆潜在性生物标志物表

组间比较	风寒证潜在性生物标志物
风寒组 vs. 正常组	2 个 lysoPC，2 个 lysoPE，3 个 TG，2 个氨基酸，1 个短链脂肪酸，1 个尿苷在风寒组上调
风寒组 vs. 风热组	1 个 lysoPC、5 个 lysoPE、4 个 PEs、3- 脲丙酸、鞘氨醇脂质在寒证组上调，风热证组下调；N- 乙酰基亮氨酸在寒证组下调，风热组上调

续表

组间比较	风寒证潜在性生物标志物
风寒组 vs. 痰热组	6 个 lysoPC、3 个 lysoPE、2 个 PC、3 个 PE、3 个 TG；精氨酸、色氨酸、苏氨酸、丝氨酸、苏氨酸、瓜氨酸等氨基酸；次黄嘌呤、羟苯乙酸、谷氨酰胺、肌苷、尿苷均在寒证组上调，热证组下调
寒证组 vs. 热证组	3 个 lysoPC，5 个 lysoPE，1 个 PC，3 个 PE 在风寒组上调

小儿肺炎风热郁肺证的血浆生物标志物为 PC、lysoPC、PE、lysoPE 等甘油磷脂类物质，并呈现下调趋势。PC、lysoPC、PE、lysoPE 类物质的下调在风热组具有一定的特异性，且部分氨基酸代谢在风热组呈现特异性上调趋势，详见表 5-24。

表 5-24　风热证的血浆潜在性生物标志物

组间比较	风热证的潜在性生物标志物
热证组 vs. 正常组	7 个 TG+1 个神经酰胺在热证组上调；4 个 PC、6 个 PE 在风热组下调
风热组 vs. 风寒组	1 个 lysoPC、5 个 lysoPE、4 个 PEs、3-脲丙酸、鞘氨醇脂质在寒证组上调，风热证组下调；N-乙酰基亮氨酸在寒证组下调，风热组上调
风热组 vs. 痰热组	3 个 TG、3 个 lysoPC、1 个 lysoPE；精氨酸、谷氨酸、瓜氨酸、苏氨酸、色氨酸；天冬酰胺、羟苯乙酸、次黄嘌呤、谷氨酰胺在风热组上调，痰热组下调；鞘氨醇在风热组下调，痰热组上调

相对于风热组来说，小儿肺炎痰热证的血浆生物标志物为 PC、PE 类物质，且在痰热闭肺证组呈现明显下调趋势，详见表 5-25。

表 5-25　痰热证的血浆潜在性生物标志物

组间比较	痰热证的潜在性生物标志物
热证组 vs. 正常组	7 个 TG+1 个神经酰胺在热证组上调；4 个 PC、6 个 PE 在热证组下调
痰热组 vs. 风寒组	6 个 lysoPC、3 个 lysoPE、2 个 PC、3 个 PE、3 个 TG；精氨酸、色氨酸、苏氨酸、丝氨酸、苏氨酸、瓜氨酸等氨基酸；次黄嘌呤、羟苯乙酸、谷氨酰胺、肌苷、尿苷均在寒证组上调，热证组下调
痰热组 vs. 风热组	3 个 TG、3 个 lysoPC、1 个 lysoPE；精氨酸、谷氨酸、瓜氨酸、苏氨酸、色氨酸；天冬酰胺、羟苯乙酸、次黄嘌呤、谷氨酰胺在风热组上调，痰热组下调；鞘氨醇在风热组下调，痰热组上调

（2）尿液生物标志物的筛选及验证：在小儿肺炎风热组与痰热组尿液样本的比较中，筛选并验证了两者之间的差异性生物标志物群组，总结为表 5-26。

表 5-26　风热、痰热证型组之间的差异性尿液生物标志物

组间比较	差异性尿液生物标志物
风热组 痰热组	乙酰 -L- 精氨酸（N-a-Acetyl-L-arginine）、2- 羟基苯马尿酸（2-Hydroxyhippuric acid）、苄基丁二酸（Benzylsuccinic acid）在风热组上调，在痰热组下调
	肌酸（Creatine）、α- 氨基庚二酸（Alpha -Aminopimelic acid）在风热组下调，在痰热组上调

在小儿肺炎风寒组与痰热组尿液样本比较中，筛选并验证了两者之间的差异性生物标志物群组，总结为表 5-27。

表 5-27　风寒、痰热证型组之间的差异性尿液生物标志物

组间比较	差异性尿液生物标志物
风寒组 痰热组	牛磺酸（Taurine）、L- 谷氨酰胺（L-Glutamine）在风寒组上调，在痰热组下调
	组氨酸 - 脯氨酸 2 肽物质（His-Pro）、肌酸（Creatine）在风寒组下调，在痰热组上调

在小儿肺炎风寒组与风热组尿液样本的比较中，筛选并验证了两者之间的差异性生物标志物，总结为表 5-28。

表 5-28　风寒、风热证型组之间的差异性尿液生物标志物

组间比较	差异性尿液生物标志物
风寒组 风热组	琥珀酸（Succinate）在风寒组上调，在风热组下调

3. 小儿病毒性肺炎不同证型血浆、尿液生物标志物的临床诊断意义

风寒郁肺证组与风热郁肺证 2 组对比时，血浆、尿液共筛选并验证了 14 种差异性代谢物组成的生物标志物群组，绘制 ROC 曲线后显示曲线下面积（AUC）为 0.835。风寒郁肺证组与痰热闭肺证组 2 组对比时，血浆、尿液共筛选并验证了 32 种差异性代谢物组成的生物标志物群组，绘制的 ROC 曲线后显示 AUC 为 0.995。风热

郁肺证组与痰热闭肺证组两两对比时，血浆、尿液共筛选并验证了 22 种差异性物质组成的生物标志物群组，绘制的 ROC 曲线显示 AUC 为 0.985，小儿肺炎 3 证型之间的生物标志物群组（血浆＋尿液）曲线下面积均高于 0.83，具有较好的诊断意义。

4. 小儿病毒性肺炎不同证型血浆、尿液生物标志物的临床预测意义

通过未知分组的方式，对外部验证组的不同证型病例进行盲法预测，来观察以上生物标志物群组对不同证型组的预测意义。由结果看到，血浆结合尿液生物标志物群组在不同证型之间的预测意义均大于 90%，具有极好的预测意义，具体详见表5-29、5-30、5-31。

表 5-29 血浆、尿液生物标志物对风热组与痰热组的 ROC 外部预测意义

分组	预测风热组	预测痰热组
风热组	100（100%）	2
痰热组	0	29（94%）

表 5-30 血浆、尿液生物标志物对风寒组与痰热组的 ROC 外部预测意义

分组	预测风寒组	预测痰热组
风寒组	10（100%）	1
痰热组	0	30（97%）

表 5-31 血浆、尿液生物标记物对风寒组与风热组的 ROC 预测意义

分组	预测风寒组	预测风热组
风寒组	10（100%）	9
风热组	0	91（91%）

（三）小儿病毒性肺炎不同证型涉及的代谢通路及其生物学意义分析

（1）不同证型的血浆潜在性生物标志物群组代谢通路及其生物学意义：通过通路富集分析后可知，小儿病毒性肺炎 3 证型之间的差异性代谢通路主要为氨酰tRNA 生物合成、氮代谢、精氨酸和脯氨酸代谢、甘油磷脂代谢（表 5-32）。甘油磷脂类物质如 LysoPC 20：0，lysoPE 16：0，lysoPC 20：1，lysoPC 18：0，lysoPE 18：2，lysoPE18：0，PE（P-18：0/20：4），PE（P-16：0/20：5），TG（16：0/18：0/18：0），TG（16：0/16：0/18：0），精氨酸（Arginine），瓜氨酸（Citrulline），色氨酸（Tryptophan），谷氨酰胺（Glutamine），苏氨酸（Threonine），次黄嘌呤（Hypoxanthine），羟基苯乙酸（Hydroxyphenylacetic acid），苯丙氨酸（Phenylalanine）等差异性代谢产物在风热郁肺及痰热郁肺证组均呈现下调趋势，在寒证组呈现上调趋势。

表 5-32　小儿病毒性肺炎不同证型血浆代谢通路相关参数

代谢通路名称	P value	$-\log（p）$	Holm p	FDR	Impact
Aminoacyl-tRNA biosynthesis 氨酰 tRNA 生物合成	< 0.001	13.52	< 0.001	< 0.001	0.000
Nitrogen metabolism 氮代谢	< 0.001	8.476	0.016	0.008	0.000
Arginine and proline metabolism 精氨酸和脯氨酸代谢	0.002	6.456	0.123	0.042	0.150

甘油磷脂为真核细胞膜的主要组成部分，同时也在气道炎症、免疫应答、应激反应、细胞增殖和凋亡中具有重要作用的分子信号传导功能。在甘油磷脂代谢通路中，磷脂酰胆碱类脂质（PCs）作为中性脂质，和表面活性蛋白SP-A、SP-B、SP-C和SP-D，覆盖在所有哺乳动物的肺泡细胞表面。通过以上肺表面活性剂稳定肺泡，防止肺泡塌陷。长期以来，肺表面活性脂质如甘油磷脂类物质的改变已证实与肺部疾病相关性很大。如有临床研究报道重症肺炎患者的肺泡表面活性物质功能严重受损，同时也有研究显示肺炎患者存在磷脂酰胆碱类（PCs）和磷脂酰甘油（PGs）明显减少。

色氨酸是人体的一种必需氨基酸，多由摄入人体的蛋白质合成，在代谢网络调控中起重要作用。色氨酸代谢紊乱主要发生于炎症组织，因为炎症组织中吲哚胺2，3- 双加氧酶（Indoleamine 2，3-dioxygenase，IDO）的表达增加、活化，从而导致色氨酸底物的消耗和产物的积累。精氨酸、脯氨酸、瓜氨酸、谷氨酸等非必需氨基酸及次黄嘌呤作为色氨酸代谢底物不断消耗，在热证组呈下调趋势。

（2）不同证型的尿液潜在性生物标志物群组代谢通路及其生物学意义：小儿肺炎 3 种证型之间的尿液生物标志物涉及的差异性代谢通路主要为丙氨酸、天门冬氨酸和谷氨酸代谢、氮代谢、精氨酸和脯氨酸代谢、D- 谷氨酸和 D- 谷氨酰胺代谢和牛磺酸、亚牛磺酸代谢。色氨酸是人体的一种必需氨基酸，多由摄入人体的蛋白质合成，在代谢网络调控中起重要作用。精氨酸、脯氨酸、瓜氨酸、谷氨酸等非必需氨基酸及次黄嘌呤、琥珀酸作为色氨酸代谢底物不断消耗，在热证组呈下调趋势，肌酸作为色氨酸代谢产物不断累积，呈现上调趋势。具体代谢通路相关参数详见表 5-33。

表 5-33　小儿病毒性肺炎不同证型的尿液代谢通路相关参数

代谢通路名称	P	$-\log(p)$	Holm P	FDR	Impact
Alanine，aspartate and glutamate metabolism 丙氨酸，天门冬氨酸和谷氨酸代谢	< 0.001	7.48	0.05	0.04	0.210
Nitrogen metabolism 氮代谢	0.002	6.50	0.12	0.06	0.000
Arginine and proline metabolism 精氨酸和脯氨酸代谢	0.006	5.15	0.45	0.16	0.033

（四）讨论

"证候"作为中医理论基点和核心，被定义为一组互有联系的症状和体征组合。证候表型组学可定义为：采用组学技术，对"整体症状、体征"进行检测，用以判断证候属性的综合学科。证候表型可以为判定证候/病证结合模型动物的证候属性提供可靠依据，并为揭示证候及病证复杂机制提供技术支撑。20 世纪 60 年代以来，国内外一些学者尝试应用代谢组学技术探索寒、热证候的科学内涵。基于中医理论的成年人类风湿性关节炎（RA）的寒热证型已经得到国外学者的认可，荷兰科研团体 2009 年采用 GC-MS 技术对血液样品中 255 种代谢物进行了鉴定。发现了 10 种潜在的代谢标志物，能够区分健康组和 RA 组，该团队根据中医理论将 RA 分为寒证和热证两个亚型，其中 7 种代谢物可以区分寒、热证 RA。RA 患者与健康人群比较，尿素、脯氨酸和羰基脯氨酸含量增加，这些物质的增加可能与蛋白质和胶原分解有关。与热证 RA 患者相比较，寒证 RA 患者亮氨酸水平升高，这可能与蛋白合成增加或炎症有关。该团队 2012 年利用基于 LC-MS/MS 的代谢组学方法检测 39 名 RA 女性患者的血浆、尿液样本，证实尿中乙酰肉毒碱可以区分寒热证型，推想尿中乙酰肉毒碱与患者疲劳状态相关，并建议寒证 RA 患者适当补充乙酰肉毒碱类肉碱类物质。更有研究基于热证的老鼠模型探讨中医证型的科学实质。一项研究成功造模热毒血瘀证模型大鼠，按照不同时段给予脂多糖（Lipopolysaccharide，LPS）及卡拉胶（Carrageenan），造模 8～12 小时为热毒证模型，基于 LC-MS 研究证实热毒证会抑制烟酸和烟酰胺代谢，从而激活乙酰化酶 1（SIRT1）产生炎症反应，导致能量代谢和组氨基酸代谢紊乱。另一项研究用附子肉桂汤造模热证小鼠，基于 LC-MS，发现癸酸、棕榈酸、氨基葡萄糖、脱硫生物素、5-羟基戊酸、月桂酸、十一酸、茉莉酮酸、羟基亚油酸呈上调趋势，植物鞘氨醇、苯乙酸、二氢鞘氨醇、3-氧-甲基多巴胺、黄体酮呈下调趋势。

本研究采用 UPLC-LTQ/Orbitrap-MS 技术，应用代谢组学方法检测小儿病毒性肺炎不同证型患儿血液、尿液样品。代谢组学结果显示，小儿病毒性肺炎痰热闭肺证、风热郁肺证、风寒郁肺证的血浆、尿液潜在性生物标志物群组主要差异性代谢通路为氨酰 tRNA 生物合成、氮代谢、精氨酸和脯氨酸代谢、丙氨酸，天门冬氨酸和谷氨酸代谢、D-谷氨酸和 D-谷氨酰胺代谢和牛磺酸和亚牛磺酸代谢、甘油磷脂代谢。血浆、尿液潜在性生物标志物在风热郁肺及痰热郁肺证组均呈现下调趋势，在寒证组呈现上调趋势。此现象与小儿肺炎寒、热不同证型之间的病情程度及机体的代谢状态相关。本研究可为小儿病毒性肺炎不同证型的诊断、治疗、预后研究提供基础，以此来阐述小儿病毒性肺炎不同证型的具体作用机制。

在诊断及预测意义上：第一，需细化小儿肺炎证型分类，将小儿病毒性肺炎细分为痰热闭肺证组、风热郁肺证组、风寒郁肺证组，3 证型分组，两两对比时，均具有极好的诊断、预测意义（大于 90%）。第二，需要结合血浆、尿液样本的潜在性生物标志物，来提高小儿病毒性肺炎不同证型之间的正确诊断及预测率。单一血浆生物标志物群组对于预测不同证型的预测率为 75%～78.6%，敏感性及特异性并未达到最佳预测值。结合尿液样本潜在性生物标志物，预测意义提高至88%。第三，将血、尿生物标志物群组结合，并将证型细化分为痰热闭肺证组、风热郁肺组、风寒郁肺证3证型分型，风热组预测意义提高至91%，风寒组预测意义提高至100%。中医学认为风寒证及风热证之间存在一定的转化性，两者同属于中医学表证，中医学风寒证为期比较短暂，存在向风热证转化的倾向，因此对于两者的区分，90%以上的预测意义对于中医临床辨证论治已提供了较好的诊断及预测依据。

目前针对中医证型的代谢组学研究主要集中于成年人疾病，本课题组南京中医药大学江苏省儿童呼吸疾病（中医药）重点实验室，是全国首次进行小儿病毒性肺炎的不同证型代谢组学研究的课题组，具有原创性，为小儿肺系疾病的临床辨证论治提供了一定的依据，为开展儿科证候学研究提供了实验方法学借鉴。

第六章

诊疗指南

一　循证性中医临床诊疗指南研究的现状与策略

临床指南是连接临床和证据的桥梁，反映了当时最佳的临床诊治水平。时至今日，临床指南可分为基于专家共识的临床指南和基于临床研究证据的循证性临床实践指南两大类。由于循证性临床实践指南在解决地区复杂医疗卫生问题和指导医疗临床实践方面起了重要作用，得到了各国政府、医学学术团体以及临床医生的重视，已经成为目前国际上指南制订的主流模式。近年来，我国也逐渐认识到循证性临床实践指南的重要性，政府逐步加大了支持力度，中医界对循证性中医临床实践指南制订方法开始探索，也提出了一些问题。我们认为应当在研究国际循证性临床实践指南的基础上，提出符合中医学术特点的循证性中医临床实践指南编写技术规范。本文拟就此作出探讨。

1. 国外循证性临床实践指南现状述略

近20年来，诸多国家特别是发达国家面临着日益复杂的医疗服务环境，从而迫使许多国家开始采用一系列措施对卫生保健系统进行调整与改革，旨在合理控制经费、加强卫生服务质量管理。于是临床实践指南的开发与应用被提上日程，并在许多国家得到迅速的发展。目前，美国、英国、加拿大、澳大利亚、新西兰等国在循证性临床实践指南方面都取得了显著的成绩，建立了循证性临床实践指南的制订平台，与其国内学术团体合作制订了大量的循证性临床实践指南。

（1）美国卫生保健政策与研究局（agency for health care research and quality，AHRQ）：美国卫生部1989年建立的临床实践指南制订平台，其职能主要是规范临床实践指南制订方法、推广和评价临床实践指南。美国国内专业组织、学术团体多与其合作开发临床实践指南。

（2）英国国家卫生与临床优化研究所（national institute for health and clinical excellence，NICE）和苏格兰院际间指南协作网（scottish intercollegiate guidelines network，SIGN）：英国主要的临床实践指南开发平台，分别发布了指南制订手册（the guideline manual）和指南制订者手册（SIGN50：a guideline developer's handbook）。手册中详细介绍了指南制订的过程：选择指南主题、成立指南制订小组、系统回顾文献、制订指南推荐意见、咨询和集体讨论形成指南、指南的发布和实施等。

（3）加拿大医学协会（Canadian medical association，CMA）：加拿大循证性临床实践指南的制订机构，于2007年7月发布了临床实践指南手册（handbook on clinical practice guidelines）。在循证性临床指南手册中介绍了循证性临床指南的制订背景、循证性临床指南制订的重要意义、指南制订的步骤、循证性临床指南的实施、对循证性临床指南的评价等内容。其中对循证性临床指南的制订进行了详细的介绍。

（4）澳大利亚国家卫生与医学研究委员会（national health and medical research council，NHMRC）：1999年发布了临床实践指南的制订、实施和评价的指南（a guide to development，implementation and evaluation of clinical practice guidelines）。在指南中也对临床实践指南的制订、实施和评价进行了详细介绍，认为指南的制订应包括：确定指南的临床必要性和指南的范围、召集一个多学科专家组成的小组审查指南的制订、确定指南的目的和目标人群、确定卫生成效、检索科学证据、形成指南、规划一个发布和实施策略、形成指南评价和更新的计划等内容。

（5）新西兰指南协作组（New Zealand guidelines group，NZGG）：2001年11月发布了以明确证据为基础的临床实践指南的制订手册（handbook for the preparation of explicit evidence-based clinical practice guidelines）。该手册介绍了临床实践指南制订的相关内容，包括：指南主题的确立、适当的筛选、问题的形成、数据采集、文献检索、文献的质量评价和应用、治疗方案的经济学评价、推荐等级的形成、指南的起草、指南的发布和实施、指南的评价、指南的更新等方面。

（6）其他国家：近20多年来，许多国家如日本、德国、法国、芬兰、意大利、西班牙等都相继认同了临床实践指南的重要性，并组建了国家专门的指南制订机构用以开发循证性临床实践指南，为本国医疗卫生事业做出了贡献。

循证性临床实践指南是目前国际临床实践指南制订的主要模式，通过对国际目前比较著名的指南网站的指南制订方案研究发现，指南制订的程序主要包括：①确定指南拟解决的问题：确定服务对象、编写主题、编写内容和结构等；②成立指南的制订小组；③文献的检索和评价；④制订指南的推荐等级；⑤起草指南；⑥指南的发布和实施；⑦指南的评价和更新等。

2. 我国临床实践指南的研究现状

随着我国经济的发展，医疗卫生服务的复杂化问题日益突出，我国政府也逐渐认识到循证性临床实践指南开发和利用的重要性，并加大了支持力度，开展了一系列的指南以及与其相关的标准化研究。

（1）西医学临床实践指南的发展状况：相对于国际循证性临床实践指南，我国西医学临床实践指南发展滞后。目前国内西医学制订的指南大部分属于基于专家共识的专家指南，其制订基本采用搜集国外最新临床实践指南，结合中国的医疗临床实际，以专家讨论的形式形成指南的模式。近年来也有西医学者开始了符合中国国情的循证性临床实践指南制订方法的探索，制订了一些遵循循证医学原则的临床实践指南。1997 年中国循证医学中心成立，对循证性临床实践指南进行了研究，依据循证医学的原则，相继制订了《临床诊疗指南·肠内肠外营养学分册》《中国肺癌临床指南》等。2007 年中华医学会肝病学分会酒精肝和脂肪肝学组制订了《酒精性肝病诊疗指南》，该指南是按照循证医学的原则制订的，明确提出了治疗方案的证据文献和推荐等级。近年来新制订的临床诊疗指南正越来越多地按循证性临床实践指南制订的技术要求实施。

（2）中医临床实践指南的发展状况：随着国家对中医药事业发展的重视和中医药实现现代化、国际化的迫切需要，国家对中医药标准化工作给予了大力支持，相继开展了一系列标准化项目，其中中医常见病、多发病的诊疗指南制订是该项工作的重要组成部分。但是，目前我国中医界制订的大部分指南属于基于专家共识的诊疗指南，其科学性、实用性受到较大的限制。也有部分中医学者对循证性临床实践指南进行了初步的研究，制订了一些循证性中医临床实践指南。

2007 年中国中医科学院、中国针灸学会开展了《WHO 西太区资助项目·中医循证临床实践指南》项目，先后制订了《中医循证临床实践指南·针灸》《中医循证临床实践指南·中医内科分册》和《中医循证临床实践指南·专科专病》，该项目采用循证医学的原则制订。《中医循证临床实践指南·针灸》介绍了针灸循证性诊疗指南制订的方法以及带状疱疹、贝尔面瘫、抑郁症、中风假性延髓性麻痹、偏头痛等 5

病的循证性针灸临床实践指南。《中医循证临床实践指南·中医内科分册》主要制订了包括慢性乙型肝炎、艾滋病等 20 种内科病的循证性中医临床诊疗指南。《中医循证临床实践指南·专科专病》制订了年龄相关性黄斑变性（湿性）、特发性皮炎、寻常型银屑病、神经根型颈椎病、慢性前列腺炎、慢性盆腔炎、小儿肺炎、桡骨远端骨折等 8 种疾病的循证性中医临床实践指南。

2006 至 2012 年国家中医药管理局立项、中华中医药学会儿科分会组织、本团队牵头国内外中医儿科专家制订的《中医儿科常见病诊疗指南》，制订发布了小儿肺炎喘嗽等 40 个中医儿科常见病诊疗指南。2008 年国家科技部立项的"中药新药临床评价研究技术平台（南京）建设"立项发布了"小儿急性上呼吸道病毒感染中医诊疗指南""小儿病毒性肺炎中医诊疗指南"。这两个项目制订的诊疗指南采用了国际上普遍采用的循证性临床实践指南的制订方法，对目标人群、指南制订小组的组成、文献的检索和评价、证据分级和推荐意见的形成、指南的起草、指南形成的审定和专家评价等循证性指南制订的核心内容进行了详细描述。2015 ~ 2018 年国家中医药管理局立项实施的"中医临床诊疗指南和中医治未病标准制修订项目"，各学科项目工作组便大部分采用了我团队提出的循证性中医临床诊疗指南制修订技术方法实施，已经完成，并作为中华中医药学会指南、世界中医药学会联合会指南发布。

（3）中西医结合临床实践指南的发展状况：中西医结合学术团体根据自身专业临床实际的需要制订了一系列临床实践指南，其中大部分属于基于专家共识的指南，也有部分专家对循证性指南进行了初步研究。如 2006 年中国中西医结合学会肝病专业委员会制订的"肝纤维化中西医结合诊疗指南"，该指南虽然没有完全遵守循证性临床实践指南的制订方法，但提出了循证性临床实践指南的核心问题，即证据分级标准，为建议治疗方案提供了证据。新制订的中西医结合临床实践指南也在向循证性指南的方向发展。

3. 制订循证性中医临床实践指南的重要性

（1）中医药标准化、现代化、国际化的需要：循证性中医临床实践指南是中医药标准化的重要组成部分，也是中医药事业实现现代化的必经之路。因此，循证性中医临床实践指南的制订对促进中医药事业发展有着重要作用。随着中医药学术的发展，特别是中医药的国际化，中医药界制订世界公认的标准并向全世界推广尤显迫切。标准是国家核心竞争力的体现，目前中医药国际标准还只有针灸穴位等少数标准建立，建立国际化的中医药标准体系是中医界的重要任务。建立能够为国际普遍公认的临床实践指南，就必须符合国际临床实践指南发展的趋势，建立循证性中医临床实践指南就是中医药标准国际化的重中之重。

（2）提高中医临床诊疗技术的需要：循证性中医临床实践指南是依据循证医学的基本原则制订的，是建立在高强度证据支持基础上的诊疗指南，其科学性、实用性较传统的基于专家共识的诊疗指南更高，更符合临床医疗实践的需要，能够更好地为中医临床医师在临床决策时提供依据，因此，制订科学实用的循证性中医临床实践指南对提高临床中医医师的诊疗技术有着重要意义。

（3）合理配置医疗资源及缓和医患关系紧张的需要：随着经济和社会的发展，医疗服务手段日益多样化、复杂化，卫生服务的需求不断增加，医疗费用不断增长，不同地区、医院、医疗卫生专业人员的服务存在巨大差异，卫生资源利用不平等等，导致医患关系紧张不断升级，这些难题不仅困扰国家医疗卫生行政部门，同时也困扰着临床医生。科学的临床实践指南能够指导临床医生做出合理的诊疗决策，从而实现医疗资源的优化配置，在一定程度上也可以缓解医患关系。

4. 制订循证性中医临床实践指南目前存在的问题和策略

（1）专家经验与循证性中医临床实践指南：中医学有着悠久的历史，现代中医学术体系中包含了历代医家的临床经验。对于中医学科来说，专家意见不仅仅是通过问卷调查、专家论证会等形式集成现代专家的临床经验，还应当包含古代医家的经验。在目前国际上各种文献证据评价方法中，"专家意见"只作为低级别的证据采纳。中国古代医籍提出的诊疗方法是历代医家在患者身体上不断尝试取得的成果，古代医家提出的诊疗方法，尤其是"经典方"，被历代沿用，而且到目前为止在临床上广泛应用又取得当代专家共识者，应当科学合理地将其融入循证性中医临床实践指南。为此，笔者根据 2001 年国际感染论坛（ISF）提出的 Delphi 分级标准中的文献依据分级提出用于循证性中医临床实践指南的中医文献依据分级标准如下：

表 6-1　Delphi 法文献依据分级标准及中医文献依据分级标准

Delphi 分级标准	中医文献依据分级标准
Ⅰ 大样本，随机研究，结果清晰，假阳性或假阴性的错误很低	Ⅰ 大样本，随机研究，结果清晰，假阳性或假阴性的错误很低
Ⅱ 小样本，随机研究，结果不确定，假阳性和/或假阴性的错误较高	Ⅱ 小样本，随机研究，结果不确定，假阳性和/或假阴性的错误较高
Ⅲ 非随机，同期对照研究	Ⅲ 非随机，同期对照研究和基于古代文献的专家共识
Ⅳ 非随机，历史对照和专家意见	Ⅳ 非随机，历史对照和当代专家共识
Ⅴ 病例报道，非对照研究和专家意见	Ⅴ 病例报道，非对照研究和专家意见

说明：①Ⅲ级中"基于古代文献的专家共识"是指古代医籍记载、历代沿用至今、当代专家调查意见达成共识者。②Ⅳ级中"当代专家共识"是指当代专家调查意见达成共识者。③Ⅴ级中的"专家意见"仅指个别专家意见。

（2）建立具有中医特色的推荐等级标准体系：循证性临床实践指南是建立在证据基础上的指南，推荐意见的分级体系是循证性中医临床实践指南制订方法学的重要问题。如前所述，中医学不能完全照搬目前国际上西医学公认的证据质量评价和分级，也不能照搬其推荐意见的分级体系。应该建立符合中医学特色的证据质量评价和分级以及推荐意见的分级体系。在该体系中应该在体现"古今专家经验"于指南中的地位基础上，建立与其文献依据分级相应的推荐意见分级体系，并对循证性中医临床诊疗指南制订的平台加以规范。

2001 年国际感染论坛（ISF）提出的 Delphi 法推荐级别分级标准是：A：至少有 2 项Ⅰ级研究结果支持；B：仅有 1 项Ⅰ级研究结果支持；C：仅有Ⅱ级研究结果支持；D：至少有 1 项Ⅲ级研究结果支持；E：仅有Ⅳ级或Ⅴ级研究结果支持。显而易见，如果采用我们提出的中医文献依据分级标准，则可将"中医古籍记载，历代沿用至今，当代专家调查意见达成共识"的治疗方法推荐级别由原来的 E 级提升为 D 级。

（3）提高循证性中医临床指南证据质量的思考：英国循证医学权威著作《临床证据》总结西医学能够提供高质量文献证据从而肯定疗效的治疗方案只占总数的 14%～15%，中医学也同样面临着高质量文献缺乏的困境。由于缺乏高质量证据支持，临床实践指南的质量和实用性受到限制。因此，提高证据质量对制订高质量循证性临床实践指南有着重要意义。

针对文献证据质量整体偏低的问题，应从以下几方面解决：①规范临床试验设计：制订科学规范的临床试验设计，并加以实施，以增加高质量文献证据来源。②规范期刊论文写作：期刊论文应详细交代样本量、盲法、对照以及样本的脱失及原因。③经过临床研究批准上市的中成药，政府主管部门应督促药品生产企业和临床试验负责单位及时公开发表高质量文献，为循证性中医临床实践指南提供高质量证据文献。④政府应加大对中医古籍经典方剂规范化临床研究的支持力度，从而取得支持古代医家经验的高质量文献证据。

依据 Jadad 量表评分，只采用质量≥3 分的文献，如只有低于 3 分的文献，则不作为随机对照试验采纳。Jadad 评分量表：①随机分组序列的产生方法：2 分：通过计算机产生的随机序列或随机数字表产生的序列。1 分：试验提到随机分配，但产生随机序列的方法未予交代。0 分：半随机或准随机试验，指采用交替分配病例的方法，如入院顺序、出生日期单双数等。②双盲法：2 分：描述了实施双盲的具体方法并且被认为是恰当的，如采用完全一致的安慰剂等。1 分：试验仅提及采用双盲法。0 分：试验提及采用双盲，但方法不恰当，如比较片剂与注射剂而未提及使用双伪法。③退出与失访：1 分：对退出与失访的病例数和退出理由进行了详细的描述。0 分：没有提到退出与失访。因此，中医临床研究论文应当从以上 3 个方面注意规范。

（4）中医临床诊疗指南的评价：中医临床诊疗指南质量评价的内容，应当包括以下两方面：①是否符合中医学学术特色及体现中医临床当今诊疗水平。②是否符合国际临床诊疗指南制订规范，能够为所推荐的诊疗方案提出证据与合理的推荐等级。其中第二方面是中医临床诊疗指南能否走向国际的关键问题。

临床诊疗指南的评价方法，一般应包括指南评价工具评价和临床应用评价两个方面：①应先运用指南评价工具对临床诊疗指南进行系统评价，经过指南评价工具的评价和修订，能够使指南的形式和内容更加规范、统一，对提高指南质量及指南的科学性、实用性有着至关重要的作用，也是进行临床应用评价的前提。建议在实施临床诊疗指南临床应用评价前，首先组织相关专家根据国际通用指南评价工具（如 AGREE 评价工具），结合中医药特色，制定出符合中医药特点的临床诊疗指南评价工具，对即将进行临床应用评价的诊疗指南进行系统评价。②关于临床应用评价，建议针对每一个中医临床诊疗指南均选择多个有代表性的推广基地进行，推广基地应包括三级、二级、一级医院，甚至城市社区和农村的村级卫生机构，这样才能对指南的普遍适用性进行全面观察分析。评价前，应当首先制订规范统一的"中医临床诊疗指南应用评价表"，对指南使用者进行培训，加强对临床指南相关知识的学习，有利于指南评价者深入理解指南，便于临床应用评价的开展。临床应用评价的时间不能过长，一般国际上不超过 6 个月，否则会影响指南的推广和更新周期。

（5）中医临床诊疗指南的更新：目前国际上循证性临床实践指南的更新周期为 2～3 年。澳大利亚国家卫生与医学研究委员会《临床实践指南制定手册》、英国国家卫生与临床优化研究所的"The guideline manual"均明确要求更新周期为 3 年。临床上比较重要的国际指南更新周期则一般为 2 年，如国际哮喘联盟的 GINA 方案。如果评价周期过长，则影响指南的更新和临床指导价值。目前，中医临床诊疗指南的制订和评价周期过长，且多数未设定和实施更新周期，需要加以改进。

5. 小结

上述建议的内容，已应用于本课题组主持制定、2012 年 7 月发布的《中医儿科常见病诊疗指南》中。课题组在研制循证性的《中医儿科常见病诊疗指南》过程中，全面分析了国内外现有指南的编制技术，结合中国国情和中医临床实际情况，形成了《中医儿科常见病诊疗指南》的编制技术。实践表明，该技术的实施，符合本课题组提出的"不繁琐、易掌握、适合以临床医生为主体的指南编撰者操作"的设想，并在此基础上形成了比较规范的"循证性中医临床诊疗指南编制技术方法"（介绍于后）。课题组认为，事物的发展都有一个从无到有、从简单到复杂、从不完善到完善的过程，中医循证性临床实践指南的研制也不例外。按照本课题组的建议，我国已经逐步推出了中医系列循证性临床实践指南，尽管可能是不完善的，但可以引导临床向循证性实践方向发展，可以引导临床实践指南在实践中不断完善。

二 循证性中医临床诊疗指南编制技术方法

临床指南是连接临床和证据的桥梁，反映了当时最佳的临床诊治水平。临床指南可分为基于专家共识的临床指南和基于临床研究证据的循证性临床实践指南两大类。由于循证性临床实践指南在解决地区复杂医疗卫生问题和指导临床实践方面起了重要作用，得到了各国政府、学术团体以及临床医生的重视，已经成为目前国际上指南制订的主流模式。多年来，在研究国际循证性临床实践指南的基础上，我们提出了符合中医学术特点的循证性中医临床实践指南编制技术规范。

（一）总则

1. 中医临床诊疗指南的研制宗旨

中医临床诊疗指南的研制应以保障安全、规范诊疗、促进交流为首要宗旨。

2. 中医临床诊疗指南的推荐建议要有可靠证据

中医临床诊疗指南的各项推荐建议要有充分可靠的证据，当缺乏充足的循证证据时，可选用专家共识的方法形成推荐建议。

3. 制修订中医临床诊疗指南应与相关国家标准和行业标准协调

制修订中医临床诊疗指南时，应保证与相关国家标准和行业标准的协调性。

（二）中医临床诊疗指南制修订各阶段工作程序及方法

1. 一般要求

中医临床诊疗指南制修订各阶段的程序及要求可参考：

《ZY/T 中医药行业标准编制通则》

《ZY/T 中医药行业标准制修订通则》

《ZY/T 循证性中医临床诊疗指南编制技术规范》

2. 预阶段

（1）选择主题：选择适合中医药治疗的病种作为主题，进行检索。若未发现与主题相关的指南则开始严格编制指南；若指南已经发布，有证据表明已有中医药疗法的疗效优于该病种诊疗指南中的推荐建议，则改为对现有指南的评估与修改、更新。

（2）明确目的：制定指南的目的，即指南实施可导致的结果，在于规范临床医疗行为，或引导行业水平提高和进步，或保障卫生保健质量，或改善患者预后，或保障医疗安全等。

（3）提出临床问题：依据临床实践，通过问卷调查、深度访谈等对医务人员、患者及其家属开展调查研究，提出临床问题。

调查的内容涉及中医病证的诊断依据、重要的干预措施及其适宜人群、目前临床中可供选择的治疗方法以及干预措施的危害和风险及对临床经济学的影响等。

需修订指南时，应对已经发布的指南进行评价，或对比、分析各指南推荐建议间的一致性，从而发现临床问题。

3. 起草阶段

（1）成立学科专家指导组：分学科成立专家指导组。

专家指导组组成：本学科临床、标准化、文献学、相关基础学科、循证医学、卫生经济学、流行病学等专业的专家。

专家指导组组长：在本行业、本学科、本专业具有很高的学术地位和影响力，负责指南的总体设计和技术指导，指导工作逐步开展，掌握工作进度，监督工作质量。

专家指导组成员：对指南所涉及的病种具有充分的了解和较高的诊疗水平，熟悉指南编制要求。

（2）成立指南制修订项目工作组：组成单位不少于 10 个，其中三级甲等医院不少于 7 家。

工作组组长：具备较高学术水平、对本病种有研究、掌握指南编制方法学。负责项目的方案制定、草案编写和组织管理等，协调成员之间的分工合作，组织成员讨论编制过程中的问题和难点，按照国家有关部门的要求按时完成项目任务。

工作组秘书：由工作组组长单位产生，熟悉本病种临床及指南编制方法学，能实际协助组长工作。

工作组成员：对本专业、本病种临床有专长。考虑专业和地域的同时，可利用现有资源如标准化研究基地、学会组织等进行选择。在工作组组长的统一安排下履行相应的职责。

（3）证据的收集、筛选、评价及分级

1）确定检索词：根据已确定的临床问题，分别针对患者或人群、干预措施或暴露因素、结局等方面提取关键词。

检索词应包括病名、诊疗技术、治法、方药、知名专家姓名等。

检索的病名应包括古往今来该疾病的所有病名，尤其针对中西医病名不完全对应而历代中医病名较多的疾病。

2）选择数据库

中文文献：中国学术期刊（网络版）、中文科技期刊数据库（维普）、万方数据知识服务平台、中国优秀博硕士学位论文全文数据库等。

英文文献：MEDLINE、COCHRANE 图书馆、Clinical Trial、美国国立指南库（The National Guideline Clearinghouse，NGC）等。

3）制定检索策略并实施检索：提出检索策略，项目工作组讨论其科学性、可行性后，开展检索。以计算机检索为主，同时使用手工检索。

在确定检索策略时：应重视古代文献、名老中医专家经验、医案医话等相关文献，可将古代文献有意义的部分纳入研究中，将全国本领域知名专家姓名作为检索词进行检索；重视国际组织、政府、学术团队发布的在临床与研究中广泛应用的标准、指南、规范等。

文献检索所查找到的文献应按古代文献、现代文献分别建成文档。

古代文献应规范列出所有文献的朝代、作者、书名（二级标题，丛书、类书等列出三级标题）、相关原文。

现代文献分两部分：一是文献目录；二是重要文献的摘要。检索文献应以中医药诊治技术、辨证施治、理法方药等为主，西医文献主要采录与诊断标准相关的国内外文献。

4）筛选文献：筛选文献按照下面的程序开展。

制定一套明确的文献纳入与排除标准，对文章进行筛选。

通过阅读题目与摘要排除无关的文章。

对于符合标准文献阅读全文进行评估。

5）制定证据表，评价文献

Meta 分析的评价：可采用 AMSTAR 量表进行文献质量评价。

随机临床试验的评价：可采用 Cochrane 手册中的质量评价表，对文献进行质量评价。

非随机临床试验评价：可采用 CASP 系列清单进行文献质量评价。

每一篇文献至少由两名课题组成员进行评价。存在分歧时，由项目组负责人或专家组成员对评价的分歧进行仲裁。

文献研究工作完成后，各项目工作组要总结本病种文献研究方法与文献研究成果，撰写"文献研究工作总结报告"，提交专家指导组。

6）对证据进行分级处理

中医临床诊疗指南制修订的文献分级及推荐等级确定方法可按"汪受传，虞舜，赵霞，戴启刚，陈争光，徐珊 . 循证性中医临床诊疗指南研究的现状与策略 [J]. 中华中医药杂志，2012；27（11）：2759-2763."实施。

①证据评价

表 6-2 Jadad 评分量表

随机分组序列的产生方法	2分：通过计算机产生的随机序列或随机数字表产生的序列
	1分：试验提到随机分配，但产生随机序列的方法未予交代
	0分：半随机或准随机试验，指采用交替分配病例的方法，如入院顺序、出生日期单双数等
双盲法	2分：描述了实施双盲的具体方法并且被认为是恰当的，如采用完全一致的安慰剂等
	1分：试验仅提及采用双盲法
	0分：试验提及采用双盲，但方法不恰当，如比较片剂与注射剂而未提及使用双伪法
退出与失访	1分：对退出与失访的病例数和退出理由进行了详细的描述
	0分：没有提到退出与失访

②证据分级

表 6-3　中医文献依据分级标准

级别	分级标准
Ⅰ	大样本，随机研究，结果清晰，假阳性或假阴性的错误很低
Ⅱ	小样本，随机研究，结果不确定，假阳性和 / 或假阴性的错误较高
Ⅲ	非随机，同期对照研究和基于古代文献的专家共识
Ⅳ	非随机，历史对照和当代专家共识
Ⅴ	病例报道，非对照研究和专家意见

说明：①Ⅲ级中"基于古代文献的专家共识"是指古代医籍记载、历代沿用至今、当代专家调查意见达成共识者。②Ⅳ级中"当代专家共识"是指当代专家调查意见达成共识者。③Ⅴ级中的"专家意见"仅指个别专家意见。

（4）推荐建议的形成

1）循证证据形成推荐建议：评价并讨论证据与临床问题的符合程度。按中医文献依据分级转化为推荐建议，同时将形成推荐建议的证据来源列入参考文献。

表 6-4　推荐级别分级标准

级别	分级标准
A	至少有 2 项Ⅰ级研究结果支持
B	仅有 1 项Ⅰ级研究结果支持
C	仅有Ⅱ级研究结果支持
D	至少有 1 项Ⅲ级研究结果支持
E	仅有Ⅳ级或Ⅴ级研究结果支持

2）专家共识形成推荐建议

专家共识形成推荐建议的主要方法：对于中医证候分类的筛选、长期在临床上广泛运用的病例报告和史料记载的疗法、未经系统研究验证的专家观点和临床试验，应选用专家共识的方法形成推荐意见，同时标明来源于"专家共识"。

德尔菲法和共识会议法是目前制定中医临床诊疗指南最常用的方法。

A. 德尔菲法

a. 专家的遴选：根据研究主题确定专家。以对本病种擅长的临床专家为主，吸收部分中西医结合专家和西医专家、中医文献学和标准化学者组成咨询专家组。咨询的专家应精通本学科、本病种的业务，有一定的知名度、具有高级专业技术职称和 / 或研究生学历，有兴趣和能够坚持完成数轮专家调查。遴选专家时应考虑专家分布的地域性。专家人数初选为 40 人，以不少于回收 30 份专家答卷为要求。对于一些重大问题，专家人数应适当扩大。

b. 专家调查问卷的制定：应依据德尔菲法的基本原则和特点，同时根据中医学的特点以及需要形成共识的主题，制订调查问卷。

第一轮专家调查问卷的制定采用文献回顾进行参评因子的初选和对专家进行开放性询问相结合的方法，即在文献研究的基础上提出指南的参评因子，同时要求专家对初选参评因子发表意见，做出修改和提出自己的见解。其后的调查问卷主要采用客观评分和专家提出书面具体的意见和建议相结合的方式进行。

c. 专家问卷调查的轮次：德尔菲法专家问卷调查的轮次根据修订、制订的不同要求确定。修订项目的轮次一般 2 ～ 3 轮，制订项目的轮次一般 3 ～ 4 轮。

根据专家意见的协调程度，判断德尔菲法专家问卷调查的轮次，当专家的意见趋近一致时，本项工作即可结束。

d. 专家调查问卷结果的统计分析：对参加该研究主题评价、预测专家的水平与结果的可信度和可靠程度的评估，主要包括专家的性别、年龄、学历、专业、职称、工作年限等个人特征进行描述性的分析。

专家对研究主题各指标评价结果的统计分析，主要包括专家积极系数、专家意见集中程度、专家意见的协调程度、专家权威程度 4 个方面。

e. 专家调查阶段总结：专家调查阶段结束时，项目工作组应撰写本病种"专家调查阶段总结报告"提交专家指导组。

B. 共识会议法

a. 组建专家委员会：每个制修订项目都要成立专家委员会。专家委员会成员应当从全国对本病种有研究的专家中遴选，能够在研究主题上给出较客观和专业化的意见，应尽可能选择不同观点的专家，以听取不同意见，谋求共识。专家委员会成员共 10 位左右，设主任、副主任各一名。

在召开专家论证会前，项目工作组要向学科专家指导组提出本项目专家委员会组成建议名单，获得批准后实施。

b. 专家论证会会前准备：专家论证会开会前，项目工作组组长应通知专家委员会成员、本项目工作组全体成员参会。项目工作组要预先准备好制修订病种诊疗指南、编制说明的草稿，以及拟提交专家论证会论证的主要问题，至少在开会前一周发给专家委员会成员。

c. 专家论证会主要议程：由项目工作组组长汇报制修订病种诊疗指南、编制说明的初步意见（草稿），提请专家论证会论证的主要问题（包括指南研制中呈现的技术问题、分歧意见等）；组织公开讨论；专家委员会专家陈述观点和意见并接受提问和咨询；项目工作组组长总结。

d. 专家共识意见形成过程中争议较大的问题由专家委员会主任、副主任提出意见，报学科专家指导组确定。

e. 由专家共识形成的推荐建议，应当按要求撰写共识声明。

f. 根据需要，专家论证会可举行 1 ～ 2 次。

g. 专家论证工作结束后，由各指南工作组撰写本病种指南制／修订专家论证纪要。

4. 指南的形成与审评

（1）指南初稿：指南工作组就前阶段所有文献研究和专家意见集成成果进行研讨和材料的整理，按照指南编写规则起草指南初稿。将循证证据的文献评价等级、形成的推荐建议和专家共识形成的推荐建议等技术内容纳入指南中。

中医临床诊疗指南构成如表 6-5。

表 6-5　中医临床诊疗指南构成表

要素的类型		指南的构成	必备或可选要素
资料性概述要素		封面	必备
		目次	可选
		前言	必备
		引言	必备
规范性要素	一般要素	名称	必备
		范围	必备
		规范性引用文件	可选
	技术要素	术语和定义	可选
		诊断	必备
		辨证	必备
		治疗	必备
		预防与调摄	可选
		疗效评价	可选
		规范性附录	可选
资料性补充要素		资料性附录	可选
		参考文献	必备
		索引	可选

1）引言：必备要素。

除按照《ZY/T 中医药行业标准编制通则》的要求撰写外，还应介绍以下信息：循证证据的检索、筛选、评价方法；专家共识证据的实施情况；采用的指南制订证据级别和推荐强度标准；指南的评议和咨询过程；指南制定资金来源或资助者，有无潜在的利益关系。

2）术语和定义：可选要素。

对指南中应用的术语，应查找在其他标准中是否已经定义。如已有，不重复定义；如果没有，则"术语和定义"一章中只应定义标准中所使用的并且是属于标准的范围所覆盖的概念，以及有助于理解这些定义的附加概念。

3）诊断：必备要素。

诊断部分应包括中医诊断、西医诊断和鉴别诊断。

指南为中医病名，且与西医不存在共有病名，西医诊断可省略。指南为西医病名，此部分则撰写为参照中、西医现有最新文献形成的诊断和鉴别诊断。

西医诊断可以采用规范性引用文件的形式，引用国际最新的诊断标准或国内通行标准，而不必详细阐述。

鉴别诊断应提出需鉴别诊断的疾病病名，并可列出鉴别要点。

4）辨证：必备要素。

辨证是中医诊疗指南中的最重要组成部分之一。

必须列出该疾病临床常见中医证类名称以及诊断该证类的四诊信息。

辨证应采用国家规定的标准术语。格式如下：

××××（证类名称）证：××××（常见症状、体征），××××（舌象），××××（脉象）。

5）治疗：必备要素。

①一般规定：包括治疗原则和推荐的疗法，具体的疗法及顺序应根据本病实际情况进行选择推荐，如汤剂、中成药、针灸、推拿、药浴等。所有的推荐治疗方案均应标明推荐强度和证据级别。

②治疗原则：指中医治疗原则，概述治疗要领，如标本缓急、扶正祛邪、脏腑补泻、三因制宜等。必要的中西医结合治疗原则也可以说明，提及的西医治疗原则要参照该疾病的西医治疗指南简述。

③辨证论治

A. 汤剂：是绝大多数中医诊疗指南的最重要组成部分。须写明治法、主方、常用药、常用加减法等信息。其中主方须写明方剂名称、方剂出处，一般只应列出一方，少数两方合方加减。

证类名称应与辨证中列出的常见证类一致。

药物名称应与最新版《中华人民共和国药典》一致。

具体格式如下：

××××（证类名称）证

治法：××××。

方药：××××（××××）（推荐强度：X；证据级别 Y）
　　　　│　　　　│
　　　　方剂名称　方剂出处

　　常用药：××，××，××，……

　　×××××（随证加减）。

B. 中成药：要求写明中成药名称、用法用量、适用证类、推荐强度和证据级别。禁止出现药物生产厂家。

C. 其他疗法：列出针灸疗法、推拿疗法、外治疗法等适用于本病的中医疗法。要写出治法名称、操作方法、适用证类、推荐强度和证据级别。

6）预防与调摄：可选要素。

对预防疾病发生、发展，对疾病有重要辅助治疗意义，有助疾病康复，有助控制疾病复发的生活起居、心理调适、饮食调养等措施。

7）疗效评价：可选要素。

根据疾病疗效评价的研究现状，写明疗效评价的等级及其指标，同时，标明疗效评价的出处、来源或依据。

（2）编制说明

工作简况，包括任务来源、协作单位、主要工作过程、主要起草人及其所做工作等。

指南编制原则。

古代和现代中外文文献检索策略、信息资源、检索内容及检索结果。

文献纳入、排除标准，质量评价表。

德尔菲法以及专家共识会议法的实施过程。

指南征求意见的处理过程和依据。

指南修改、评审的方法。

指南临床评价的结果。

（3）指南征求意见稿：指南、编制说明等的初稿完成后，指南工作组应将其报送专家指导组论证，根据专家指导组意见修改完善，形成指南征求意见稿。

（4）征求意见：指南工作组应当将指南征求意见稿征求医疗机构、科研机构、教育机构、行业组织的专家学者等方面意见。征求意见范围应包括中医药标准研究推广基地（试点）建设单位，与指南相关的国家中医临床研究基地建设单位、国家中医重点专科专病和重点学科建设单位，承担过与指南相关的国家和行业中医药科研项目并获得各级奖励的单位、参加过待修订指南制定工作的单位、参加过与指南相关的诊疗方案和临床路径制定的单位、与指南相关的学术团体的成员单位等。

指南征求意见的期限届满后，指南工作组应对反馈意见进行归纳汇总和研究处理，形成意见汇总处理表，并根据反馈意见修改完善，形成指南评价稿。

未采纳反馈意见的，应当说明理由。

进行重大修改的，应当再次征求意见。

（5）同行评价：指南工作组采用病例调查分析方法，在专家指导组指导下，选取不同地域 10 个以上医疗机构作为评价单位，开展符合指南疾病诊断的住院病例观察。

评价单位以三级医院为主，同时应包括不同类别、不同等级医疗机构。病例选取时间范围原则上为近 1 年内，病例总数不少于 200 例并符合统计学要求。

应包括门诊病例、住院病例。某些特殊病种无须入院治疗者，可研究门诊病例。必须保证所有病例数据的可溯源性。

评价单位承担评价任务的科室组织主管医生，结合临床病例，从诊断、治疗等方面与指南进行比较，填写病例调查表，并依据病例调查表，对指南进行分析评价，撰写评价报告，提交指南工作组。

指南工作组根据评价反馈意见，修改完善指南草案。

（6）专家指导组审核：临床评价工作完成后，指南工作组应当将指南草案、编制说明、意见汇总处理表及有关材料提交专家指导组。

专家指导组以会议形式进行审核，提出审核意见。

（7）公开征求意见：指南通过专家指导组审核后，将指南草案、编制说明报项目负责部门，通过网站、学术杂志等公开征求意见。

公开征求意见的期限为一个月。

（8）送审：公开征求意见的期限届满后，指南工作组对反馈意见进行归纳汇总和研究处理，形成公开征求意见汇总处理表。未采纳反馈意见的，应当说明理由。

指南工作组根据反馈意见进一步修改完善指南草案，形成指南送审稿，并按照有关规定要求将指南送审稿、编制说明、意见汇总处理表及有关材料提交专家指导组、项目负责部门，上交全国中医标准化技术委员会审查。

三 循证性中医临床诊疗指南的质量评价
——AGREE II 工具及其应用

循证性中医临床诊疗指南的研制在我国开展十几年，作为中医学科指南，《WHO 西太区资助项目·中医循证临床实践指南》《中华中医药学会·中医儿科常见病诊疗指南》等已经做了一些探索性工作。对于中医临床诊疗指南的制订，我们提出了"在研究国际循证性临床实践指南的基础上，提出符合中医学术特点的循证性中医临床实践指南编写技术规范"，近年来付诸实施，逐渐积累经验，并已经在新一轮中医临床指南制修订工作中不断完善。我们认为：各科临床指南研制的技术方法可以有所区别，但循证性中医临床实践指南研制的基本原则应当规范、统一，"与国际接轨，符合中医学科特点"。

循证性中医临床诊疗指南研制，在完成文献研究、专家问卷调查、专家论证、同行征求意见后，应当进入指南评价阶段，包括指南方法学质量评价和指南的临床一致性评价。指南方法学目前在国际上比较公认采用 AGREE II（Appraisal of Guidelines for Research and Evaluation II）工具进行质量评价，包括对指南制定所采用的方法、最终推荐的内容以及应用指南相关因素的审查。我们推荐中医临床诊疗指南制修订的方法学质量评价采用 AGREE II 工具。鉴于临床诊疗指南制修订的方法学质量评价的重要意义，我们建议，在各项目工作组形成指南评价稿时，就必须了解相关评价要求，以便符合临床诊疗指南方法学质量的基本要求。现就 AGREE II 工具的基本内容及如何结合中医学科特点在中医临床诊疗指南制修订中应用提出如下意见。

1. AGREE Ⅱ工具及其应用的基本方法

AGREE Ⅱ工具为加拿大卫生研究院（FRN77822）项目资助，由加拿大、荷兰、英国、美国、法国等11个国家临床指南经验丰富的研究者共同制定，该审查工具在国际上具有较高的权威性，为目前国际指南质量评价的基础工具。

AGREE Ⅱ工具包括6个领域23个主要条目，以及2个总体评估条目，每个领域针对指南质量评价的一个特定问题。领域1.范围和目的：涉及指南的总目的，特定卫生问题和目标人群（1～3条）；领域2.参与人员：涉及指南开发小组成员组成的合理程度，并能代表目标使用人群的观点（4～6条）；领域3.严谨性：涉及证据的收集和综合过程、陈述和更新推荐建议的方法（7～14条）；领域4.清晰性：涉及指南的语言、结构及表现形式（15～17条）；领域5.应用性：涉及指南实施过程中的有利条件和潜在不利因素及其改进策略，以及应用指南涉及的相关资源问题（18～21条）；领域6.独立性：涉及指南推荐建议的产生不受相关利益竞争的影响和左右（22～23条）。本文以其在中医临床诊疗指南中的应用举例说明。

AGREE Ⅱ推荐至少有2个最好是4个评估员来评价每个指南。我们建议在中医临床诊疗指南制修订工作中由指南所属的学科专家指导组组织4人组成评估小组（项目工作组以外成员），包括临床领域和方法学方面的专家来实施评估。

AGREE Ⅱ的每一个条目和最后两个全面评价条目均按7分划分等级：1分：没有与AGREE Ⅱ条目相关的信息或者报告的概念非常差；7分：报告的质量很高，满足用户手册要求的所有标准和条件；2～6分：条目报告不能满足全部标准或条件，则根据不同情况给分。分值分配取决于报告的完整性和质量，当更多的标准被满足且理由更充分，则分值增加。

2. 应用AGREE Ⅱ工具对中医临床诊疗指南作质量评价

（1）明确描述指南的总目的

说明：涉及指南对社会和患者群可能的健康影响。应该详细描述指南的目的，指南预期得到的益处应针对明确的临床问题或卫生项目。

中医临床诊疗指南应用举例：

①本指南提出了××病的诊断、辨证、治疗、预防和调护建议。

②本指南提出了推拿干预××××的年龄、适宜体质、干预方法、禁忌、调护等建议。

（2）明确描述指南涵盖的卫生问题

说明：涉及指南所涵盖的卫生问题，即使没有必要以提问的形式来表达，也必须详细描述有关的卫生问题，尤其是关键的推荐建议。

中医临床诊疗指南应用举例：

①推荐治疗方案的适用证候。

②重症病例可予末梢血糖、血生化检查、血气分析、心肌酶、心电图、胸部X线或CT检查，有神经系统相关症状者给予脑脊液、头颅磁共振或CT检查。

③针刺治疗的取穴、手法、次数、使用频率、时间、疗程。

④如果采用某种中医药疗法是否比西医疗法的卫生经济学指标如成本－效果比更佳？

（3）明确描述指南适用的人群（患者、公众等）

说明：对指南涵盖的人群（患者、公众等）应有明确描述，应提供年龄范围、性别、临床类型及共病。

中医临床诊疗指南应用举例：

①本指南适用于18周岁以下人群××病的诊断和防治。

②本指南仅适用于胰岛素非依赖型糖尿病患者。

③本指南适用于特禀质人群的治未病干预。

（4）指南开发小组包括了所有相关专业的人员

说明：该条目是关于指南开发过程中涉及的专业人员，可以包括发起小组，挑选和评估证据的研究组，以及参与形成最终推荐建议的个人，但不包括对指南进行外部评估的个人和目标人群代表；同时，应提供指南开发小组的组成、原则和有关专家经验方面的信息。

中医临床诊疗指南应用举例：

①2015年中医临床诊疗指南××科专家指导组：组长：×××；副组长：×××，×××；成员：××，×××，×××，×××，××，×××，×××，×××，××，×××，×××，××，×××；秘书：×××。

②《中医××科临床诊疗指南•××病》项目工作组：

组长：×××，中医×科学，××省中医院，××省××市。

副组长：×××，中医×科学，××中医药大学第一附属医院，××省××市。

秘书：×××，中医×科学，××中医药大学，××省××市。

成员：×××，中西医结合×科学，××中医药大学附属××中西医结合医院，××市。

成员：×××，中医×科学，××市中医院，××省××市。

成员：×××，×科学，××大学医学院附属××医院，××市。

……

（5）收集目标人群（患者，公众等）的观点和选择意愿

说明：临床指南的开发应考虑目标人群对卫生服务的体验和期望，在指南开发的不同阶段可以采取多种方法保证做到这一点。例如，通过正式的患者/公众咨询来决定优先项目；让目标人群参与指南开发小组；或参与指南初稿的外部评审；通过访谈目标人群或者对有关目标人群的价值观念、选择意愿及体验进行文献综述来获得相关信息。应当有证据表明采取了某些举措并考虑了目标人群的观点。

中医临床诊疗指南应用举例：

①本指南开发开始时，已经由指南工作组成员在××市召开过××病患者座谈会，听取了他们对于本病就诊单位及治疗方法的选择意愿、诊治要求、以往就诊体验等。

②本指南形成推荐治疗方案过程中，工作组成员及参与论证的有关专家均考虑了患者及其家属的观点和选择意愿，兼顾了有效性、安全性和经济性。

（6）明确规定指南的使用者

说明：指南中必须明确规定指南的适用者，以便读者迅速判断该指南是否适合他们使用。

中医临床诊疗指南应用举例：

①本指南适合中医老年科、康复科、治未病中心等相关临床医师使用。

②本指南适合中医科、儿科、传染病科等相关临床医师使用。

（7）应用系统方法检索证据

说明：应提供检索证据的详细策略，包括使用的检索词、信息来源、文献涵盖的时间。

中医临床诊疗指南应用举例：

以"××病""××""诊断""辨证""治疗""中医药""中西医结合"等作为检索词，检索中国期刊全文数据库（CNKI）、中文科技期刊数据库（维普）、万方全文数据库、中国优秀博硕士学位论文全文数据库等，检索年限从建库到××××年××月；以"××××Disease""Diagnosis""Chinese Medicine""Integrated Traditional and Western Medicine"等作为检索词，检索MEDLINE、COCHRANE图书馆、Clinical Trial、美国国立指南库（The National Guideline Clearinghouse，NGC）等，检索近25年文献。选择中医及中西医结合治疗性文献作为评价对象。对于来自同一单位同一时间段以及署名为同一作者的实质内容重复的研究和报道，则选择其中一篇作为目标文献。

（8）清楚描述选择证据的标准

说明：应提供检索时纳入和排除证据的标准。这些标准及排除/纳入证据的理由都应该很清楚地描述出来。例如，指南的作者可能决定只纳入随机对照试验的证据并且排除非英文文献。

中医临床诊疗指南应用举例：

①随机临床试验的评价：结合Cochrane偏倚风险评价工具评价，选出采用改良Jadad量表评分≥4分的文献作为指南的证据。

②非随机临床试验的评价：可采用MINORS条目评分。评价指标共12条，每一条分为0～2分。前8条针对无对照组的研究，最高分为16分；后4条与前8条一起针对有对照组的研究，最高分共24分。0分表示未报道；1分表示报道了但信息不充分；2分表示报道了且提供了充分的信息。选择总分≥13分的文献作为治疗性建议证据。

③Meta分析的评价：可采用AMSTAR量表进行文献质量评价。每个条目评价结果可以分为"是""否""不清楚"或"未提及"三种，并给予计分，如"是"为1分，"否""不清楚"或"未提及"为0分，共11分。AMSTAR量表得分0～4分为低质量，5～8分为中等质量，9～11分为高质量。选择5分以上文献为证据。

（9）清楚描述证据的强度和局限性

说明：应该明确说明证据强度和局限性，使用正式的或非正式的工具 / 方法去评估单个研究偏倚产生的风险和 / 或特殊的结局，和 / 或评价合并所有研究的证据体，这可以用不同的方式来呈现。

中医临床诊疗指南应用举例：

①王玉光，刘清泉，倪量，等. 128 例手足口病合并中枢神经系统感染的中医证治研究 [J]. 北京中医药，2009，28（4）:243-246.（证据分级：Ⅲ；MINORS 条目评价:13 分）

②梁锦枝，罗钦宏，方乙生，等. 痰热清注射液治疗手足口病疗效评价的 Meta 分析 [J]. 中国循证医学杂志，2013，13（12）：1446-1454.（证据分级：Ⅰ；AMSTAR 量表评分：5 分）

（10）清楚描述形成推荐建议的方法

说明：应当描述形成推荐建议的方法和如何得出最终的决定。方法很多，比如投票法、非正式共识法、正式共识会议（如德尔菲法，Glaser 方法），还应该说明有争议的地方和解决争议的方法。

中医临床诊疗指南应用举例：

①本指南按照德尔菲法，筛选专家，起草问卷，进行了 × 轮专家问卷调查。

②中医临床诊疗指南制修订的文献分级方法按"汪受传，虞舜，赵霞，戴启刚，陈争光，徐珊. 循证性中医临床诊疗指南研究的现状与策略 [J]. 中华中医药杂志，2012，27（11）：2759-2763."提出的"中医文献依据分级标准"实施。

表 6-6　中医文献依据分级及推荐级别

中医文献依据分级	推荐级别
Ⅰ 大样本，随机研究，结果清晰，假阳性或假阴性的错误很低	A 至少有 2 项Ⅰ级研究结果支持
Ⅱ 小样本，随机研究，结果不确定，假阳性和 / 或假阴性的错误较高	B 仅有 1 项Ⅰ级研究结果支持
Ⅲ 非随机，同期对照研究和基于古代文献的专家共识	C 仅有Ⅱ级研究结果支持
Ⅳ 非随机，历史对照和当代专家共识	D 至少有 1 项Ⅲ级研究结果支持
Ⅴ 病例报道，非对照研究和专家意见	E 仅有Ⅳ级或Ⅴ级研究结果支持

注：Ⅰ. 推荐级别（或推荐强度）分为 A、B、C、D、E 五级。强度以 A 级为最高，并依次递减。

Ⅱ.该标准的"研究课题分级"中，大样本、小样本定义为：

大样本：≥100例的高质量的单篇随机对照试验报道或系统综述报告。

小样本：<100例的高质量的单篇随机对照试验报道或系统综述报告。

Ⅲ.Ⅲ级中"基于古代文献的专家共识"是指古代医籍记载、历代沿用至今、当代专家意见达成共识者。Ⅳ级中"当代专家共识"是指当代专家调查意见达成共识者。Ⅴ级中的"专家意见"仅指个别专家意见。

（11）形成推荐建议时考虑了对健康的益处、副作用以及危险

说明：指南在开发推荐建议时应考虑对健康的益处，不良反应和危险。

中医临床诊疗指南应用举例：

①草稿完成后召开了专家论证会，专家论证时充分讨论了推荐的治疗、预防方案对健康的益处、副作用以及危险，工作组撰写初稿形成推荐建议时充分吸纳了专家论证意见。

②本指南推荐的中药注射剂在使用时要注意观察临床不良反应并及时加以处理。

（12）推荐建议和支持证据之间有明确的联系

说明：指南中推荐建议和支持证据之间应当有明确的联系。指南用户能识别与每个推荐建议相关的证据。

中医临床诊疗指南应用举例：

金莲清热泡腾片……用于邪犯肺脾证。（推荐级别：A）

[13] He L Y，Zhang G L，Yan S Y，et al. A double-blind comparative study of Chinese herbal medicine Jinlianqingre Effervescent Tablets in combination with conventional therapy for the treatment of uncomplicated hand，foot，and mouth disease［J］. European Journal of Clinical Microbiology & Infectious Diseases Official Publication of the European Society of Clinical Microbiology，2014，33（8）:1429-1437.（证据分级：Ⅰ；改良 Jadad 量表评分：5 分）

[14] 天津中医药大学第一附属医院.金莲清热泡腾片治疗手足口病普通型（邪犯肺脾证）临床研究多中心总结报告.2012.（证据分级：Ⅰ；改良 Jadad 量表评分：7 分）

（13）指南在发布前经过外部专家评审

说明：指南在发表前应经过专家的外部评审。评审人员不应该是指南开发小组成员，评审人员应包括临床领域的专家、方法学专家，目标人群代表（患者、公众等）也可以包括在内，并对外部评审的方法学进行描述，包括评审人员名单和他们的机构。

中医临床诊疗指南应用举例：

《中医×科临床诊疗指南•×××病》发布前通过专家论证会、指南质量方法学专家组评审，参加评审的专家：

×××，中医×科学，××中医药大学第一附属医院。

×　×，中医×科学，××市中医医院。

×××，中西医结合×科学，××市中西医结合医院。

×××，中医文献学，××中医药大学。

×　×，中医药管理，××省中医药管理局。

×××，临床诊疗指南方法学，××中医药大学。

……

（14）提供指南更新的步骤

说明：指南需要反映当今最新的研究成果，应提供一个关于指南更新步骤的清楚陈述。例如，给出一个时间间隔或成立一个工作小组，这个小组能定期接受更新文献研究并按要求进行相应的更新。

中医临床诊疗指南应用举例：

本指南计划经3～4年更新。由本指南工作组通过文献研究和专家讨论会相结合的方式实现更新。

（15）推荐建议明确，不含糊

说明：正如证据主体报告的那样，指南应具体精确地描述推荐建议是在什么情况下、针对何种人群的。

中医临床诊疗指南应用举例：

痰热清注射液（黄芩、熊胆粉、山羊角、金银花、连翘）：每支10mL。成人剂量：静脉滴注，每次20mL，重症患者可用40mL，加入5%葡萄糖注射液或0.9%氯化钠注射液 250 ～ 500mL，注意控制滴数在 60 滴 /min 以内，1 次 /d。儿童按体重 0.3 ～ 0.5mL/kg，最高剂量不超过 20mL/min，加入 5% 葡萄糖注射液或 0.9% 氯化钠注射液 100 ～ 200mL，静脉滴注，控制滴数在 30 ～ 60 滴，1 次 /d；或遵医嘱。本品使用后需用 5% 葡萄糖注射液或 0.9% 氯化钠注射液冲洗输液管后，方可使用第 2 种药物。用于邪犯肺脾证、邪伤心肺证。（推荐级别：B）

（16）明确列出不同的选择或卫生问题

说明：目标为一种疾病管理的指南将考虑临床筛查、预防、诊断或治疗存在各种不同的选择，在指南中应该明确提到这些可能的选择。

中医临床诊疗指南应用举例：

①蒲地蓝消炎口服液（蒲公英、板蓝根、苦地丁、黄芩）：每支 10mL。成人剂量：口服，每次 10mL，3 次 /d。儿童建议用法用量：口服，每次剂量：< 1 岁 1/3 支、1 ～ 3 岁 1/2 支、3^+ ～ 5 岁 2/3 支、> 5 岁 1 支，3 次 /d。用于邪犯肺脾证。（推荐级别：B）

②六神丸（麝香等 6 味）：每 1000 粒重 3.125g。口服，每次剂量：1 岁 1 粒、2 岁 2 粒、3 岁 3 ～ 4 粒、4 ～ 8 岁 5 ～ 6 粒、9 ～ 10 岁 8 ～ 9 粒、成人 10 粒，3 次 /d。用于口腔疱疹、溃疡。（推荐级别：C）

（17）容易识别重要的推荐建议

说明：用户容易发现最相关的推荐建议。这些推荐建议能回答指南包括的主要问题，且能以不同的方法识别。例如，可以总结在一个方框中，或是用黑体字、下划线标出，用流程图、运算式等表示。

中医临床诊疗指南应用举例：

5.2.3 心脾积热证（推荐级别：强推荐）

治法：清热泻脾，泻火解毒。

主方：清热泻脾散（《医宗金鉴》）合导赤散（《小儿药证直诀》）加减。

常用药：栀子、石膏（先煎）、黄连、生地黄、黄芩、茯苓、灯心草、淡竹叶。

加减：口腔溃疡经久不愈者，加五倍子；湿重者，加滑石、广藿香；高热者，加柴胡、薄荷（后下）。

虽然我们没有发现清热泻脾散合导赤散加减治疗小儿手足口病心脾积热证的高质量临床随机对照试验，仅有非随机小样本对照临床试验的证据，但广泛公认此法是有效的，经专家共识法有 96% 的专家同意推荐。

（18）指南描述了应用时的促进和阻碍因素

说明：指南应用过程中可能存在某些促进或阻碍因素影响指南推荐建议的实施。

中医临床诊疗指南应用举例：

本指南通过各级审评后，将作为全国中医行业指南发布实施。应用时，将会得到国家中医药管理局、×××××学会的推荐，并通过举办的指南应用推广培训班、学术会议演讲、学术杂志刊载等多种途径促进其在全国的推广应用。但是，由于中医药行业的特点，自古以来有各家学说，现代有多个学术流派和各地区、个人的临床用药经验，因此，多种因素可能对于本指南的广泛推广应用形成阻碍。相信，经过长时期对于中医药标准化认识的逐渐统一，中医儿科学术发展所形成的临床趋同性提高，以及指南的更新、质量不断提高，也就会得到越来越广泛的推广应用。

（19）指南提供应用推荐建议的意见和 / 或工具

说明：要使一个指南更为有效，需要一些附加的材料使之易于推广实施。例如，这些附加的材料可能包括：一个简介，一个快速参考手册，教具，来自于探索试验的结果，患儿活页，计算机支持，以及提供任何和指南一起的附加材料。

中医临床诊疗指南应用举例：

《中医 × 科临床诊疗指南·×××病·临床应用参考手册》

（20）指南考虑了推荐建议应用时潜在的相关资源

说明：推荐建议可能需要应用额外的资源。例如，可能需要一个更专业的团队，新的设备，昂贵的药物治疗。这可能与卫生预算费用相关，将在推荐建议可能对资源影响的指南中讨论。

中医临床诊疗指南应用举例：

本指南推荐建议采用的诊治方法主要要求专业人员配备，物理因子治疗提出了所需的相应器械如脑电生物反馈治疗仪、经颅磁刺激治疗仪、经络导平仪。

（21）指南提供了指导、监督实施者

中医临床诊疗指南应用举例：

本指南为国家中医药管理局立项的《2014年中医药部门公共卫生服务补助资金中医药标准制修订项目》之一，项目负责部门中华中医药学会，在中医临床诊疗指南制修订专家总指导组和×科专家指导组的指导、监督下实施。

（22）资助单位的观点不影响指南的内容

说明：许多指南开发时使用外部资助（比如政府、专业团体、慈善小组、制药公司）。支持可能以财政捐款的形式对整个开发进行支持，也可能是部分的（如指南的印刷）。这将有一个明确的声明：资助单位的观点或利益不会影响最终推荐建议的形成。

中医临床诊疗指南应用举例：

本指南研制经费由国家中医药管理局提供。资助单位的观点或利益不会影响最终推荐建议的形成。

（23）指南开发小组成员的利益冲突要记载并公布

说明：指南开发小组成员可能会存在利益冲突。例如，由制药公司资助的指南与这个开发小组成员有关，这个原则就可能应用。所以，必须明确指出参与指南开发小组的所有成员都应声明他们是否存在利益冲突。

中医临床诊疗指南应用举例：

参与本指南开发小组的所有成员声明：他们与其他任何组织或个人无利益冲突。

指南全面评价

（1）指南总体质量的评分：由指南质量方法学专家评审组专家各自独立提出对指南总体质量的评分。

（2）我愿意推荐使用该指南

说明：全面评价要求AGREE Ⅱ用户针对指南的质量全面考虑评价过的所有条目，做一个综合判断。

由本指南（评价稿）评估小组的专家各自独立给予综合判断。

参考文献

（略）

四　中医儿科临床诊疗指南·手足口病（修订）

前　言

本标准按照 GB/T 1.1-2009 给出的规则起草。

本标准代替了 ZYYXH/T 275-2012《中医儿科常见病诊疗指南·手足口病》，与 ZYYXH/T 275-2012 相比主要技术变化如下：

——修改了范围（见 1，2012 年版的 1）

——增加了使用对象（见 1）

——修改了术语和定义（见 2，2012 年版的 2）

——修改了诊断（见 3，2012 年版的 3）

——修改了辨证证候描述（见 4.1～4.2，2012 年版的 4.1～4.2）

——删除了辨证中的心脾积热证（见 2012 年版的 4.1.3，5.2.1.3）

——修改了治疗原则（见 5.1，2012 年版的 5.1）

——修改了分证论治证候及常用药（见 5.2，2012 年版的 5.2）

——修改了中药名称（见 5.2.1.1～5.2.2.4，2012 年版的 5.2.1.1～5.2.2.4）

——删除了清热解毒口服液（见 2012 年版的 5.3.1）

——删除了小儿热速清口服液（见 2012 年版的 5.3.1）

——删除了双黄连口服液（见 2012 年版的 5.3.1）

——删除了黄栀花口服液（见 2012 年版的 5.3.1）

——删除了清胃黄连丸（见 2012 年版的 5.3.1）

——删除了炎琥宁注射液（见 2012 年版的 5.3.1）

——增加了金莲清热泡腾片（见 5.3.1）

——增加了康复新液（见 5.3.1）

——增加了小儿豉翘清热颗粒（见 5.3.1）

——增加了蓝芩口服液（见 5.3.1）

——增加了开喉剑喷雾剂（见 5.3.1）

——增加了六神丸（见 5.3.1）

——增加了羚珠散（见 5.3.1）

——增加了醒脑静注射液（见 5.3.2）

——增加了参附注射液（见 5.3.2）

——修改了灌肠疗法（见 5.4，2012 年版的 5.4）

——修改了针灸疗法（见 5.6，2012 年版的 5.6）

——增加了预防和调护（见 6）

本标准由中华中医药学会提出并归口。

本标准由江苏省中医院负责起草，南京中医药大学、南京市中西医结合医院、南京市浦口区中医院、安徽中医药大学第一附属医院、江苏省无锡市中医医院、上海交通大学医学院附属新华医院、上海中医药大学附属岳阳中西医结合医院、河南省商丘市中医院、山东省菏泽市中医医院、辽宁中医药大学附属医院、湖北省中医院、福建省厦门市中医院、广东省中医院参加起草。

本标准主要起草人：汪受传、尚莉丽、王雷；参加起草人：王树霞、乐芹、刘玉玲、李涛、杨京华、吴敏、吴振起、邹文庆、陈超、陈四文、陈伟斌、徐曼曼。

2015 年中医临床诊疗指南制修订儿科专家指导组：组长：汪受传；副组长：马融、沈同、俞景茂；秘书：王雷；成员：丁樱、王孟清、王素梅、艾军、闫慧敏、李新民、李燕宁、赵琼、赵霞、胡思源、俞建、虞舜、虞坚尔。

本标准于 2012 年 7 月首次发布，2018 年 9 月第一次修订。

引 言

《中医儿科临床诊疗指南·手足口病》（以下简称《指南》）的编写目的在于规

范中医儿科手足口病的临床诊断、治疗，为临床医师提供儿科常见病中医标准化处理的策略与方法，促进中医儿科临床诊疗和科研水平的提高。本《指南》简明实用，可操作性强，符合医疗法规和法律要求，具有指导性、普遍性和可参照性。可作为临床实践、诊断规范和质量评价的重要参考依据。

该《指南》为2014年中医药部门公共卫生服务补助资金中医药标准制修订项目之一，由国家中医药管理局立项，项目负责部门中华中医药学会，在中医临床诊疗指南制修订专家总指导组和儿科专家指导组的指导、监督下实施，是2012年版《指南》的定期更新。

本《指南》经个人报名、儿科专家指导组协调后于2015年2月底成立了手足口病项目工作组（以下简称"工作组"），并参加了中医儿科指南编制技术方法培训。5月工作组在中医儿科临床诊疗指南专家指导组的指导下，填写了《中医儿科临床诊疗指南·手足口病》项目任务书，报相关主管部门批准。6月工作组完成了文献研究、两轮Delphi法专家问卷调查，形成了文献研究总结、调查问卷分析总结、指南修订初稿。7月召开专家论证会，邀请14位中医儿科学、中西医结合儿科学、温病学、指南研究方法学、管理学等专家对初稿论证，会后形成了《指南》征求意见稿。8月8～28日项目工作组向中医药标准研究推广基地（试点）建设单位等55家单位、68位同行业专家征求意见，并按照"循证"等原则，工作组对意见进行处理，对稿件修改完善形成了评价稿。9月9～30日由儿科专家指导组邀请包括中医儿科、中西医结合儿科、文献学、标准化等的4位专家进行指南方法学的质量评价（AGREE Ⅱ工具）。9月10日～10月20日工作组邀请13家以三级医院为主的医疗单位开展了234例临床一致性评价，结合住院、门诊病例从诊断、辨证、治疗等方面与指南进行比较，撰写了临床一致性评价总结。工作组认真讨论了专家质量方法学评价和临床一致性评价反馈的意见，对评价稿又作了全面的整理、修改，于2016年1月形成了专家指导组审核稿，经专家指导组审核后报送中华中医药学会标准化办公室开展公开征求意见，公开征求意见后再次修改，形成送审稿。

本《指南》的研制，遵循"形式上与国际接轨，内容上反映中医古今共识与学科进展，以利中医儿科临床诊疗指南推广全国、推向世界"的指导思想，以及基于"证据"的儿科常见病循证诊疗指南研制方法。

本《指南》是在充分搜集和整理文献证据以及不断征求行业内知名专家意见的基础上编制而成，对原有指南进行了补充和完善。相信随着科研的进展、临床的应用，本《指南》会不断得到修订、补充。

本《指南》依据文献研究的结果，从范围、术语和定义、诊断、辨证、治疗、预防和调护等方面综合古今见解，按 Delphi 法（专家调查法）制作、统计问卷，向以中医儿科医师为主的专家（主要为高级职称者）群体征求建议，制作了 2 轮专家问卷，回收率分别为 82.5% 和 83.3%，又开展了专家论证会、同行征求意见、临床评价、专家指导组审核、公开征求意见，从而形成了专家共识。

本指南形成推荐治疗方案过程中，工作组成员及参与论证的有关专家通过医保政策、临床经验、随访调研等考虑了患者及其家属的观点和选择意愿，兼顾有效性、安全性和经济性。

本指南通过审评后，将通过发布会、指南应用推广培训班、继续教育学习班、学术会议、学术期刊等多种渠道宣传、贯彻、实施，在行业推广应用。并编制《中医儿科临床诊疗指南·手足口病·临床应用参考手册》供推广实施用。

本指南计划定期更新。由指南工作组通过文献研究和专家讨论会相结合的方式实现更新。

本指南研制经费由国家中医药管理局提供。资助单位的观点或利益不会影响最终推荐建议的形成。

参与本指南开发小组的所有成员声明：他们与其他任何组织或个人无利益冲突。

手足口病

1. 范围

本指南提出了手足口病的诊断、辨证、治疗、预防和调护建议。

本指南适用于 18 周岁以下人群手足口病的诊断和防治。

本指南适合中医科、儿科、传染病科等相关临床医师使用。

2. 术语和定义

下列术语和定义适用于本指南。

手足口病 hand-foot-mouth disease

手足口病是感受手足口病时邪引起的急性出疹性传染病，临床以手、足等部位的斑丘疹和疱疹，口腔疱疹、溃疡，发热为特征。少数病例可发生心、肺、脑等的严重并发症。古代医籍无此病名，可参见于中医"疮疹""疱疹""温疫"等病证。

引发手足口病的肠道病毒有20多种（型），主要为柯萨奇病毒A组16、4、5、9、10型，B组2、5、13型，以及埃可病毒11型和肠道病毒71型。其中普通病例多见为柯萨奇病毒A16型（CoxA16），重症病例多见为肠道病毒71型（EV71）。

3. 诊断

3.1　病史[1]

发病前1～2周有手足口病接触史。一年四季均可发病，4～7月为发病高峰。发病年龄以1～5岁多见。

3.2　临床表现[1, 2]

（1）普通病例多突然起病，发热，口腔（咽、硬腭、颊部、齿龈、舌部、唇内）疱疹、溃疡，手足部斑丘疹、疱疹，可波及臀部和臂、腿，疱疹周围可有红晕，疱内液体较少。皮疹消退后不留瘢痕或色素沉着。部分病例可伴有咳嗽、流涕、口痛、拒食等症状。一般可在1周内痊愈，预后良好。

（2）重症病例可发生脑膜炎、脑炎、脑脊髓炎、肺水肿、循环障碍等严重合并症。

3.3　实验室检查[2, 3]

血常规：白细胞总数正常或偏低，淋巴细胞和单核细胞相对增高。危重病例白细胞计数可明显升高。

病原学检查：鼻咽拭子、气道分泌物、疱疹液或粪便标本中CoxA16、EV71等肠道病毒特异性核酸检测阳性或分离到肠道病毒可确诊。

血清学检查：急性期与恢复期血清CoxA16、EV71或其他肠道病毒中和抗体有4倍以上的升高亦可确诊。

重症病例可予末梢血糖、血生化检查、血气分析、心肌酶、心电图、胸部X线或CT检查，有神经系统相关症状者予脑脊液、头颅磁共振或CT检查。

3.4　需与手足口病鉴别的病种[2, 5]

需与手足口病普通病例鉴别的病种：水痘，疱疹性咽峡炎，丘疹性荨麻疹。

需与手足口病重症病例鉴别的病种：其他病毒性脑炎，细菌性脑膜炎，肺炎，暴发性心肌炎。

4. 辨证

4.1 常证 [4-7, 11]

4.1.1 邪犯肺脾证

前驱症状后出现口腔疱疹，破溃后形成溃疡，疼痛流涎，不欲饮食；手足出现斑丘疹，呈米粒大小，迅速转化为疱疹，疱浆清亮，分布稀疏，疹色红润，根盘红晕不著，发热，流涕，舌质红，苔薄黄腻，脉浮数，指纹淡紫。

4.1.2 湿热毒盛证

口腔出现疱疹，并迅速破溃形成溃疡，溃疡灼热疼痛，流涎，拒食；手足出现疱疹，可波及臀部、臂腿部，疱疹分布稠密或成簇出现，疹色紫黯，根盘红晕显著，疱液混浊，疱疹痛痒；可伴持续高热、烦躁、口臭、口渴，小便黄赤，大便秘结；也有的皮疹稀少，体温不高，精神不振；舌质红绛，苔黄腻，脉滑数，指纹紫滞。

4.2 变证 [4-7, 11]

4.2.1 邪陷心肝证

壮热持续，烦躁，谵语，精神萎靡，嗜睡，神昏，项强，易惊，肌肉惊跳，抽搐，恶心呕吐；疱疹稠密，疱浆混浊紫黯，疱疹可形小，或可见疱疹数少甚则无疹；舌质红绛，舌苔黄燥起刺，脉弦数有力，指纹紫滞。

4.2.2 邪毒侵心证

疱疹渐消，心胸痹痛，心悸怔忡，烦躁不宁，唇甲青紫，面白无华，乏力，多汗，四肢不温；舌质紫暗，脉微或见结代，指纹沉紫。

4.2.3 邪伤心肺证

身热不退，频咳，喘促，胸闷，心悸，不能平卧，烦躁不安，甚则面色苍白，唇指青紫，咯吐粉红色泡沫样痰；疱疹稠密，疱浆混浊，疱疹可波及四肢、臀部、肛周，或可见疱疹稀疏；舌质紫暗，舌苔白腻，脉沉迟或脉微欲绝，指纹沉紫。

4.2.4 湿毒伤络证

一个肢体或多个肢体肌肉松弛无力，非对称性肢体功能障碍，肢体扪之微热，肌肉可有触痛和感觉过敏，震颤，惊惕；疱疹稠密，疱浆混浊，疱疹可波及肛周、臀部、四肢；可伴低热，呛咳，吞咽困难，跛行，后期肌肉消削，舌质红，苔黄腻，脉濡数或脉数无力，指纹紫。

5. 治疗

5.1 治疗原则

本病治疗，以清热祛湿解毒为基本原则。轻证治以宣肺解表，清热化湿；重证宜分清热重、湿重，分别以清热解毒、利湿化湿为主治疗。若出现邪毒内陷，犯及心、肝、肺诸脏以及经络者，更当及时加强清热解毒，并配伍息风镇惊、泻肺逐水、宽胸宁心、活血通络等法。同时，本病还常结合其他治法，如中成药、灌肠法、漱口法等。本病轻症一般用口服药治疗即可，中药注射剂多用于湿热毒盛证及变证，使用时要注意观察临床不良反应并加以处理。变证患儿病情重且传变迅速，应密切观察病情变化，及早发现以及时处理，并需中西医结合治疗抢救。

5.2 分证论治

5.2.1 常证

5.2.1.1 邪犯肺脾证

治法：宣肺解表，清热化湿。

主方：甘露消毒丹（《温热经纬》）加减。（推荐级别：C）[8, 9]

常用药：滑石（先煎）、黄芩、石菖蒲、浙贝母、广藿香、连翘、豆蔻、薄荷（后下）、石膏（先煎）、金银花、栀子。

加减：高热者，加葛根、柴胡、淡豆豉；恶心呕吐者，加紫苏梗、竹茹；泄泻者，加车前子（包煎）、苍术；肌肤痒甚者，加蝉蜕、白鲜皮；恶寒者，加防风、荆芥。

5.2.1.2 湿热毒盛证

治法：清气凉营，解毒化湿。

主方：清瘟败毒饮（《疫疹一得》）加减。（推荐级别：C）[5, 10]

常用药：石膏（先煎）、地黄、水牛角片（先煎）、黄连、黄芩、栀子、知母、赤芍、玄参、六一散（包煎）、牡丹皮、贯众。

加减：偏于湿重者，去地黄、知母、玄参，加广藿香、佩兰、薏苡仁；大便秘结者，加大黄（后下）、玄明粉（冲服）；腹胀满者，加枳实、厚朴；口渴喜饮者，加麦冬、芦根；烦躁不安者，加连翘、淡豆豉、莲子心；瘙痒重者，加白鲜皮、地肤子。

若口腔疱疹多，溃疡疼痛流涎，拒食，心烦口渴，口燥唇干，小便黄赤，治以清热泻脾，泻火解毒，用清热泻脾散合导赤散加减。常用药：栀子、石膏（先煎）、黄连、地黄、黄芩、茯苓、灯心草、淡竹叶、天花粉、儿茶（包煎）、葛根。

后期气阴亏虚而唇干口燥，皮肤干燥，神疲乏力，舌干少津，治以益气养阴，清解余邪，用生脉散加味。常用药：党参、白术、山药、沙参、麦冬、地黄、五味子、玉竹、天花粉、知母、鳖甲（先煎）、地骨皮。

5.2.2 变证

5.2.2.1 邪陷心肝证

治法：息风镇惊，清热解毒。

主方：羚角钩藤汤（《通俗伤寒论》）合清瘟败毒饮（《疫疹一得》）加减。（推荐级别：C）[4, 5, 11, 12]

常用药：羚羊角粉（水调服）、钩藤（后下）、地黄、水牛角片（先煎）、黄连、栀子、黄芩、石膏（先煎）、知母、玄参、牡丹皮、甘草。

加减：热盛者，加寒水石（先煎）、大黄；烦躁、谵语者，加淡竹叶、连翘；惊厥者，加服羚珠散；高热神昏者，加服安宫牛黄丸。

5.2.2.2 邪毒侵心证

治法：清热化湿，宁心通络。

主方：葛根黄芩黄连汤（《伤寒论》）合血府逐瘀汤（《医林改错》）加减。（推荐级别：D）[4]

常用药：葛根、黄芩、黄连、虎杖、川芎、地黄、赤芍、桔梗、麦冬、人参、桂枝、炙甘草。

加减：胸闷甚者，加薤白、瓜蒌；心悸、脉结代者，重用炙甘草，加苦参、丹参、桃仁、龙骨（先煎）。若阳气欲脱者，宜以回阳救逆为主，用参附龙牡救逆汤加减。

5.2.2.3 邪伤心肺证

治法：泻肺逐水，解毒利湿。

主方：己椒苈黄丸（《金匮要略》）合参附汤（《世医得效方》）加减。（推荐级别：D）[4]

常用药：葶苈子、桑白皮、前胡、大黄、椒目、防己、人参、附子（先煎）、金银花、蚤休、车前子（包煎）、炙甘草。

加减：咯血者，去附子、椒目、防己，加水牛角片（先煎）、地黄、青黛（包煎）、牡丹皮、阿胶（烊化）；若见面色灰白、四肢厥冷、汗出脉微者，重用人参、附子（先煎），加山茱萸、龙骨（先煎）、牡蛎（先煎）。

5.2.2.4　湿毒伤络证

治法：清热利湿，活血通络。

主方：四妙丸（《成方便读》）加减。（推荐级别：D）[5]

常用药：苍术、黄柏、萆薢、防己、薏苡仁、蚕沙、木瓜、牛膝、丹参、川芎。

加减：胸闷脘痞，舌苔厚腻者，加厚朴、茯苓、广藿香；热邪偏胜，身热肢重，小便涩痛者，加赤小豆、蒲公英、忍冬藤；病久兼有瘀血阻滞者，加鸡血藤、赤芍、当归、桃仁；震颤、惊惕者，加羚羊角粉（水调服）、钩藤（后下）、僵蚕。

急性期后湿热清而肢体萎软无力，肌肉消削，跛行，宜补气活血、强筋健骨为主，以补阳还五汤为主方。常用药：炙黄芪、桂枝、党参、当归、红花、地龙、川芎、熟地黄、枸杞子、牛膝、鸡血藤、锁阳、五加皮、鹿角霜（先煎）等。同时配合推拿、针灸等法治疗。

5.3　中成药治疗

5.3.1　口服中成药

金莲清热泡腾片（金莲花、大青叶，石膏、知母、地黄、玄参，苦杏仁＜炒＞）：每片4g。温开水溶解后口服，每服1～3岁1片、＞3岁2片，溶于50mL热水中，每日3次。如体温＞38.5℃时，每日4次。疗程3～7日。用于邪犯肺脾证。（推荐级别：A）[13, 14]

康复新液（美洲大蠊干燥虫体提取物）：每瓶100mL。口服，每服≤1岁3mL、＞1岁5mL，每日3次。用于邪犯肺脾证。（推荐级别：A）[15-17]

小儿豉翘清热颗粒（连翘、淡豆豉、薄荷、荆芥，栀子＜炒＞、大黄、青蒿、赤芍、槟榔、厚朴、黄芩、半夏、柴胡、甘草）：每袋2g。开水冲服，每服6个月~1岁1~2g、1⁺~3岁2~3g、3⁺~6岁3~4g、6⁺~9岁4~5g、≥10岁6g，每日3次。用于邪犯肺脾证。（推荐级别：D）

蒲地蓝消炎口服液（蒲公英、板蓝根、苦地丁、黄芩）：每支10mL。成人剂量：口服，每服10mL，每日3次。建议用法用量：口服，每服<1岁1/3支、1~3岁1/2支、3⁺~5岁2/3支、>5岁1支，每日3次。用于邪犯肺脾证。（推荐级别：B）[17, 18]

蓝芩口服液（板蓝根、黄芩、栀子、黄柏、胖大海）：每瓶10mL。口服，每服<1岁3mL、1~5岁5mL、>5岁10mL，每日3次。用于邪犯肺脾证。（推荐级别：B）[19]

开喉剑喷雾剂（儿童型）（八爪金龙、山豆根、蝉蜕、薄荷脑）：每瓶15mL。喷口腔疱疹、溃疡处，每次2喷，每日3~5次。用于口腔疱疹、溃疡。（推荐级别：C）[20, 21]

六神丸（麝香等6味）：每1000粒重3.125g。口服，每服1岁1粒、2岁2粒、3岁3~4粒、4~8岁5~6粒、9~10岁8~9粒、成人10粒，每日3次。敷贴，用本丸碾成细末，用加工炼制的熟蜂蜜按1∶1调匀成稀糊状，均匀涂于疱疹破溃后的溃疡表面，每日3次。用于口腔疱疹、溃疡。（推荐级别：C）[22]

羚珠散（羚羊角粉、珍珠粉、牛黄、僵蚕、胆南星、朱砂、琥珀、冰片、石菖蒲油）：每支0.6g。以温开水调服，每服<1岁1/2支、1~3岁1/2~1支、>3岁1支，每日3次。用于邪陷心肝证。（推荐级别：D）[23]

5.3.2 中药注射剂

热毒宁注射液（青蒿、金银花、栀子）：每支10mL。静脉滴注，3~5岁最高剂量不超过10mL，加入5%葡萄糖注射液或0.9%氯化钠注射液50~100mL稀释，滴速为每分钟30~40滴，每日1次。6~10岁1次10mL，以5%葡萄糖注射液或0.9%氯化钠注射液100~200mL稀释后使用，滴速为每分钟30~60滴，每日1次。11~13岁1次15mL，以5%葡萄糖注射液或0.9%氯化钠注射液200~250mL稀释后静脉滴注，滴速为每分钟30~60滴，每日1次。14~17岁1次20mL，以5%葡萄糖注射液或0.9%氯化钠注射液250mL稀释后静脉滴注，滴速为每分钟30~60滴，每日1次。或遵医嘱。本品使用后需用5%葡萄糖注射液或0.9%氯化钠注射液

冲洗输液管后，方可使用第 2 种药物。用于湿热毒盛证、邪陷心肝证。（推荐级别：A）[24, 25]

参附注射液（红参、附片）：每支 10mL。成人剂量：肌肉注射，每次 2 ~ 4mL，每日 1 ~ 2 次。静脉滴注，每次 20 ~ 100mL，用 5% ~ 10% 葡萄糖注射液 250 ~ 500mL 稀释后使用。静脉推注，每次 5 ~ 20mL，用 5% ~ 10% 葡萄糖注射液 20mL 稀释后使用。建议用法用量：2mL/（kg·d）加入 10% 葡萄糖注射液 100 ~ 250mL 中静脉滴注，最大剂量不超过 20mL。或遵医嘱。新生儿、婴幼儿禁用。本品使用后需用 5% 葡萄糖注射液或 0.9% 氯化钠注射液冲洗输液管后，方可使用第 2 种药物。用于邪毒侵心证、邪伤心肺证。（推荐级别：D）[26]

5.4 灌肠疗法

羚羊角粉 0.15g，钩藤 10g，天麻 5g，石膏 15g，黄连 5g，炒栀子 5g，大黄 5g，菊花 10g，薏苡仁 10g，全蝎 5g，僵蚕 10g，牡蛎 15g。煎水 100mL。1 ~ 3 岁 20mL、3+ ~ 5 岁 30 ~ 50mL，保留灌肠，每日 1 次，重症每日 2 次。用于邪犯肺脾证、湿热毒盛证、邪陷心肝证。（推荐级别：B）[27]

5.5 漱口疗法

黄芩 10g，黄连 10g，黄柏 10g，五倍子 10g，薄荷 15g，淡竹叶 10g。煎水 100mL，漱口，每日 3 次。用于口腔部疱疹、溃疡。（推荐级别：D）

5.6 针灸疗法

上肢取肩髃、曲池、合谷、颈胸部夹脊穴，下肢取髀关、伏兔、足三里、阳陵泉、三阴交、腰部夹脊穴、阴陵泉、大椎、内庭。毫针针刺或电针治疗，每日 1 次。或采用点灸法治疗。主穴：大椎、肺俞、曲池、尺泽、关元、气海、足三里、三阴交。每穴点灸 2 ~ 4 次，每日 2 次。用于湿毒伤络证。（推荐级别：D）[28]

6. 预防和调护 [5, 7]

6.1 预防

（1）每年的高发期做好宣传教育，提高防范意识。饭前便后、外出返回后要洗手，预防病从口入。

（2）流行期间勿带孩子到人群聚集的公共场所。隔离疑似患者，密切接触者检疫 21 日，衣物置于阳光下暴晒。

（3）要及时对患儿的日常用品、食具和患儿粪便及其他排泄物进行消毒。

6.2 调护

（1）注意休息，保持室内空气流通，清淡而富含维生素的流质或软食，忌食辛辣、过烫等刺激性食物，饮食前后用淡盐水漱口。

（2）注意临床观察，及早发现变证，并及时处理。

（3）保持皮肤清洁，不能搔抓疱疹，以防继发感染。对皮肤破溃感染者，取金黄散或青黛散用麻油调后外涂。

（4）患儿隔离至症状和体征消失后 2 周。

附录 A

（资料性附录）
文献检索、评价及证据分级策略

A.1 临床证据的检索方法

以"手足口病""诊断""治疗""中医药""中西医结合"等作为检索词组合，检索中国学术期刊（网络版）、中文科技期刊数据库（维普）、万方数据知识服务平台、中国优秀博硕士学位论文全文数据库等，检索年限从建库到 2016 年 2 月；以"Hand−Foot−Mouth Disease""HFMD""Diagnosis""Chinese Medicine""Integrated Traditional and Western Medicine"等作为检索词，检索 MEDLINE、COCHRANE 图书馆、Clinical Trial、美国国立指南库（The National Guideline Clearinghouse，NGC）等，检索年限近 25 年内，选择中医及中西医结合治疗、预防类文献作为评价对象。对于来自同一单位同一时间段的研究和报道以及署名为同一作者的实质内容重复的研究和报道，则选择其中一篇作为目标文献。在形成专家指导组审核稿前，以"手足口病""金莲清热泡腾片""康复新液""小儿豉翘清热颗粒""蒲地蓝消炎口服液""蓝芩口服液""开喉剑喷雾剂""六神丸""羚珠散""喜炎平注射液""热毒宁注射液""痰热清注射液""醒脑静注射液""参附注射液"，以及"Jinlianqingre Effervescent Tablets"等作为检索词，补充检索至 2016 年 2 月的文献，选择中医及中西医结合治疗、预防类文献作为评价对象。根据以上检索策略，项目工作组在文献检索阶段共搜集到与本病相关的文献 1272 篇。

A.2 文献评价方法

A.2.1 随机临床试验的评价

结合 Cochrane 偏倚风险评价工具评价，选出采用改良 Jadad 量表评分大于等于 3 分的文献作为指南的证据。

A.2.2 非随机临床试验的评价

采用 MINORS 条目评分。评价指标共 12 条，每一条分为 0 ~ 2 分。前 8 条针对无对照组的研究，最高分为 16 分；后 4 条与前 8 条一起针对有对照组的研究，最高分共 24 分。0 分表示未报道，1 分表示报道了但信息不充分，2 分表示报道了且提供了充分的信息。选择总分大于等于 13 分的文献作为治疗性建议证据。

很多文献标题是随机对照，然内容实质是非随机对照，如按就诊顺序分组等。此类应归入非随机试验。如果存在明显质量问题，如分类统计样本例数与该组总样本例数不符、理论分析低劣、作者非临床医生的治疗报道等，应直接排除，不用量表评估。

A.2.3 Meta 分析的评价

采用 AMSTAR 量表进行文献质量评价。每个条目评价结果可以分为"是""否""不清楚"或"未提及"三种，并给予计分，如"是"为 1 分，"否""不清楚"或"未提及"为 0 分，共 11 分。AMSTAR 量表得分 0 ~ 4 分为低质量，5 ~ 8 分为中等质量，9 ~ 11 分为高质量。选择 5 分以上文献为证据。

注：对所检索到的每篇临床文献均按以上 3 种方法分别做出文献评价。

A.3 证据评价分级和文献推荐级别

符合前述质量要求的临床研究，可成为指南的证据，大样本的随机对照试验成果成为高等级推荐的证据，小样本的随机对照试验以及非随机对照试验的成果成为次级或低强度推荐的证据。此外，也可依据文献研究的成果经专家共识法形成推荐建议。

表 A.1　文献依据分级及推荐级别

中医文献依据分级	推荐级别
Ⅰ 大样本，随机研究，结果清晰，假阳性或假阴性的错误很低	A 至少有 2 项 Ⅰ 级研究结果支持
Ⅱ 小样本，随机研究，结果不确定，假阳性和 / 或假阴性的错误较高	B 仅有 1 项 Ⅰ 级研究结果支持
Ⅲ 非随机，同期对照研究和基于古代文献的专家共识	C 仅有 Ⅱ 级研究结果支持
Ⅳ 非随机，历史对照和当代专家共识	D 至少有 1 项 Ⅲ 级研究结果支持
Ⅴ 病例报道，非对照研究和专家意见	E 仅有 Ⅳ 级或 Ⅴ 级研究结果支持

注：文献依据分级标准的有关说明。

1）中医临床诊疗指南制修订的文献分级方法按《中医临床诊疗指南编制通则》（ZYYXH/T473-2015）"证据分级及推荐强度参考依据"中的"汪受传，虞舜，赵霞，戴启刚，陈争光，徐珊. 循证性中医临床诊疗指南研究的现状与策略 [J]. 中华中医药杂志，2012，27（11）：2759-2763."提出的"中医文献依据分级标准"实施。

2）推荐级别（或推荐强度）分为 A、B、C、D、E 五级。强度以 A 级为最高，并依次递减。

3）该标准的"研究课题分级"中，大样本、小样本定义为：

大样本：≥ 100 例的高质量的单篇随机对照试验报道或系统综述报告。

小样本：＜ 100 例的高质量的单篇随机对照试验报道或系统综述报告。

4）Ⅲ级中"基于古代文献的专家共识"是指古代医籍记载、历代沿用至今、当代专家意见达成共识者。Ⅳ级中"当代专家共识"是指当代专家调查意见达成共识者。Ⅴ级中的"专家意见"仅指个别专家意见。

[中医儿科临床诊疗指南·手足口病（修订）] **参考文献**

[1] 手足口病诊疗指南修订项目工作组 . 中医儿科临床诊疗指南·手足口病（修订）文献研究工作报告 [R]. 2015：7-10.

[2] 中华人民共和国卫生部. 手足口病诊疗指南（2010 年版）［S］. 2010.

[3] 吴开进. 手足口病临床实验室诊断的现状与进展［J］. 医学综述，2013，19（18）：3332-3335.

[4] 汪受传，俞景茂. 全国高等中医药院校研究生规划教材·中医儿科临床研究 [M]. 北京：人民卫生出版社，2009：430-439.

[5] 汪受传，虞坚尔. 普通高等教育"十二五"国家级规划教材·中医儿科学 [M].9 版. 北京：中国中医药出版社，2014：242-247.

[6] 高修安. 小儿手足口病的辨证思路与临证治疗［J］. 中国中西医结合儿科学，2009，1（1）：19-21.

[7] 王雪峰. 手足口病的中医药预防与治疗［J］. 中国实用儿科杂志，2009，24（6）：421-423.

[8] 覃耀真，张晓春，夏贞莲，等. 中医辨证治疗手足口病普通病例的临床观察［J］. 广西中医药，2014，37（2）：22-25.（证据分级：Ⅰ；改良 Jadad 量表评分：3 分）

[9] 张静，李春丽，侯红丽. 甘露消毒丹加味治疗危重型手足口病患儿 60 例疗效观察［J］. 中医儿科杂志，2015，11（2）：34-36.（证据分级：Ⅱ；改良 Jadad 量表评分：3 分）

[10] 陈鲁，李燕宁. 手足口病 2 号方治疗手足口病的临床研究［J］. 中国中医基础医学杂志，2014，20（10）：1399-1401.（证据分级：Ⅱ；改良 Jadad 量表评分：4 分）

[11] 王玉光，刘清泉，倪量，等. 128 例手足口病合并中枢神经系统感染的中医证治研究［J］. 北京中医药，2009，28（4）：243-246.（证据分级：Ⅲ；MINORS 条目评价：13 分）

[12] 洪源，王玉珍，张双. 中医药辨证治疗重症手足口病并发中枢神经系统损害 30 例［J］. 中国实验方剂学杂志，2014，20（1）：185-188.（证据分级：Ⅱ；改良 Jadad 量表评分：3 分）

[13] HE L Y, ZHANG G L, YAN S Y, et al. A double-blind comparative study of Chinese herbal medicine Jinlianqingre Effervescent Tablets in combination with conventional therapy for the treatment of uncomplicated hand, foot, and mouth disease［J］. European Journal of Clinical Microbiology & Infectious Diseases

Official Publication of the European Society of Clinical Microbiology，2014，33（8）：1429-1437.（证据分级：Ⅰ；改良 Jadad 量表评分：5分）

[14] 天津中医药大学第一附属医院.金莲清热泡腾片治疗手足口病普通型（邪犯肺脾证）临床研究多中心总结报告.2012.（证据分级：Ⅰ；改良 Jadad 量表评分:7分）

[15] 夏云芳，陈敬国，林蔷，等.康复新液治疗轻症手足口病皮疹随机平行对照研究［J］.实用中医内科杂志，2013，23（7）：47-48.（证据分级：Ⅰ；改良 Jadad 量表评分：3分）

[16] 刘辽，贾萍，陈芳，等.康复新液治疗手足口病疗效的系统评价[J].中国实验方剂学杂志，2012，18（24）：13-19.（证据分级：Ⅰ；AMSTAR 量表评分：5分）

[17] 吴静，兰秀聪，李慧竹.蒲地蓝消炎口服液联合康复新液治疗普通型手足口病效果观察［J］.中国乡村医药，2014，21（21）：45-46.（证据分级：Ⅰ；改良 Jadad 量表评分：3分）

[18] 简安利，李芸，李文兰.中西医结合治疗120例小儿普通型手足口病疗效观察[J].航空航天医学杂志，2013，24（1）：46-47.（证据分级：Ⅰ；改良 Jadad 量表评分：3分）

[19] 刘彦通.蓝芩口服液佐治小儿手足口病普通病例的临床疗效观察[J].中国医药指南，2014，（28）：268-269.（证据分级：Ⅰ；改良 Jadad 量表评分：3分）

[20] 徐慧松.开喉剑喷雾剂联合清开灵颗粒治疗小儿手足口病80例[J].中国中医药现代远程教育，2013，11（22):59-60.（证据分级：Ⅱ；改良 Jadad 量表评分:3分）

[21] 刘玉枝.开喉剑喷雾剂在手足口病的应用[J].吉林医学，2012，33（36):7892.（证据分级：Ⅱ；改良 Jadad 量表评分：3分）

[22] 华丹，王益君，叶晶，等.六神丸加蜂蜜治疗手足口病患儿口腔溃疡的疗效观察及护理［J］.实用临床医学，2012，13（10）：111-112.（证据分级：Ⅱ；改良 Jadad 量表评分：3分）

[23] 张铁，刘彬，张金玲.中药散剂在儿科临床中的应用［A］.中华中医药学会儿科分会、全国中医药高等教育学会儿科分会.刘弼臣教授从医六十五周年学术思想研讨会暨中华中医药学会儿科分会与全国中医药高等教育学会儿科分会全国学术交流大会论文汇编［C］.2004：2.

[24] 黄文娴，仇毅，袁树伟.热毒宁注射液治疗小儿手足口病的随机对照试验［J］.中成药，2014，36（7）：1565-1567.（证据分级：Ⅰ；改良 Jadad 量表评分：3分）

[25] 李秀惠，李双杰，温韬，等.热毒宁注射液治疗重型手足口病的临床疗效评价［J］.中华中医药杂志，2014，29（2）：362-365.（证据分级：Ⅰ；改良 Jadad 量表评分：3分）

[26] 尹周安，贺圆圆.手足口病的中医防治［J］.中医药导报，2008，14（6）：10-12.

[27] 张爱玲.中药保留灌肠治疗重症手足口病的临床观察及护理［J］.中国实用医药，2013，8（2）：188.（证据分级：Ⅰ；改良 Jadad 量表评分：3分）

[28] 杨骏，储浩然，程红亮，等.点灸为主结合用药治疗小儿手足口病临床疗效分析［J］.中医药临床杂志，2009，21（4）：286-288.（证据分级：Ⅲ；MINORS 条目评价：14分）

参考文献

[1] 汪受传，江育仁.应用运脾法为主治疗小儿泄泻－附68例住院病例总结[J].南京中医学院学报，1982，（1）：32-35.

[2] 江育仁，纪凤鸣，汪受传.治疗神经母细胞瘤肝转移1例[J].江苏中医杂志，1982，（3）：28.

[3] 汪受传.我国古代的两种分娩方式[J].南京中医学院学报，1982，（3）：41.

[4] 汪受传.运用《伤寒论》方治疗重症温病[J].南京中医学院学报，1982，（4）：56-57.

[5] 汪受传，江育仁.运脾法为主治疗小儿脾胃病203例临床及实验观察[J].中西医结合杂志，1984，（3）：151-153+131.

[6] 汪受传.固护元阳 温补见长－陈文中儿科学术思想探讨[J].安徽中医学院学报，1984，（3）：19-22.

[7] 汪受传.小儿急性肾炎、肾病综合征证治体会[J].南京中医学院学报，1985，（3）：22-24+10.

[8] 汪受传，陈运生.江育仁老师论疳证[J].黑龙江中医药，1985，（4）：1-2+4.

[9] 汪受传.雷公藤为主治疗儿童肾病综合征.浙江中医杂志，1985；20（9）：405.

[10] 汪受传.小儿厌食证治琐谈[J].陕西中医，1985，（10）：457-458.

[11] 汪受传.凉血法为主治疗小儿过敏性紫癜[J].南京中医学院学报，1985，（三十周年院庆特刊）：135.

[12] 汪受传，金季玲.祖国医学对围产期的认识[J].陕西中医函授，1986，（2）：33-35.

[13] 汪受传.江育仁辨治小儿急惊风经验[J].中国医药学报，1986，（2）：37-39.

[14] 汪受传.儿科运脾治法及其应用[J].实用医学杂志，1986（3）：33-34.

[15] 汪受传 . 过敏性紫癜的辨证治疗 [J]. 乡村医学，1986，（3）：22-23.

[16] 江育仁，汪受传 . 脾病治肝法在儿科临床的运用 [J]. 湖南中医杂志，1986，（4）：20-21.

[17] 汪受传，郁晓维，尤汝娣，等 . 小儿厌食病因病机探讨 . 浙江中医杂志，1986；21（6）：259-260.

[18] 汪受传 . 起居保健学说的充实和方法的进步 . 山东中医杂志，1987；（2）：65.

[19] 汪受传 . 解毒活血消痈法治愈小儿肝痈一例 [J]. 新疆中医药，1987，（2）：59.

[20] 汪受传 . 江育仁老师桂枝龙骨牡蛎汤古方新用经验 [J]. 内蒙古中医药，1987，（3）：1-2.

[21] 汪受传 . 江育仁先生温阳安正达邪法治验 [J]. 山西中医，1988，（1）：12-14.

[22] 江育仁，汪受传，尤汝娣，朱先康，郁晓维，许长照，陆跃鸣，刘汉青 . 健脾助运治疗小儿厌食症的临床及免疫学观察 [J]. 南京中医学院学报，1988，（3）：13-15.

[23] 朱先康，汪受传，尤汝娣，郁晓维，江育仁 . 运脾法治疗小儿"疳气"证54例临床分析 [J]. 江苏中医，1988，（5）：6-7.

[24] 许长照，张瑜瑶，陆跃鸣，汪受传，尤汝娣，郁晓维，朱先康，田笠卿，戴乐美，沈良华 . 小儿厌食症的微量元素观察 [J]. 中西医结合杂志，1988，（12）：723-725+708-709.

[25] 尤汝娣，汪受传，朱先康，郁晓维，许长照，张瑜瑶，陆跃鸣，江育仁 . 小儿厌食症辨证分型与微量元素的关系 [J]. 辽宁中医杂志，1989，（8）：4-6.

[26] 汪受传，卞同琦 . 开肺化痰法治疗小儿喘型肺炎32例 [J]. 重庆中医药杂志，1990，（2）：18-19.

[27] 汪受传 . 运脾蠡言 [J]. 陕西中医函授，1990，（5）：15-17.

[28] 汪受传 . 流行性脑脊髓膜炎辨证治疗体会 [J]. 辽宁中医杂志，1990，（11）：24-25.

[29] 汪受传，尤汝娣，郁晓维，朱先康，许长照，朱荃，陆跃鸣，张瑜瑶，田笠卿，戴乐美，沈良华 . 运脾方药治疗小儿厌食症的临床与实验研究 [J]. 中西医结合杂志，1991，（2）：75-78+67.

[30] 汪受传 . 变蒸与枢纽龄 [J]. 江西中医药，1991，（3）：4-6.

[31] 汪受传 . 研究和发展中医胎儿医学 [J]. 海南医学，1991，（3）：33-36.

[32] 郁晓维，朱荃，汪受传，孙小玉，李晓冬 . 儿宝冲剂对家兔离体十二指肠吸收葡萄糖及氨基酸的影响 [J]. 南京中医学院学报，1991，（4）：210-211.

[33] 汪受传 . 江育仁教授的儿科学术思想简介 [J]. 中医药研究，1992，（5）：3-5.

[34] 汪受传 . 江育仁教授的治学之道 [J]. 江苏中医，1992，（10）：2-4.

[35] 汪受传 . 江育仁治疗小儿重症肺炎经验 [J]. 中医杂志，1993，（4）：206-208.

[36] 汪受传 . 滋脾养胃法在儿科临床上的运用 [J]. 中医函授通讯，1993，（4）：36-37.

[37] 汪受传，姚惠陵 . 胎怯辨证论治探析 [J]. 南京中医学院学报，1994，（4）：5-6.

[38] 汪受传，姚惠陵，王明明 . 胎怯病因病机探讨－附 200 例新生儿调查分析 [J]. 辽宁中医杂志，1995，（1）：1-2.

[39] 汪受传，郁晓维，张月萍，姚惠陵 . 壮儿饮治疗疳气证的临床观察及实验研究 [J]. 南京中医药大学学报，1995，（2）：53-54+108.

[40] 汪受传 . 中医儿科学现状与展望 [J]. 南京中医药大学学报，1996，（2）：3-5+63.

[41] 汪受传，姚惠陵，孙树恒，达日新，王明明，方泰惠，郁晓维，江育仁 . 补肾健脾法治疗胎怯的临床研究 [J]. 中国医药学报，1996，（2）：13-16+63.

[42] 汪受传，王明明，姚惠陵 . 胎怯肾脾两虚证与内分泌激素等关系的研究 [J]. 辽宁中医杂志，1996，（3）：100-101.

[43] 汪受传，郁晓维，鄂惠，陈国定，张月萍 . 壮儿饮口服液治疗小儿营养不良 88 例 [J]. 中国中西医结合杂志，1997，（4）：234-235.

[44] 汪受传 . 胎怯从补肾健脾证治研究 [J]. 新中医，1997，（7）：11-13.

[45] 汪受传 . 动物药治疗小儿癫痫的临床体会 [J]. 中国农村医学，1997，（7）：40.

[46] 汪受传，姚惠陵，孙树恒，方泰惠，王明明 : 助长口服液治疗低出生体重儿的临床及实验研究 [J]. 医学研究通讯，1998，（3）：19-20.

[47] 汪受传，任现志，朱先康 . 小儿病毒性肺炎病原病机证候探讨 [J]. 辽宁中医杂志，1999，（1）：5-6.

[48] 汪受传，任现志，朱先康，叶进，袁斌，吴艳明 . 开肺化痰解毒法治疗小儿病毒性肺炎痰热壅肺证临床观察 [J]. 南京中医药大学学报，1999，（1）：16-18+67.

[49] 汪受传，张月萍，陶勇，杜永平，隆红艳.特制饲料喂养幼龄大鼠建立小儿厌食症模型[J].南京中医药大学学报，1999，（3）：21-23+66.

[50] 汪受传，姚惠陵，王明明.补肾健脾法治疗胎怯的临床研究[J].南京中医药大学学报，1999，（5）：23-25.

[51] 杜永平，张月萍，汪受传，汪静，史健，隆红艳.儿宝颗粒对小儿厌食症动物模型胃泌素的调节作用[J].成都中医药大学学报，2000，（1）：44-45.

[52] 张月萍，汪受传，杜永平，史健，隆红艳，汪静，吴少华.儿宝颗粒对幼龄厌食大鼠模型CCK-8的调节作用[J].南京中医药大学学报（自然科学版），2000，（2）：88-89.

[53] 张月萍，杜永平，胡三觉，汪受传.运脾复方对幼龄厌食大鼠下丘脑外侧区和腹内侧区神经元自发放电的影响[J].成都中医药大学学报，2000，（2）：38-39+63.

[54] 张月萍，杜永平，隆红艳，汪受传，史健，吴少华.儿宝颗粒对小儿厌食症动物模型胃窦和血浆β-内啡肽的调节作用[J].山东中医药大学学报，2000，（4）：301-302.

[55] 汪受传.小儿病毒性肺炎的辨证治疗[J].江苏中医，2000，（5）：1-3.

[56] 张月萍，杜永平，汪受传，隆红艳，史健，汪静.儿宝颗粒对小儿厌食症动物模型脑肠肽的调节作用[J].中国中西医结合杂志，2000，（10）：764-766.

[57] 汪受传.中药针剂治疗小儿肺炎的临床评介[J].中国实用儿科杂志，2000，（10）：594-595.

[58] 汪受传，姚惠陵，王明明.助长口服液治疗胎怯的临床及实验研究[J].中医杂志，2000，（12）：737-738.

[59] Du Yong-Ping，Zhang Yue-Ping，Wang Shou-Chuan，Shi Jian，& Wu Shao-Hua. Function and regulation of cholecystokinin octapeptide，β-endorp hin and gastrin in anorexic infantile rats treated with ErBao Granules. World journal of gastroenterology，2001，7（2）：275-280.

[60] 汪受传，朱先康，李江全，任现志，隆红艳.开肺化痰解毒法治疗小儿病毒性肺炎的研究[J].辽宁中医杂志，2001，（7）：410-412.

[61] 李江全，任现志，汪受传.清肺口服液对常见呼吸道病毒抑制作用的研究[J].辽

宁中医学院学报，2002，（2）：153-154.

[62] 万力生，汪受传.运脾法对幼龄厌食大鼠胃窦和结肠中一氧化氮的调节作用 [J].中医药研究，2002，（5）：39-40.

[63] 金钟大，孙轶秋，汪受传，孙伟，朱萱萱.丹芍颗粒治疗紫癜性肾炎的主要药效学研究 [J].中国中医药科技，2003，（2）：90-91.

[64] 赵霞，罗兴洪，刘书堂，汪受传.清热化滞颗粒对积滞化热模型小鼠胃泌素、血管活性肠肽的影响 [J].天津中医药，2003，（2）：25-26.

[65] 汪受传，赵霞，刘书堂.清热化滞颗粒Ⅲ期临床及实验研究总结 [J].现代中医药，2003，（4）：1-4.

[66] 金钟大，汪受传，孙轶秋，朱萱萱.丹芍颗粒治疗儿童紫癜性肾炎的临床观察 [J].上海中医药杂志，2003，（6）：26-27.

[67] 徐玲，汪受传.中西医结合治疗小儿支原体肺炎 36 例 [J].四川中医，2003，（6）：61-62.

[68] 万力生，汪受传.运脾法对幼龄厌食大鼠胃窦中 P 物质的调节作用 [J].中医药学刊，2003，（6）：914-915.

[69] 李江全，汪受传，王明艳，何丽.清肺口服液在组织培养上对腺病毒 3Ⅰ、3Ⅱ型致细胞病变作用研究 [J].中药药理与临床，2003，（6）：42.

[70] 赵霞，汪受传.清热化滞颗粒治疗小儿积滞化热证 211 例临床观察 [J].中医杂志，2003，（10）：758-759.

[71] 汪受传，何丽，任现志，邹建东，王孟清，马融，刘光陵.小儿病毒性肺炎证候特征量化的初步研究 [J].辽宁中医杂志，2003，（11）：875-876.

[72] 汪受传，朱先康，韩新民，卞国本，李志山，李江全，任现志，隆红艳.小儿病毒性肺炎中医证治规律的初步研究 [J].中国医药学报，2003，（12）：729-731.

[73] 金钟大，汪受传，孙轶秋，朱萱萱.丹芍颗粒对紫癜性肾炎患儿血清超氧化物歧化酶活性和丙二醛含量的影响 [J].中国中西医结合杂志，2003，（12）：905-907.

[74] 王文革，孟宪军，汪受传.汪受传治疗小儿多发性抽动症的经验 [J].辽宁中医杂志，2004，（3）：181-182.

[75] 白美茹，汪受传.汪受传教授从寒热论治小儿 Hp 相关性胃炎临证选粹 [J].中医

药学刊，2004，（11）：1987-1989.

[76] 汪受传，任现志 .《中医儿科学》立体化教材体系的建立 [J]. 中国中医药现代远程教育，2005，3（1）：29-31.

[77] 万力生，汪受传 . 儿宝颗粒对幼龄厌食大鼠胃肠 GAS、SS、NOS、5-HT、SP 变化调节作用的实验研究 [J]. 中国中医药科技，2005，（1）：15-17.

[78] 汪受传，郁晓维 . 中医儿科学学科的学术概念和发展战略探讨 [J]. 南京中医药大学学报，2005，（2）：72-74.

[79] 汪受传，王文革，陈四文，赵霞 . 清肺口服液对 3I、7b 型腺病毒感染人胚肺成纤维细胞 TGF-β_1mRNA 基因表达的影响 [J]. 世界科学技术，2005，（3）：34-37+86-87.

[80] 陈璇，汪受传 . 汪受传教授治疗小儿幽门螺杆菌感染的经验 [J]. 新疆中医药，2005，（3）：42-43.

[81] 陈四文，汪受传，王文革 . 清肺口服液多途径给药体外抗腺病毒 3I、7b 作用研究 [J]. 中医药学刊，2005，（9）：1589-1591.

[82] 徐伟英，汪受传 . 滋阴降火、理气活血化痰法治疗女童乳房早发育 30 例临床观察 [J]. 江苏中医药，2005，（12）：35-36.

[83] 王霖，汪受传 . 清肺口服液对腺病毒增殖影响的研究 [J]. 辽宁中医杂志，2005，（12）：1227-1228.

[84] 万力生，汪受传 . 儿宝颗粒对幼龄厌食大鼠胃黏膜细胞内线粒体、酶原颗粒干预作用的研究 [J]. 中国中医药科技，2006，（1）：16-17+64.

[85] 汪受传 . 补肺固表、调和营卫法治疗小儿反复呼吸道感染 [J]. 江苏中医药，2006，（2）：11-12.

[86] 陈超，汪受传 . 汪受传治疗小儿脑积水验案 1 则 [J]. 中医药临床杂志，2006，（6）：602.

[87] 陈超，汪受传 ."肺与大肠相表里"理论在儿科临证中的应用 [J]. 中医药学报，2006，（6）：43-44.

[88] 陈四文，王文革，汪受传，许冬青 . 清肺口服液对 3I、7b 型腺病毒感染人胚肺成纤维细胞 Fas、FasL 蛋白表达的影响 [J]. 中华中医药杂志，2006，（11）：658-

660.

[89] 汪受传，赵霞，韩新民，任现志. 小儿病毒性肺炎的中医药治疗与疗效评价方法分析 [J]. 世界中西医结合杂志，2007，（1）：31-34.

[90] 汪受传，韩新民，任现志，赵霞，徐玲，马融，王孟清，刘光陵. 小儿病毒性肺炎 480 例中医证候学特点研究 [J]. 南京中医药大学学报，2007，（1）：14-19.

[91] 汪受传. 中医儿科学发展现状与趋势 [J]. 南京中医药大学学报（社会科学版），2007，（1）：7-10.

[92] 陈四文，王文革，汪受传，许冬青. 清肺口服液对腺病毒 3I、7b 感染人胚肺成纤维细胞 bcl-2mRNA 表达的影响 [J]. 中国中医药科技，2007，（4）：255-256.

[93] 万力生，汪受传. 儿宝颗粒对幼龄厌食大鼠小肠吸收细胞微绒毛、内质网、细胞间隙的影响 [J]. 中国中医药科技，2007，（5）：326-327.

[94] 汪受传. 活用草、虫、石治疗小儿癫痫 [J]. 江苏中医药，2007，（9）：4-5.

[95] 汪受传，王霖，陈超，廖辉. 清肺口服液含药血清对呼吸道合胞病毒抑制作用的实验研究 [J]. 南京中医药大学学报，2008，（1）：25-27.

[96] 廖辉，汪受传，徐建亚，李华丽. 金欣口服液含药血清对呼吸道合胞病毒黏附、膜融合影响的实验研究 [J]. 实用中西医结合临床，2008，（1）：3-4.

[97] 杨燕，汪受传，李瑞丽，艾军. 中医药治疗小儿 RSV 肺炎的临床研究 [J]. 南京中医药大学学报，2008，（2）：81-84.

[98] 艾军，汪受传，杨燕，李瑞丽. 小儿病毒性肺炎热郁瘀相关病机探讨 [J]. 南京中医药大学学报，2008，（2）：85-87.

[99] 汪受传. 儿科温阳学派的起源与现代应用 [J]. 中医儿科杂志，2008，（2）：10-16.

[100] 廖辉，汪受传，徐建亚，李华丽，袁斌. 金欣口服液阻断呼吸道合胞病毒入侵的实验研究 [J]. 南京中医药大学学报，2008，（3）：168-170.

[101] 赵霞，汪受传，韩新民，虞舜，倪光夏，李燕宁，王力宁，艾军. 小儿哮喘中医诊疗指南 [J]. 中医儿科杂志，2008，（3）：4-6.

[102] 汪受传，赵霞，韩新民，虞舜，倪光夏，李燕宁，王力宁，艾军. 小儿肺炎喘嗽中医诊疗指南 [J]. 中医儿科杂志，2008，（3）：1-3.

[103] 汪受传，赵霞，任现志，杨燕，艾军，李瑞丽，谢雁鸣，白文静. 基于证候

动态变化的病毒性肺炎疗效评价方法研究 [J]. 世界科学技术 – 中医药现代化，2008，（5）：10-15.

[104] 陈梅，汪受传，杨燕，艾军，李瑞丽 . 中西药治疗方案对小儿病毒性肺炎 297 例合并用药率比较研究 [J]. 中医儿科杂志，2008，（6）：19-22.

[105] 王力宁，汪受传，韩新民，虞舜，倪光夏，赵霞，李燕宁，艾军 . 小儿反复呼吸道感染中医诊疗指南 [J]. 中医儿科杂志，2008，（6）：3-4.

[106] 赵霞，汪受传，杨燕，闫慧敏，韩新民，马融，丁樱，许尤佳 . 清开灵注射液与儿童清肺口服液联用治疗小儿呼吸道合胞病毒性肺炎痰热闭肺证的临床评价 [J]. 中医杂志，2008，（7）：602-604.

[107] 汪受传，赵霞，任现志，杨燕，艾军，李瑞丽，谢雁鸣，白文静 . 基于主症动态变化的病毒性肺炎疗效评价方法研究 [J]. 中华中医药杂志，2008，（8）：675-679.

[108] 魏长华，汪受传，杨燕，艾军，李瑞丽 . 小儿呼吸道合胞病毒性肺炎 297 例中西医治疗方案成本及效果分析 [J]. 中国实用儿科杂志，2008，（8）：579-581.

[109] 白凌军，汪受传 . 汪受传论治咳嗽变异型哮喘经验 [J]. 中医杂志，2008，（8）：695.

[110] 杨燕，汪受传，李瑞丽，艾军 . 多中心随机对照评价中医药治疗小儿病毒性肺炎风热郁肺证、痰热闭肺证临床疗效 [J]. 北京中医药大学学报，2008，（9）：629-633+642.

[111] 艾军，汪受传，赵霞，韩新民，戴铭，李燕宁，王力宁 . 小儿感冒中医诊疗指南 [J]. 中医儿科杂志，2009，5（1）：1-3.

[112] 汪受传，艾军，赵霞 . 小儿肺炎从热、郁、痰、瘀论治研究 [J]. 中国中西医结合儿科学，2009，1（1）：29-32.

[113] Yang Yan，Wang Shou-chuan，Bai Wen-jing，Li Rui-li，& Ai Jun. Evaluation by survival analysis on effect of traditional Chinese medicine in treating children with respiratory syncytial viral pneumonia of phlegm-heat blocking Fei syndrome. Chinese journal of integrative medicine，2009，15（2）：95-100.

[114] 刘建忠，刘书堂，肖明中，汪受传，赵霞 . 清热化滞颗粒治疗小儿积滞兼风热

证 905 例临床观察 [J]. 中国中西医结合儿科学，2009，1（2）：136−139.

[115] 陈彩霞，汪受传，胡钰，徐建亚，赵霞. 金欣口服液对 RSV 感染人胚肺成纤维细胞 β − 干扰素 mRNA 和蛋白表达的影响 [J]. 中国中西医结合儿科学，2009，1（2）：125−129.

[116] 汪受传. 中医药治疗小儿病毒性肺炎的研究 [J]. 南京中医药大学学报，2009，25（5）：338−341.

[117] 艾军，汪受传，杨宏宝，杨燕，李瑞丽 .583 例小儿肺炎证候病机学关联规则分析 [J]. 世界科学技术（中医药现代化），2009，11（6）：810−814.

[118] 王文革，陈四文，汪受传. 清肺口服液对 3I、7b 型腺病毒感染人胚肺成纤维细胞 TGF−β_1、PDGF−BB mRNA 基因表达的影响 [J]. 中国中医药信息杂志，2009，16（7）：33−35.

[119] 汪受传. 中医儿科学的特色优势及发展策略 [J]. 中医儿科杂志，2010，6（1）：1−4.

[120] 汪受传，艾军，杨燕，李瑞丽，杨宏宝. 基于关联规则的小儿肺炎热郁痰瘀相关病机分析 [J]. 南京中医药大学学报，2010，26（2）：97−101.

[121] 陈梅，汪受传. 汪受传教授治疗 21− 三体综合征 1 例总结报告 [J]. 中医儿科杂志，2010，6（3）：40−41.

[122] 张永春，汪受传. 汪受传从风痰论治儿童多发性抽动症经验 [J]. 中华中医药杂志，2010，25（4）：549−550.

[123] 杨燕，汪受传，李瑞丽，白文静. 清开灵注射液治疗小儿 RSV 肺炎痰热闭肺证主症不同时点的疗效 [J]. 中国中西医结合杂志，2010，30（9）：908−911.

[124] 李佳曦，汪受传，徐建亚，徐珊. 金欣口服液含药血清及其有效单体白藜芦醇对 RSV 的 RNA 聚合酶转录活性的影响 [J]. 南京中医药大学学报，2011，27（1）：36−39.

[125] 吴艳明，汪受传. 汪受传从风痰论治小儿过敏性咳嗽 [J]. 山东中医药大学学报，2011，35（1）：50−52.

[126] 徐珊，汪受传，李江全，陈秀珍. 推拿治疗小儿伤食泻的临床研究 [J]. 南京中医药大学学报，2011，27（3）：226−228.

[127] 汪受传. 小儿急性上呼吸道病毒感染中医诊疗指南 [J]. 南京中医药大学学报，

2011，27（3）：204-208.

[128] 汪受传，陈争光，戴启刚. 水痘中医诊疗指南 [J]. 中医儿科杂志，2011，7（3）：1-4.

[129] Xuejing Yuan，Shiqing Sun，Shouchuan Wang*，Yiqiu Sun. Effects of Astragaloside IV on IFN-Gamma Level and Prolonged Airway Dysfunction in a Murine Model of Chronic Asthma. Planta Medica. 2011;77（4）：328-333.

[130] 汪受传，陈争光，徐珊. 小儿病毒性肺炎中医诊疗指南 [J]. 南京中医药大学学报，2011，27（4）：304-308.

[131] 吴艳明，汪受传. 汪受传教授治疗小儿支原体肺炎经验 [J]. 中华中医药杂志，2012，27（3）：649-651.

[132] 徐建亚，彭璐璐，汪受传，戴启刚，单进军，徐珊. 金欣口服液对 RSV 感染细胞 TLR4 及 TNF-α 表达的影响 [J]. 南京中医药大学学报，2012，28（6）：544-547.

[133] Li Jiaxi，Wang Shouchuan，Xu Jianya，Dai Qigang，Xu Shan，Sun Handan，& Peng Lulu. Regulation trend of resveratrol on TNFα-，IL-1β，IL-6 expressions in bronchoalveolar lavage fluid of RSV-infected BALB/c mice. China journal of Chinese materia medica，2012，37（10）：1451-1454.

[134] 汪受传，虞舜，赵霞，戴启刚，陈争光，徐珊. 循证性中医临床诊疗指南研究的现状与策略 [J]. 中华中医药杂志，2012，27（11）：2759-2763.

[135] 汪受传. 小儿急性上呼吸道病毒感染中医诊疗指南（节选）[J]. 中国社区医师，2012，28（43）：8.

[136] 汪受传，杜丽娜，单进军，谢彤，徐建亚，赵霞. 应用代谢组学探讨小儿病毒性肺炎中医证候标准化的研究思路 [J]. 中医儿科杂志，2013，9（1）：1-3.

[137] 汪受传，艾军，戴铭，陈升，李坦，王明，徐珊. 小儿艾滋病中医辨证论治方法专家调查研究报告 [J]. 世界科学技术－中医药现代化，2013，15（1）：49-54.

[138] 汪受传. 新版《中医儿科学》教材编写的思路与特色 [J]. 中医儿科杂志，2013，9（2）：58-60.

[139] 杜丽娜，单进军，徐建亚，戴启刚，汪受传．金欣口服液血中移行成分体外抗呼吸道合胞病毒的研究 [J]. 中华中医药杂志，2013，28（4）：955-958.

[140] 汪受传，陈争光，徐珊，赵霞，虞舜．建立循证中医临床实践指南证据分级体系的构想 [J]. 世界科学技术 – 中医药现代化，2013，15（7）：1488-1492.

[141] 孙寒丹，汪受传，徐建亚，李佳曦，梁晓鑫．金欣口服液含药血清及其有效单体白藜芦醇对呼吸道合胞病毒感染 Hep-2 细胞白介素 -6/ 白介素 -8 表达的调控作用 [J]. 中华中医药杂志，2013，28（10）：2925-2928.

[142] 谢秀春，徐建亚，汪受传．白藜芦醇抗呼吸道合胞病毒作用体外实验研究 [J]. 中华中医药杂志，2013，28（11）：3182-3184.

[143] 李萌，徐珊，汪受传．汪受传教授从伏风论治小儿鼻鼽经验 [J]. 中华中医药杂志，2013，28（11）：3278-3280.

[144] 陈争光，汪受传，徐珊，罗卉．"古今医家经验"融入循证中医临床实践指南的方法学探讨 [J]. 中华中医药杂志，2013，28（12）：3609-3611.

[145] 李涛，汪受传．汪受传治疗小儿癫痫经验 [J]. 中医杂志，2013，54（17）：1458-1460.

[146] 汪受传，陈争光，戴启刚，徐珊，王明明，赵霞，李江全，韩新民，徐玲，杜丽娜，谢辉辉．中医儿科技术方法操作规范——内治给药法（征求意见稿）[J]. 中医儿科杂志，2014，10（1）：1-6.

[147] 孟欣，汪受传．汪受传教授防治小儿高热惊厥的临证经验 [J]. 中医儿科杂志，2014，10（2）：8-10.

[148] 李萌，汪受传，魏肖云．变应性鼻炎豚鼠血清 IgE 和 IL-6，IL-17 的变化及消风宣窍汤的调节作用 [J]. 中国实验方剂学杂志，2014，20（6）：167-170.

[149] 魏肖云，汪受传．消风宣窍汤对变应性鼻炎豚鼠模型 IgE、IL-4、IFN-γ、组胺的调控作用 [J]. 浙江中医药大学学报，2014，38（7）：881-884.

[150] 徐珊，郭晓明，康安，汪受传．"温运颗粒"治疗小儿脾虚泻 52 例临床研究 [J]. 江苏中医药，2014，46（8）：26-27.

[151] 李萌，魏肖云，汪受传．218 例小儿变应性鼻炎中医临床证型调查分析 [J]. 中国中医基础医学杂志，2014，20（9）：1266-1268

[152] 陈争光，汪受传，徐建亚，戴启刚.金欣口服液对 RSV 感染 BALB/c 小鼠 TLR3 信号转导通路负调控因子 SOCS1 表达的调控作用 [J].中国中西医结合杂志，2014，34（12）：1499-1506.

[153] 郭晓明，徐珊，郭锦瑞，康安，汪受传.温运合剂对脾虚泄泻小鼠的肠道功能及肠道菌群的保护作用研究 [J].现代中西医结合杂志，2014，23（16）：1711-1714+1720.

[154] 魏肖云，陈争光，汪受传.金欣口服液含药血清对 RSV 感染 RAW264.7 细胞 TLR3 信号转导通路的影响 [J].中医杂志，2014，55（22）：1947-1951.

[155] 林丽丽，汪受传.汪受传治疗小儿神经性尿频经验 [J].中医杂志，2014，55（23）：1988-1989.

[156] 魏肖云，李萌，汪受传，戴启刚.汪受传教授以消风法为主治疗小儿变应性鼻炎的经验 [J].时珍国医国药，2015，26（1）：214-215.

[157] Zheng-Guang Chen，Hui Luo，Shou-Chuan Wang*，Jian-Ya Xu，Jia-Xi Li. Antiviral effects of Jinxin Oral Liquid against respiratory syncytial virus infection in the BALB/c mice model[J]. Journal of Ethnopharmacology，Volume 162，13 March 2015，Pages 287-295

[158] 李翎玉，汪受传.汪受传教授分 3 期论治儿童哮喘 [J].中华中医药杂志，2015，30（4）：1094-1095.

[159] 魏肖云，汪受传.汪受传教授从风论治小儿咳嗽变异型哮喘经验 [J].中华中医药杂志，2015，30（7）：2403-2405.

[160] 陈争光，汪受传，魏肖云，徐建亚.金欣口服液对 RSV 感染 BALB/c 小鼠 RIG-I 信号传导通路的影响 [J].中国中医基础医学杂志，2015，21（7）：819-823.

[161] 林丽丽，汪受传.汪受传消风化湿解毒法治疗异位性皮炎 [J].中国中医基础医学杂志，2015，21（8）：1027-1028+1035.

[162] Chen Zheng-guang，Luo Hui，Xu Shan，Yang Yan，& Wang Shou-chuan. Study on the methodology of developing evidence-based clinical practice guidelines of Chinese medicine. Chinese journal of integrative medicine，2015，21（11）：874-

880.（SCI-E，IF：1.401）

[163] Hui-Hui XIE，Tong XIE，Jian-Ya XU，Cun-Si SHEN，Zi-Juan LAI，Niu-Sheng XU，Shou-Chuan WANG，& Jin-Jun SHAN. Metabolomics study of aconitine and benzoylaconine induced reproductive toxicity in BeWo cell. Chinese Journal of Analytical Chemistry，2015，43（12）：1808-1813.

[164]Du Li-na，Xie Tong，Xu Jian-ya，Kang An，Di Liu-qing，Shan Jin-jun，& Wang Shou-chuan. A metabolomics approach to studying the effects of Jinxin oral liquid on RSV-infected mice using UPLC/LTQ-Orbitrap mass spectrometry. Journal of ethnopharmacology，2015，174：25-36.

[165] 汪受传，贺丽丽，孙丽平．中医儿科临床诊疗指南·水痘（修订）[J]．中医儿科杂志，2016，12（1）：1-6.

[166] 张志伟，汪受传．汪受传以补肺固表、调和营卫法治疗小儿汗证经验[J]．中医杂志，2016，57（3）：196-198.

[167] 汪受传，李辉，徐玲．中医儿科临床诊疗指南·小儿鼻衄[J]．中华中医药杂志，2016，31（4）：1352-1355.

[168] 汪受传，王雷，尚莉丽．中医儿科临床诊疗指南·手足口病（修订）[J]．世界中医药，2016，11（4）：734-740.

[169] 汪受传．江氏中医儿科学术流派温阳学说的认识与临证应用[J]．中医儿科杂志，2016，12（4）：6-8.

[170] 徐珊，汪受传．汪受传温运脾阳法治疗小儿脾虚泻的学术观点与临床经验[J]．中华中医药杂志，2016，31（8）：3150-3152.

[171] 汪受传，赵霞，虞舜，王雷，林丽丽．循证性中医临床诊疗指南的质量评价——AGREE Ⅱ工具及其应用[J]．中华中医药杂志，2016，31（8）：2963-2967.

[172] 汪受传，孙轶秋，卞国本，徐玲，马融，王孟清，刘光陵．清肺口服液治疗小儿病毒性肺炎痰热闭肺证507例临床研究[J]．世界中医药，2016，11（9）：1649-1653+1658.

[173] 李维薇，汪受传．汪受传从伏风论治小儿荨麻疹经验[J]．山东中医杂志，2016，

35（10）：897-898+920.

[174] 戴启刚，陶嘉磊，姜茗宸，汪受传. 汪受传教授治疗儿童哮喘发作期 134 例的临床经验 [J]. 世界中医药，2016，11（10）：2060-2061+2065.

[175] 林丽丽，汪受传. 汪受传从祛邪安正辨证论治小儿发热 [J]. 中华中医药杂志，2016，31（11）：4556-4558.

[176] 汪受传. 从风论治儿童过敏性疾病 [J]. 中医杂志，2016，57（20）：1728-1731.

[177] Lin Li Li，Shan Jin Jun，Xie Tong，Xu Jian Ya，Shen Cun Si，Di Liu Qing，Chen Jia Bin，& Wang Shou Chuan. Application of traditional Chinese medical herbs in prevention and treatment of respiratory syncytial virus[J]. Evidence-Based Complementary and Alternative Medicine，2016.

[178] Xie Hui-hui，Xu Jian-ya，Xie Tong，Meng Xin，Lin Li-li，He Li-li，Wu Hao，Shan Jin-jun，& Wang Shou-chuan. Effects of Pinellia ternata（Thunb.）Berit. on the metabolomic profiles of placenta and amniotic fluid in pregnant rats[J]. Journal of ethnopharmacology，2016，183：38-45.

[179] Xin Meng，Xiao-Min Zhang，Tong Xie，Cun-Si Shen，Hui-Hui Xie，Li-Na Du，Jin-Jun Shan，Shou-Chuan Wang*Metabolic Analysis of Antiviral Effects of Baicalein against Respiratory Syncytial Virus Infection Using Gas Chromatography-Mass Spectrometer[J].Newpubli，2016，1，e0008

[180] Li Wei-Wei，Shan Jin-Jun，Lin Li-Li，Xie Tong，He Li-Li，Yang Yan，& Wang Shou-Chuan. Disturbance in plasma metabolic profile in different types of human cytomegalovirus-induced liver injury in infants[J]. Scientific reports，2017，7（1）：15696.

[181] 孟欣，汪受传，谢彤，徐建亚，沈存思，单进军. 基于 GC-MS 代谢组学的 RSV 肺炎小鼠尿液和粪便生物标记物研究 [J]. 南京中医药大学学报，2017，33（2）：198-206.

[182] 林丽丽，谢彤，汪受传，单进军. 代谢组学在儿科疾病中的应用 [J]. 南京中医药大学学报，2017，33（2）：182-186.

[183] 任靖，汪受传，张秋月，翟文生，赖子娟，单进军. 儿童病毒性肺炎风寒郁肺

证代谢组学研究 [J]. 南京中医药大学学报，2017，33（2）：193-197.

[184] 袁斌，邹建东，汪受传，李敏，杨燕，徐玲，何丽，牟青慧，万力生.小儿豉翘清热颗粒治疗儿童感冒风热夹滞证 260 例多中心随机对照临床研究 [J]. 中医杂志，2017，58（3）：227-230.

[185] 陶嘉磊，汪受传，田曼，梁慧，谢彤，林丽丽，戴启刚.小儿支气管哮喘发作期证候学标记物的代谢组学研究 [J]. 中国中西医结合杂志，2017，37（3）：319-325.

[186] 李维薇，汪受传.汪受传从伏风瘀热论治小儿过敏性紫癜经验 [J]. 中医杂志，2017，58（7）：556-558.

[187] 林丽丽，汪受传，杨燕，谢彤，赵霞，任靖，李维薇，陶嘉磊，范嗣立，单进军.基于代谢组学方法的小儿肺炎易感性研究 [J]. 分析化学，2018，46（2）：188-197.

[188] LIN Li-li，WANG Shou-chuan*，YANG Yan，XIE Tong，REN Jing，LI Wei-wei，TAO Jia-lei，FAN Si-li，SHAN Jin-jun*.Metabolomices study on susceptibility of pneumonia in children[J].Chinese Journal of Analytical Chemistry，2018，（2）：188-194.

[189] 赵霞，汪受传，虞舜，秦艳虹，孙丽平，薛征，翟文生，周涛，尤焱南.中医儿科病证诊断疗效标准·哮喘（修订）征求意见稿 [J]. 中医儿科杂志，2018，14（2）：1-4.

[190] 邹建华，汪受传.汪受传教授自拟消风宣窍汤治疗小儿鼻鼽经验.成都中医药大学学报，2018，41（4）：72-74.

[191] 汪受传.小儿哮喘从消风豁痰论治 [J]. 江苏中医药，2018，50（5）：1-4.

[191] 姜茗宸，汪受传，徐珊，徐秋月，单进军，谢彤，彭琳秀，戴启刚.小儿哮喘患者呼出气冷凝液代谢组学研究 [J]. 分析化学，2018，46（6）：969-974.

[192] 邹建华，肖战说，汪受传.《伤寒论》六经病向愈时刻初探.四川中医，2018，36（6）：33-35.

[193] 陶嘉磊，袁斌，汪受传.汪受传运用黄芪桂枝五物汤儿科治验举隅.中医杂志，2018，59（6）：464-466.

[194] 邹建华，汪受传，陶嘉磊．汪受传从伏风论治小儿湿疹经验．中华中医药杂志，2018，33（7）：2888-2890.

[195] 陶嘉磊，袁斌，汪受传．中医证候学研究的技术方法及其运用现状．中华中医药杂志，2018，33（7）：2982-2985.

[196] 王雷，丁玉蓉，汪受传．汪受传辨治孤独症心脾两虚证的经验[J].中华中医药杂志，2018，33（8）：3393-3395.

[197] 董盈妹，赵霞，汪受传．汪受传三期论治小儿哮喘经验．中医杂志，2018，59（8）：646-648.

[198] 薛飞，孟欣，汪受传．自拟清痰宣肺汤对小儿肺炎患者临床症状和炎症指标的影响[J/OL].中药材，2018（11）：2443-2445[2019-02-03].

[199] 汪受传．小儿鼻鼽辨证论治探析[J].江苏中医药，2018，50（11）：1-4.

[200] 陶嘉磊，袁斌，汪受传．从辩证唯物主义论中西医结合．中医杂志，2018，59（15）：1261-1264.

[201] Wei-Wei Li，Yan Yang，Qi Qang-Dai，Li-Li Lin，Tong Xie，Li-Li He，Jin-Jun shan，Jin-Jun Shan *，Shou-Chuan Wang*.Non-invasive urinary metabolomic profiles discriminate biliary atresia from infantile hepatitis syndrome[J]. Metabolomics. 2018，14（90）：1-15.

[202] LI W W，WANG S C，SHAN J J，et al. Urinary Metabolomics Study of Biliary Atresia Based on Ultra-high Performance Liquid Chromatography with Linear Ion Trap-Orbitrap Mass Spectrometry[J]. Chinese Journal of Analytical Chemistry.（DOI：10.19756/j.issn.0253-3820.181500）

[203] 李维薇，汪受传，单进军，谢彤，林丽丽，贺丽丽，杜丽娜，杨燕．基于UHPLC-MS的代谢组学技术研究婴儿巨细胞病毒肝炎湿热内蕴证（英文）[J].南京中医药大学学报，2019，35（1）：39-46.

[204] 安黎，刘玉玲，张雅婷，汪受传．清瘟解毒法论治儿童流行性感冒[J].南京中医药大学学报，2019，35（1）：106-108.

[205] 李维薇，贺丽丽，单进军，谢彤，杜丽娜，杨燕，汪受传．婴儿巨细胞病毒肝炎不同中医证型的尿液代谢组学研究[J/OL][J].中国中西医结合杂志，2019，39

（2）：162-168.

[206] 李维薇，杨燕，汪受传.组学技术在肝脏疾病证本质领域的研究进展.中华中医药杂志，2019，34（2）：684-687.

[207] 汪受传，林丽丽.江育仁教授对温阳学说的传承与创新[J].中医儿科杂志，2019，15（2）：1-4.

[208] 安黎，汪受传.补肺调营法治疗小儿反复呼吸道感染[J].山东中医杂志，2019，38（3）：258-260.

[209] 安黎，汪受传.汪受传教授运用泄浊通腑法治疗儿童功能性便秘经验[J].新中医2019，51（4）：305-307.

[210] 李维薇，杨燕，戴启刚，徐珊，单进军，谢彤，林丽丽，贺丽丽，汪受传.基于超高效液相色谱-质谱联用技术研究婴儿巨细胞病毒肝炎证候实质[J].中华中医药杂志，2019，34（5）：1881-1887.

[211] 汪受传.儿童体质八分法[J].南京中医药大学学报，2019，35（5）：518-522.

[212] 邹建华，肖战说，汪受传.论《脾胃论》肺之脾胃虚论在小儿慢性咳嗽中的应用[J].中华中医药杂志，2019，34（9）：4096-4098.